MARION GRILLPARZER

REZEPTE VON MARTINA KITTLER UND CORA WETZSTEIN

Die ALL YOU CAN EAT Diät

Immer satt,
immer glücklich,
für immer schlank

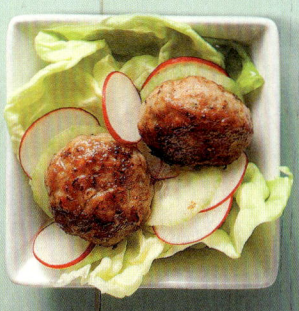
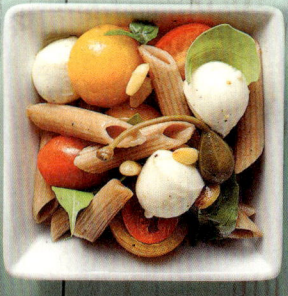
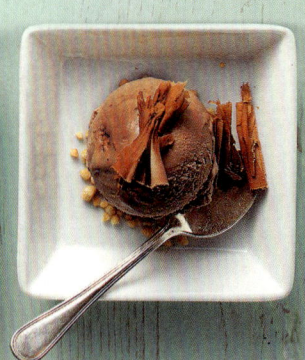

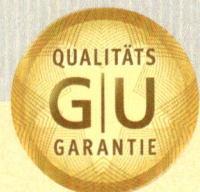

DIE GU-QUALITÄTS-GARANTIE

Wir möchten Ihnen mit den Informationen und Anregungen in diesem Buch das Leben erleichtern und Sie inspirieren, Neues auszuprobieren. Bei jedem unserer Produkte achten wir auf Aktualität und stellen höchste Ansprüche an Inhalt, Optik und Ausstattung. Alle Informationen werden von unseren Autoren und unserer Fachredaktion sorgfältig ausgewählt und mehrfach geprüft. Deshalb bieten wir Ihnen eine 100 %ige Qualitätsgarantie.

Darauf können Sie sich verlassen:
Wir legen Wert darauf, dass unsere Gesundheits- und Lebenshilfebücher ganzheitlichen Rat geben. Wir garantieren, dass:
- alle Übungen und Anleitungen in der Praxis geprüft und
- unsere Autoren echte Experten mit langjähriger Erfahrung sind.

Wir möchten für Sie immer besser werden:
Sollten wir mit diesem Buch Ihre Erwartungen nicht erfüllen, lassen Sie es uns bitte wissen! Nehmen Sie einfach Kontakt zu unserem Leserservice auf. Sie erhalten von uns kostenlos einen Ratgeber zum gleichen oder ähnlichen Thema. Die Kontaktdaten unseres Leserservice finden Sie am Ende dieses Buches.

GRÄFE UND UNZER VERLAG
Der erste Ratgeberverlag – seit 1722.

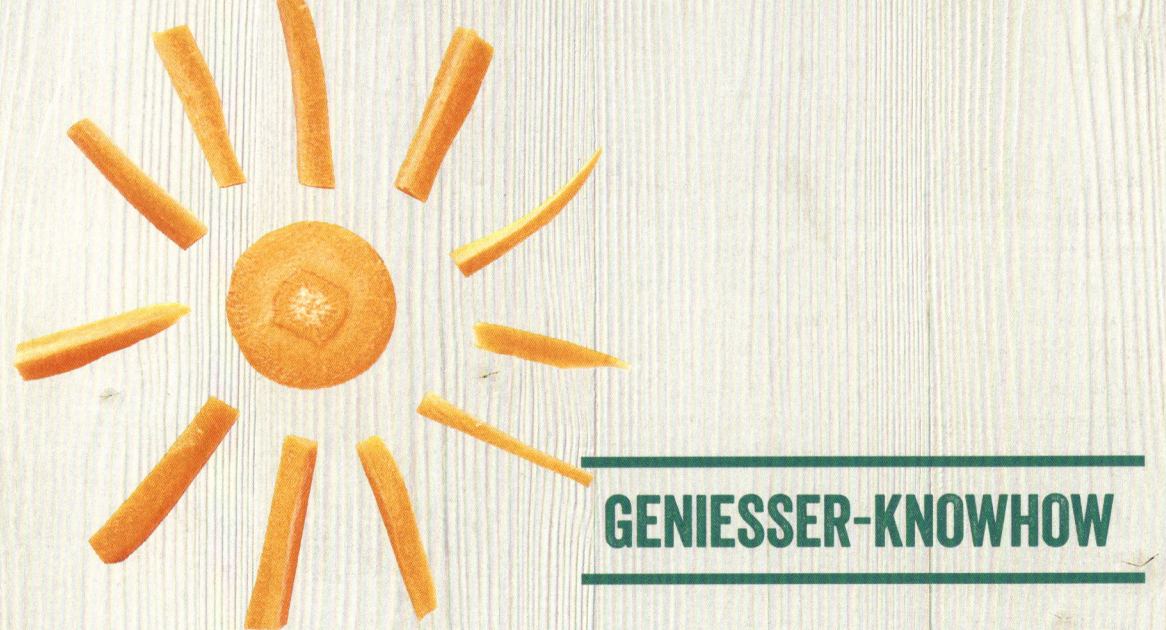

GENIESSER-KNOWHOW

Wie kommt man überhaupt auf so etwas, wie dass all you can eat schlank macht? Die Idee habe ich Jürgen Egeling zu verdanken, einem Leser. Der flog mit dem GLYX-Kompass, meiner schlichten Lebensmittelampel, nach Tunesien an ein All-you-can-eat-Buffet – und kam nach zwei Wochen sechs Kilo leichter zurück. 30 weitere Kilo folgten. Wie, das erzählt er auf Seite 81.

Mein Hintergedanke

Wer mich kennt, der weiß, ich würde niemals ein All-you-can-eat-Buch machen ohne einen kleinen, vielleicht sogar etwas verrückten Hintergedanken, der aber

a) grillparzerwahr ist, was heißt: wissenschaftlich fundiert und menschlich machbar.
b) wirklich etwas im Leben verändert. Natürlich nicht nur in Richtung schlankerer Figur, sondern auch: mehr Fröhlichkeit, mehr Zufriedenheit, mehr Gesundheit …

Und wie bei den meisten Veränderungen im Leben muss man

a) den ersten Schritt tun.
b) das Ganze einfach mal vier Wochen lang ausprobieren. In sich hineinspüren. Den Rest erzählt der Körper.

All you can eat heißt für mich:

Du kannst alles essen. Kein Nährstoff ist verboten. All you … alles, das du, dein Körper, dein Kopf, deine Seele …
… can eat … essen kannst (ohne Schaden zu nehmen) – um richtig satt zu sein.
Und freilich geht es hier auch um große Portionen.

Ziel ist …

In vier Wochen hat man sich und den Körper, das Gehirn und den Stoffwechsel so verändert, dass die Portionen, die man braucht – wenn sie wirklich zu groß sein sollten – Normalität annehmen, man viel schneller fühlt, wann man satt ist – und dass man satt ist. Ein weiteres Ziel wäre, dass man vielleicht sogar die Gewohnheiten aufdeckt oder das Lebensmittel entdeckt, das einem den Bauch, den Heißhunger, die Gewichtsprobleme beschert. Und natürlich: dass man nachhaltig etwas verändert. Kann man. Die noch recht junge Wissenschaft von den Körperzellen – die Epigenetik – zeigt: Wir können unsere Gene verändern. Sie an- und ausknipsen. Es reicht, ein paar Wochen anders zu essen, und wir verändern unseren Stoffwechsel grundlegend. Das heißt: Die Gene machen einen nicht mehr dick und diabeteskrank.

Was ich verspreche: Nach anfänglichen Missstimmungen spürt man recht bald, dass man viel mehr Energie hat, schon morgens fröhlicher aus der Bettwäsche guckt, dass man auch mehr Lust hat, etwas zu unternehmen – und dass ganz schön viele Zipperlein schlichtweg verschwinden. Von Gliederschmerzen über leichte Depression zur Migräne bis zum Reizdarmsyndrom. Ach ja, bevor ich es vergesse: Pfunde verschwinden natürlich auch.

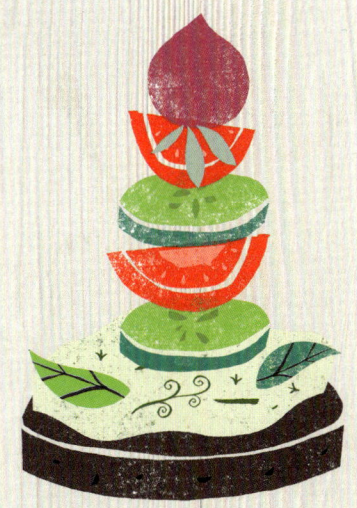

All you can eat – wie sieht das aus?

Ich halte Sie nicht mit unnötig viel theoretischem Wissen auf. Wer tiefer einsteigen will, der kann zum Beispiel meine Bücher über den GLYX und den Heißhunger lesen (Buchtipps auf Seite 169).
Trotzdem müssen Sie in die Gesetze des Körpers wenigstens mal hineinschnuppern – und das Neueste aus der Forschung lesen.
Zu dem Basiswissen kriegen Sie eine klitzekleine Liste mit Nahrungsmitteln, die Sie meiden (dürfen!). Die bei ganz vielen Menschen den Stoffwechsel ruinieren. Wie moderner Weichweizen, wie künstliche Süßstoffe, wie Softdrinks ...
Sie bekommen aber vor allem eine große Liste mit Lebensmitteln, von denen Sie ganz viel essen dürfen, weil sie natürliche Fatburner sind. Weil sie Ihnen mit ihren Inhaltsstoffen mehr Energie schenken, Ihnen das Abnehmen leicht machen.
Dazu gibt's Tabellen, die Ihnen helfen, das Ganze individuell anzupassen, eigene »Unverträglichkeiten« zu berücksichtigen.
Und dann kriegen Sie noch eine 1-2-3-Formel. Einen Nudel-Joker. Einen Schlamper-Joker für danach. Also für das Croissant, die Pizzaorgie, das Schwiegermutterwochenende ...
Dazu gesellen sich die wunderbaren Rezepte von Martina Kittler, der Lebensmittel- und Sportexpertin, begnadeten Köchin und Buchautorin. Lauter Lieblingsrezepte, von Schnitzel bis Nudelsalat! Schließlich muss es sich lohnen, wenn man schon mal all-you-can-eaten darf.

Wann Sie dieses Buch brauchen

Auf die ersten All-you-can-eat-Rezepte in meinem Buch »Hey Heißhunger« bekam ich virtuelle Waschkörbe voll Mails mit der Bitte um »mehr davon«. Dieses Buch hat nun eine Doppelfunktion: Man kann eine All-you-can-eat-Diät machen. Sprich: eine neue Lebensweise finden. Oder einfach nur die Rezepte herauspicken und in die eigene Lebensweise packen, ins Low-Carb-Leben, ins Metabolic-Balance-Leben, ins Logi-Leben ... immer dann, wenn einen der große Hunger überfällt. Egal ob nach der Wanderung oder in den Tagen vor den Tagen oder weil Stress die Vorräte leer gemacht hat – also immer, wenn man Heißhunger hat und nicht zunehmen will.
Mit den Regeln, die hinter den All-you-can-eat-Rezepten stecken, nimmt man nicht zu. Lebt gesund und kriegt auch noch gute Laune. Ich hab noch nie so viele glückliche Augen gesehen wie beim Testen der Rezepte ab Seite 100.

Viel Spaß beim Schlemmen, herzlichst, Ihre

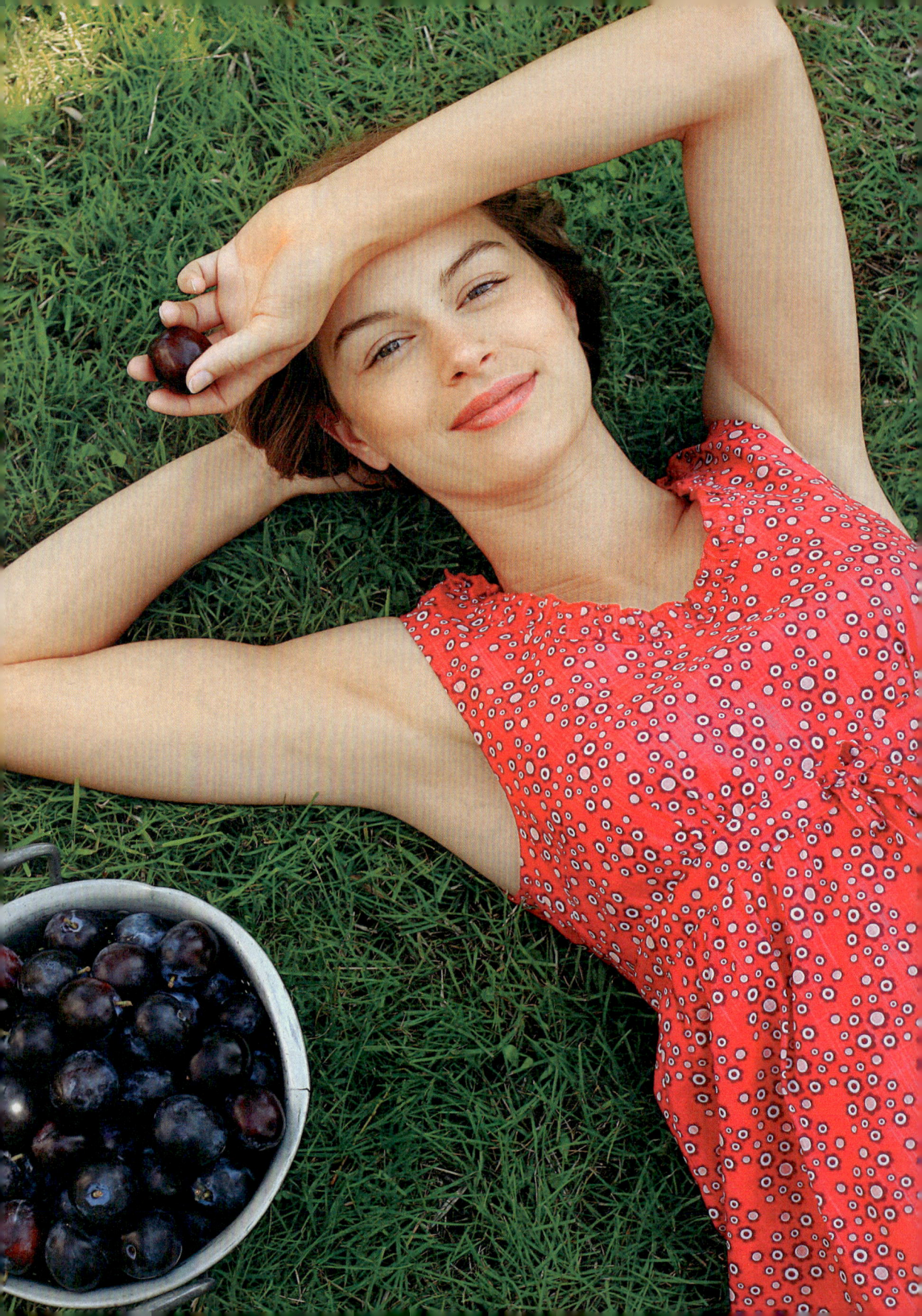

ALL YOU CAN EAT –
DAS HEISST:
FÜR IMMER SCHLANK

Ungeliebte Pölsterchen kommen nur vom All you **must** eat. Vom Heißhunger, ständiger Kontrolle, niedrigem Blutzucker, Nährstoffmangel, Frust ... Nun gibt es eine All-you-**can**-eat-Strategie, die macht satt, glücklich, schlank – und zwar über Wissen, Gefühle und Ausprobieren. Über den Teller und den Körper. Mit ein paar kleinen Regeln wie der 1-2-3-Formel, dem Weizen-weglass-Experiment, dem Schlamper-Joker. Ein Langzeitprojekt! Mit der Nebenwirkung: ein Leben lang glücklich.

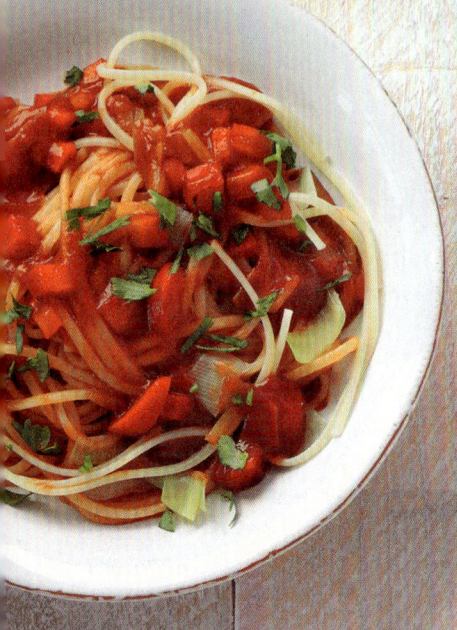

ALL YOU CAN EAT – JA, JA …?

Im Trend sind grüne Smoothies – eine Mischung aus Unkraut, grünen Gemüseblättern und Früchten, im Mixer zu einem giftgrünen, »moosigen« Schlabber verquirlt. Warum nur trinken Menschen das freiwillig? Jeden Tag? Weil sie plötzlich etwas spüren. Mehr Energie haben. Mehr Zufriedenheit. Mehr Freude. Weil Zipperleins verschwinden.

Und: weil sie nicht mehr suchen müssen. Der Körper, die Seele, der Kopf ist satt. Man braucht auf einmal die Tüte Chips nicht mehr, die Kekse, den Riegel, die Pizza … Weil der Körper hat, was er braucht. Das Gefühl kennen GLYXler auch schon mit dem morgendlichen Zellschutzcocktail aus Beeren, Leinöl, Joghurt …

Das Schönste ist: In dem Moment, wenn Gefühl mitschwingt, braucht man den Verstand nicht, um etwas zu ändern. Das geht dann ganz von selbst.

Wir wissen heute: Kalorie ist nicht gleich Kalorie. Wohl dosierte Bewegung wirkt sich auf die Gesundheit viel besser aus als Kaloriensparmaßnahmen. Wir wissen auch: Etwas rundlichere Menschen leben länger als magere. Und wir wissen: Wenig essen macht nicht schlank – im Gegenteil. Fehlen Kalorien, fehlt nur ein Nährstoff, schraubt der Körper den Stoffwechsel runter, den Appetit hoch. Wir verbrennen immer weniger Kalorien, haben weniger Energie. Das Ende kennt man unter einem niedlich klingenden Namen: Jo-Jo.

Für das Gehirn ist jeder Mangel purer Stress. Das geht mal eine Woche gut. Dann nicht mehr. Fehlt Eiweiß, fehlt Bewegung, nagt der Körper seine Eiweißvorräte an: die Muskulatur. Ein Pfund weniger Muskeln verbrennt 100 kcal weniger am Tag. Und es dauert Monate, bis der durch die falsche Diät (Pülverchen) ruinierte Stoffwechsel wieder in Richtung Fettverbrennung schnurrt.

Heute weiß man: Man braucht seine Muskeln. Man muss essen, um abzunehmen. Regelmäßig, genug und das Richtige. Aber gleich all you can eat?

Wer meidet, nimmt zu

Abnehmen ohne Fett oder Kohlenhydrate funktioniert nicht, fanden Mediziner des Boston Children's Hospital in einer Studie heraus. Fehlt ein Nährstoff, schaltet der Stoffwechsel auf Sparflamme, verbrennt weniger Kalorien, weniger Fett. Man verglich drei Diäten mit gleichem Kaloriengehalt. Nr. 1: fettarm, ballaststoffreich. Nr. 2: viel Fett und Eiweiß, kaum Kohlenhydrate. Nr. 3: Man ließ nur Kohlenhydrate mit hohem GLYX weg, die den Blutzuckerspiegel schnell hochtreiben.

Das Fazit: Nr. 1 drosselte den Grundumsatz um 423 Kalorien pro Tag. Nr. 2 senkte ihn um 297 kcal. And the winner is …: Die GLYX-niedrig-Diät senkte den Energieumsatz nur um 97 kcal. Und nur sie war langfristig erfolgreich.

All-you-must-eat-Bäuche

Freilich staune auch ich über die Einkaufswagen mit XXL-Packungen an Toast, Nudeln, Chips, Riegeln, Eisbechern … und die All-you-can-eat-Menschen am All-you-can-eat-Sonderangebot-Fließband im Chinarestaurant. Dabei handelt es sich aber gar nicht um all you can eat. Es ist *all you must eat!* Es sind die vom ruinierten Stoffwechsel aufgezwungenen Berge, die man essen muss. Das *all you must eat* kann auch ganz harmlos und gesund aussehen: Man geht viermal die Woche joggen, isst nicht übermäßig viel, hat trotzdem ständig Hunger. Hat immer das Gefühl, was essen zu müssen. Man kontrolliert, was man isst, fühlt sich nie satt, trotzdem wächst der mittlere Ring, unglaublich beharrlich.

Tatsache ist: Alle Menschen, die einen Bauch haben, der mehr misst als 89 cm (Frau) oder 102 cm (Mann), müssen einfach essen. Müssen oft viel essen. Haben häufig Heißhunger. Können von irgendeinem Lieblingsessen nicht lassen. Fühlen sich selten so richtig satt. Haben oft Probleme mit dem Bauch, der Haut, den Gelenken … Das Fett in diesem Bauch produziert nämlich Hormone, die uns träge machen, müde machen, hungrig machen, krank machen, dick machen. Das muss übrigens kein sehr großer Bauch sein, der verschwindet oft einfach unter dem Hemd, dem T-Shirt. Nur: All diesen Bauch-Menschen hilft keine Diät, die empfiehlt: *Iss die Hälfte, zähl Kalorien, spar Fettaugen, lass die Kohlenhydrate weg.* Das machen die nämlich nur ein paar Tage – und hören dann wieder auf. Aus dem einfachen Grund: weil es nicht gut tut. Depressiv macht. Nervös. Weil der Stoffwechsel nicht mitmacht.

Da muss man schon etwas subtiler ran. Und für diese Menschen wie Andreas, Carola, Frank, Heinz-Otto, Wolf, Gitta – und mich – habe ich diese All-you-can-eat-Strategie ausgetüftelt. Die hat sich in der Praxis wunderbar bewährt. Nie habe ich so viele glückliche Mädels am Tisch gehabt wie in den letzten Monaten, beim Ausprobieren der Smoothies, der Schnitzel, der Gemüsepfannen, der Nudel-Joker, der Puddings für dieses Buch.

Immer satt, immer glücklich, für immer schlank

Stellen Sie sich vor, es gäbe eine Brille, die würde aus einem kleinen Keks ein Riesenkeks machen. Das wäre doch super. Dann wären wir mit einem Keks glücklich. Oder sie macht aus einem Pastateller einen Riesenpastateller. Mensch, wären wir danach satt. Das Auge isst mit. Nun, so eine Brille haben japanische Forscher entwickelt. Computertechnik zaubert das Keks doppelt so groß. Freiwillige mit Diätbrille aßen zehn Prozent weniger Keks. Unglaublich, für was alles Forschungsgeld ausgegeben wird … Man sollte einfach zehn Prozent weniger Zucker ins Keks tun, und schon hätte man den gleichen Effekt. Noch besser: Man zaubert wunderbare All-you-can-eat-Rezepte – und macht ohne Brille ganz viele Menschen glücklich.

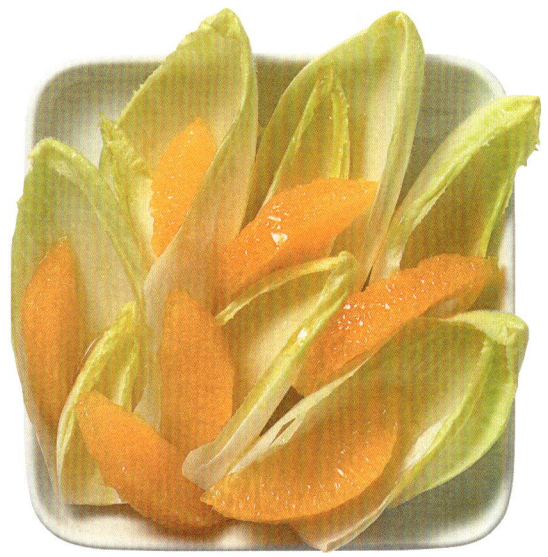

Wenn Sie wollen, dürfen Sie ab jetzt immer aufessen.

All you can eat heißt: keine Angst vor dem Essen

Es gibt keine Katastrophen. Man kann jede Futterorgie mit der nächsten Mahlzeit ausgleichen. Oder mit ein paar Kniebeugen extra. Die weltweite Diogenes-Studie (Internet-Tipp auf Seite 170) zeigt: Langfristig nimmt nur ab, wer genug Eiweiß auf dem Teller hat, genug von den essenziellen Fettsäuren – und glyxniedrige Kohlenhydrate. Nichts darf fehlen, kein Nährstoff darf verteufelt werden. Nur dann, stellten die Forscher fest, hat man kaum Diät-Abbrecher und kaum Jo-Jo-Effekt. Sogar Schlampern ist wichtig: Man lernt nämlich nur aus seinen Fastfood-Ausrutschern. Man fühlt dann plötzlich, wie man sich fühlt: wie eine Kreuzung aus einem gigantischen Medizinball und einem feststeckenden Pups. Und das mag man irgendwann nicht mehr dauernd haben.

»Diät« kommt aus dem Griechischen und heißt »Lebensweise«. Ist also ein ziemliches Langzeitprojekt. Auch wer all-you-can-eat-abnehmen will, sollte ein langfristiges Projekt draus machen. Mehr als ein Kilo in der Woche ist nicht drin. Mehr abnehmen ist eh nicht gesund – und langfristig möchte man ja auf der Erfolgswelle mitschwimmen. Wiegen? Ein-, zwei-, dreimal im Monat reicht. Auf der Körperfettwaage kann man gucken, wie das Fett verschwindet – und die Muskeln wachsen.

GUT ZU WISSEN

LIEBER GAR NICHTS ESSEN? Es fällt laut Studien der merkwürdigen Spezies Mensch leichter, *nichts* zu essen als etwas »Gesundes«. Weil das gerade nicht da ist. Weil man meint, es schmeckt nicht. Weil man nicht weiß, ob es nicht vielleicht doch dick macht … So erntet man mit 100-prozentiger Sicherheit den Jo-Jo-Effekt. Der Körper baut Muskeln ab, drosselt den Stoffwechsel. Die Lösung: All-you-can-eat-Wissen. Wer weiß, kann klug agieren.

Mangel muss man meiden

Die Forscher raten: Softdrinks, Teigwaren, Kartoffeln, Weißbrot und Süßes reduzieren und lieber Vollkornprodukte wählen, auf genügend Eiweiß und essenzielle Fette achten und auf ballaststoffreiche Lebensmittel wie viel Gemüse und saures Obst setzen. Und: sich mehr bewegen!

95 Prozent der Diäten werden nämlich abgebrochen, weil die Laune schlecht, der Hunger groß, der Kreislauf schlapp ist. Ganz einfach: weil die Diät einen Mangel hat, und zwar den, einen Mangel zu erzeugen. Wenn eine Diät nicht satt macht, wenn sie nicht zufrieden macht, wenn etwas fehlt, dann spielt das Gehirn nicht mit – und das Ganze endet unschön: Mega-Frust, gewürzt mit einer Jeansgröße mehr nicht allzu lange danach.

Hunger ist immer ein Zeichen von Mangel. Ein Mangel an Liebe, ein Mangel an Schlaf, ein Mangel an Entspannung (sprich Stress), ein Mangel an Licht und *in achtzig Prozent der Fälle* ein Mangel an einem Nährstoff im Körper.

- Das Gehirn mag es gar nicht, wenn uns plötzlich Zucker im Blut fehlt, dann werden wir ziemlich nervös, zittrig und kriegen Hunger. Schwups ist er drin, der Riegel, der Leberkäs in der Semmel … ohne dass man auch nur drüber nachdenkt.
- Forscher haben festgestellt, dass ein Mangel an Omega-3-Fettsäuren (steckt vor allem in Seefisch, Bio-Käse und Leinöl) genauso heißhungrig macht wie ein Mangel an Eiweiß, an Vitalstoffen der Pflanzen, an Vitaminen oder Mineralien. Fehlt nur ein Stoff, schickt uns das Gehirn unnachgiebig zum Kühlschrank, mit der Mission, den Stoff zu kriegen. Das sieht man schließlich am Bauch. An den Hüften.

Die All-you-can-eat-Diät schafft erst einmal Mangel ab. Ja, auch mit einem glibberigen grünen Dingsda morgens. Das mitunter herrlich schmeckt, wenn man eine seiner zwei täglichen Obstportionen in den Mixer schnippelt. Ich lieb ihn, den Carb-Greenie auf Seite 107.

Die Lust auf all you can eat ist normal

Der Hunger kommt an den Tagen vor den Tagen, dann, wenn wir Stress haben, wenn es uns langweilig ist, wenn wir traurig sind, wenn uns Einsamkeit übermannt, wenn wir uns ärgern, wenn wir meinen, eine strenge Diät halten zu müssen. Wenn es die Hormone so wollen … Er überfällt uns, immer mal wieder, mit oder ohne offenkundigen Grund. Gut, wenn er sich mit einer Kleinigkeit zufriedengibt. Aber bescheiden ist er selten. Ein Keks? Nö. Ein Riesenteller voll Kaiserschmarrn muss es dann schon sein. Wir alle kennen die große Lust, uns so richtig satt zu essen. Das ist natürlich. Das ist normal. Das kommt immer wieder vor. Und dieses ganz natürliche Bedürfnis darf man ruhig stillen. Ja, man sollte es tun.

Die größte Dummheit: Kaloriensparmaßnahmen

Jede Diät, die stark an Kalorien einspart, schafft eine Notsituation, aus der heraus der Körper ganz natürlich mit mehr Hunger reagiert. Oft viele Monate lang. Man will sich ein paar Kilos runterhungern. Drosselt seinen Stoffwechsel. Baut Muskeln ab … und dann vermehrt Fett auf. Eine länger andauernde Hungersituation ist nämlich weder für den Körper noch für das Gehirn erträglich. Sie ist lebensbedrohlich. Da schaltet der Stoffwechsel um auf: Bunkern, Sammeln, Horten, Festhalten. Drum haben wir Hunger, Hunger, Hunger und fühlen uns kaum einmal satt. Und nehmen auch dann schon zu, wenn wir nur am Mandelkeks schnuppern.

Wenn wir nun nicht endlich die Zügel locker lassen, dem Körper, dem Kopf all you can eat anbieten, dann bleibt das ein Leben lang so. Ein Leben lang kämpfen gegen Pfunde, gegen Kalorien, gegen das Glück. Ein Wahnsinn.

Raus aus der Weniger-Falle

»Wenn man weniger isst, braucht man irgendwann auch weniger. Man erzieht sich den Magen klein.« Irrtum! Ist nicht so! Im Gegenteil: Das Gehirn lässt

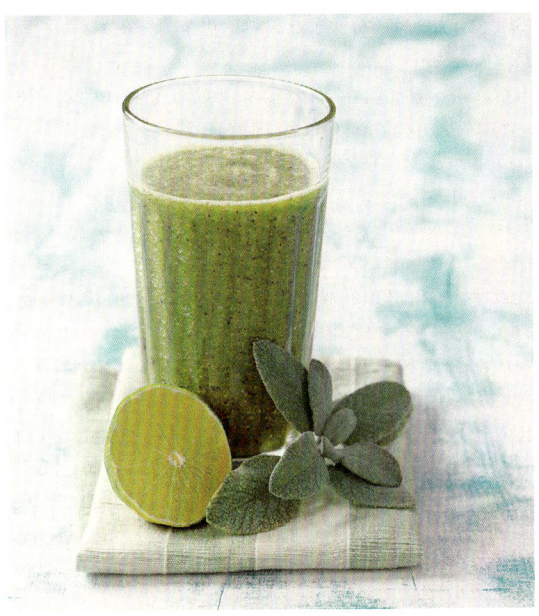

Grün, grün, grün – schöpfen Sie hier ruhig aus dem Vollen!

sich nicht auf weniger Kalorien, nicht auf weniger Eiweiß, nicht auf weniger Fett ein. Fehlt dem Gehirn etwas auf seiner Versorgungsliste, dann macht es uns umgehend Hunger auf mehr. Und dagegen können wir nicht anwollen.

Hinzu kommt: Die Magendehnung ist eine der entscheidenden physiologischen Voraussetzungen, um sich satt zu fühlen – trotzdem reichen Gemüsestreifen da nicht aus. Denn zur Dehnung kommen drei weitere Faktoren: Jeder Vitalstoff muss auf dem Teller liegen, jedenfalls irgendwann am Tag. Und das ist besonders wichtig: Das Ganze muss uns auch noch schmecken – und wir sollten uns Zeit dafür nehmen, es auch richtig zu genießen.

Das heißt: Wir brauchen ganz einfach einen Sack voller All-you-can-eat-Rezepte, die nicht auf die Hüften schlagen. Die in jedes Leben passen. In das Low-Carb-Leben, in das No-time-Leben, in das Genießer-Leben …

XXL-KNOWHOW

DIKTATUR DER ZAHLEN UND WAAGEN?
All you can eat heißt: Keine Kalorien zählen. Das macht nachweislich dick. Auch vom Abwiegen halte ich gar nix. Man sollte halt mal ein wenig das Gefühl kriegen, wie viel eine Mahlzeit ist, die den Magen dehnt. Zum Beispiel: 100 g Kartoffeln, 200 g Quark, 200 g gemischter Salat und 0,1 l grüner Smoothie. Damit hat man Pi mal Daumen eine magenfüllende Portion zusammen. Die Portionen auf dem Teller können wunderbar als »Guckmenge« die 1-2-3-Formel widerspiegeln (ab Seite 96).

Rein in die Dehnungsfuge
Unser Leben ist überprogrammiert, wir haben für nichts mehr richtig Zeit, machen alles auf einmal, hetzen durch den Job und die Freizeit, rein in die totale Erschöpfung. Wir funktionieren wie am Schnürchen, verlieren uns selbst. Der Autor und Psychologe Stephan Grünewald rät: Wieder Dehnungsfugen in den Alltag einbauen. Und mit diesen kleinen Denk- und Tun-Pausen wieder einen Bezug zu uns und unseren Träumen finden, den Tag bewusst ein wenig zu dehnen. Also: Morgens im Bett brummen (siehe Seite 87), bevor man in den Tag springt. Den Greenie (Seite 40) mit allen Sinnen genießen. Spüren, wie diese grüne Medizin durch alle Adern fließt. Eine Runde mit dem Hund gehen. Gerade wenn es hektisch wird, sich für ein Päuschen ins Café setzen ... Er empfiehlt auch: Ein bisschen mehr Sonntag ins Leben einziehen lassen. An Sonntagen zerdehnen wir das, was wir aus dem Alltag kennen, ja auch ohne Probleme: Wir schlafen länger, frühstücken gemütlich, telefonieren lange mit der Freundin. Lesen, malen. Machen eine Fahrradtour, gehen lange laufen ... Nehmen uns Zeit für unsere wichtigste Schlank-Medizin: die Bewegung. Und wir nehmen uns Zeit zu essen.

Grüß Gott neuer Lebensstil

US-Forscher haben festgestellt, dass man seinen Lifestyle wirklich nachhaltig ändern kann, und zwar dann, wenn man sich nicht zu viel auf einmal vornimmt. Nicht: »Mehr Sport! Weniger Fett! Weniger Zucker und mehr Gemüse!« Sondern einfacher – nämlich so: »Ich esse mehr Obst und Gemüse und verbringe weniger Zeit im Sitzen.« Oder ganz konkret: »Ich mach mir morgens meinen Greenie oder meinen Beerencocktail.« Die Forscher erkannten: Solche kleinen Vorhaben kann man auch langfristig durchhalten, wenn man einfach drei Wochen lang diesen Lebensstil beibehält. Wenn eine Strategie simpel ist, bleiben 86 Prozent dabei.
All you can eat ist so simpel. Es verbietet nix (jedenfalls nicht komplett), es schmeckt, es passt in den Alltag – denn ich weiß: Gesundheitsrezepte müssen einfach sein. Spielend leicht.

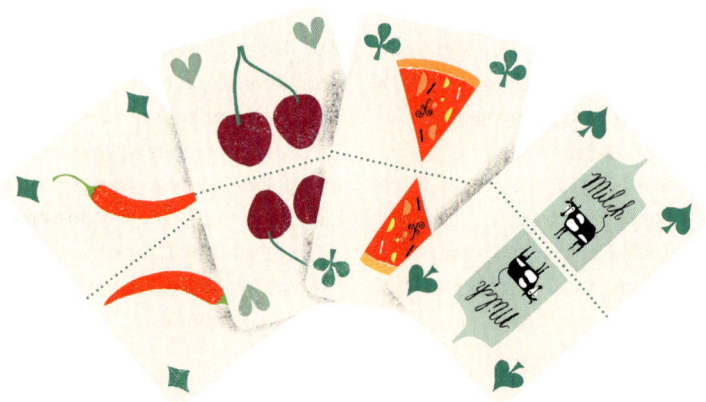

VIER REGELN, ZWEI JOKER

All you can eat heißt: Sie können so viel essen, wie Sie wollen, ohne dick davon zu werden. Wenn Sie sich an die Regeln halten.

WOHL PORTIONIERT

Nix kleine Portionen auf riesigen Tellern. Wir füllen den Bauch. Sodass im Gehirn auch mal wieder ein Gefühl der Sättigung stattfindet. Pro Mahlzeit gibt's mindestens 600 Gramm, zum Großteil Fatburner. Lebensmittel, die den Energiestoffwechsel Richtung schlank trimmen. Die weniger als 1 kcal pro Gramm liefern (siehe Seite 38/39).

GLYXLICH MIT DER 1-2-3-REGEL

Es hat keinen Sinn, Kohlenhydrate aus dem Leben zu verbannen. Sie machen glücklich, sie schmecken gut. Ein Leben ohne Brot und Pasta ist wirklich kein gescheites Leben. Allerdings stoppen Kohlenhydrate den Fettabbau. Wenn sie einen hohen GLYX haben, schicken sie uns in die Heißhungerfalle. Darum gibt es die Kohlenhydrate eingepackt in die 1-2-3-Regel (Seite 96): Zu jeder Gabel Nudeln gibt's zwei Gabeln Fisch und drei Gabeln Gemüse.

NO CARB, EIWEISSREICH

Leckere Proteinspender versorgen uns mit dem Baustoff Eiweiß, mit Füll- und Vitalstoffen. Da sie keine Kohlenhydrate enthalten, verweilt der Körper im Fastenmodus (siehe Seite 54). Ziel: immer mal wieder einen 16-Stunden-Fastenmodus pro Tag (Nacht) einbauen, vor allem wenn man geschlampert hat: Man lässt mal morgens und mal abends die Kohlenhydrate weg, isst sich aber jeweils satt. NoCarb abends aber bitte nicht öfter als 3-mal die Woche machen!

VITAL- & FÜLLSTOFFE

Vitamine pur, Eiweiß pur, nur Gemüse oder GLYX-niedriges Obst. Der Smoothie, die Zucchini-Chips, das Beerensorbet, der Kokos-Milchschaum, der Kräuterquark: Die darf man auch mal zwischendurch. Wirkfaktor: viele Vitalstoffe, kaum Kalorien.

DER PASTA-JOKER

Lust auf eine große Portion Kohlenhydrate? Auch das geht. Man kombiniert eine große Portion Spaghetti, Fusilli ... mit null (oder so gut wie null) tierischem Fett. Also mit Olivenöl, Gambas, Chili, Tomatensauce, Bolognese aus magerem Tatar, Farfalle mit Pilzen, Penne all'arrabiata ... Das kann man auch mit Pellkartoffeln mit viel, viel Kräuterquark machen, mit Naturreis, mit Dinkelreis ... und mit einem großen Teller voll Früchten. Diesen Joker zückt man so zwei- bis dreimal die Woche. Dann, wenn man Lust drauf hat. Wichtig ist: Die Kohlenhydrate sollten GLYX-niedrig sein.

DER SCHLAMPER-JOKER

Auf der nächsten Seite finden Sie eine kleine Sündenausgleichstabelle. Wie man ein Croissant in Teppichklopfen umsetzt. Und natürlich macht der Smoothie (Seite 157 ff.) den Cheeseburger wett und die Fatburnersuppe die Pizzaorgie. Jeder Schlamper kann mit der nächsten Mahlzeit ausgeglichen werden.

DIE SCHLAMPER-JOKER-LISTE

Ein Croissant ist keine Katastrophe, man gleicht es entweder mit der nächsten NoCarb-Vitalstoff-Mahlzeit aus.

Oder: Man kann es wegklopfen. Auch der Schokokuss fällt der Bewegung zum Opfer. Ein Hamburger verflüchtigt sich während Ihrer neuen Art, ins Büro zu kommen.

Die effektivsten Fatburner finden sich an dem Ort, an dem man am liebsten ist: zu Hause. Die meisten sind deshalb auch noch nützlich.

Und kreativ: Steht Ihre Couch seit Jahren am gleichen Platz? Verrücken Sie Ihr Wohnzimmer, putzen Sie zur Lieblingsmusik ordentlich durch und genießen den Anblick dann vom Sofa aus.

MIT DIESEN TÄTIGKEITEN ...	... VERBRENNEN SIE DIESE SCHLAMPER
15 Minuten Schnee schaufeln	1 Portion Leberwurst (30 g)
15 Minuten Supermarkttüten schleppen	1 kleiner Müsliriegel Schoko (25 g)
20 Minuten Auto waschen	1 Portion Vollmilchschokolade (20 g)
20 Minuten kochen	1 TL Nuss-Nougat-Creme (10 g)
25 Minuten Laub rechen oder Auffahrt fegen	1 Hanuta (22 g)
25 Minuten staubwedeln mit David Guetta	1 Käsestange (40 g)
30 Minuten bügeln	1 Scheibe Salami (15 g)
30 Minuten Teppich klopfen	1 Croissant (60 g)
30 Minuten Treppen steigen	1 Portion Kartoffelchips (40 g)
35 Minuten Billard spielen	1 Schokokuss (28 g)
35 Minuten Boden schrubben	1 Apfeltasche (70 g)
40 Minuten Inline-Skating ins Büro	1 Hamburger (280 g)
45 Minuten Möbel umräumen	1 Krapfen (90 g)
45 Minuten Rad fahren 15 km/h	1 Tüte Pommes (100 g)

Die artgerechte Haltung ...

... wäre, wenn wir die Gabel beiseite legen, sobald unser Körper sagt: genug. Das tut er in der Regel nämlich. Er hat einen unglaublich fein justierten Kontrollapparat, der aus Geschmack, Zucker-, Fettgehalt und Größe der Portion flugs hochrechnen kann, wie viel wir von dem leckeren Bohneneintopf brauchen. Natürlich wird dieser hochsensible Apparat ständig hintergangen: wenn wir light essen, Süßstoff essen, nebenher essen oder das Kauen vergessen, schlingen. Wenn wir schneller essen, als unser Kontrollapparat tickt. Deswegen kann man so viel Fastfood essen: weil es so *fast* auf der Hüfte sitzt, dass unserem Körper, unserem Gehirn überhaupt keine Chance bleibt, zu signalisieren: Leg mal die Bremse ein, nun ist genug da. **Das Fazit:** Übergewicht wird zum Normalzustand. Männer mit Normalgewicht sind ab 35 schon in der Minderheit, Frauen ab dem Alter von 55. Ehrlich gesagt: Wer ein bisschen zu viel wiegt, sich aber bewegt, lebt länger. Und darf sich ruhig wohlfühlen. Das ist wichtig. Nur: Wer viel zu viel wiegt, bewegt sich in der Regel auch nicht und hat nicht gerade die Gesundheitskarte gezogen. Und leider oft überhaupt kein Körpergefühl mehr.

Das Chicken-Nugget muss man nicht jagen

Viele Menschen haben verlernt, wie es ist, satt zu sein. Weil sie ihr Huhn nicht jagen müssen. Weil es in einem süchtig machenden Fett-Kohlenhydrat-Mantel als Häppchen auf dem Teller liegt. Weil sie ihr Essen nicht mehr beißen müssen.

Wir meinen, unseren Körper austricksen zu können – mit Aromastoffen, mit Süßstoffen, mit Plastikfüllstoffen. Aber der Körper lässt sich nicht austricksen. Kommt eine chemische Tütensuppe mit Hühneraroma, möchte er Huhn. Kommt süß, möchte er auch Zucker verarbeiten. Ist keiner da, weil das Süße nur vom Süßstoff kam? Mensch, was wird unser Gehirn da nervös, denn es will den Zucker, braucht den Zucker. So schnell können

wir gar nicht gucken, schon haben wir das Keks im Mund. Der Körper und seine jahrmillionenalten Messstationen lassen sich nicht austricksen.

Wir haben verlernt satt zu sein ...

- weil wir unsere Kalorien nicht mehr jagen müssen, uns zu wenig bewegen – und darum an Körpergefühl verlieren.
- weil wir pro Kalorie nicht mehr das an Vitalstoffen aufnehmen, was unserem genetischen Programm entspricht.
- weil Stoffe fehlen, die uns satt machen. Bitterstoffe hat man aus dem Feldsalat, aus den Grapefruits herausgezüchtet, Wildkräuter stehen nicht mehr auf unserem Speiseplan.
- weil Essen süchtig macht mit der Kombination Fett und schnelle Kohlenhydrate. So können wir oft gar nicht anders als: essen, essen, essen.
- weil wir unter Lebensmittelunverträglichkeiten leiden, die uns ein normales Verhältnis zu unserem wertvollen Treibstoff unmöglich machen. Die uns Bauchweh machen, dick, träge und auch noch krank machen.
- weil wir Angst vor dem natürlichsten, wichtigsten Tun haben: dem Essen. Richtige Genießer sind nämlich überhaupt nicht dick, sie legen die Gabel weg, wenn sie satt sind. Von Genießern lernen wir am meisten.

GUT ZU WISSEN

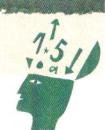

ESSEN UND ABNEHMEN?
KLAR GEHT DAS!

Eine Studie der Harvard Medical School in Boston an 120 000 Personen über 20 Jahre zeigt: Wenn man mehr Gemüse, Früchte, Vollkorn, Nüsse und Joghurt isst, und zwar so, wie sie die Natur herstellt, dann nimmt man ab. Nur eben nicht vor dem Fernseher. Jede TV-Stunde auf der Couch bringt über die Jahre mehr Kilos auf die Waage.

Magen (n)immersatt ...

»Nimm, was du kriegen kannst, wer weiß, wann es wieder etwas gibt!« Das wispert uns das kleine genetisch codierte Männchen ständig ins Ohr. Wenn es nicht so wäre, wenn unsere Gene nicht auf »Essen, was geht« programmiert wären, dann hätten wir die fünf Millionen Jahre bis vor 50 Jahren nicht überlebt. Seit fünf Jahrzehnten bringt uns genau dieses kleine Männchen mit seiner Botschaft um. Es ruft: Achtung, fertig, los: all you can eat! Und wir essen und essen und essen ... uns die Leber fett, das Blut trübe, den Körper träge, den Kopf dumm. Natürlich nicht von heute auf morgen. Aber bis überübermorgen schaffen wir das in der Regel schon. Das Einzige, was nicht passiert, ist, dass wir uns satt fühlen, wohlfühlen, glücklich fühlen. Schuld sind immer erst einmal die Gene: Viel essen können, gut Fett speichern können – das war in früheren Zeiten ein echter Überlebensvorteil, der, Evolution sei Dank, an uns weitergegeben wurde. Nur macht er uns heute eher unglücklich. Warum eigentlich? Ganz einfach, weil die in den Mund geführte Kalorie oft kaum mehr Vitalstoffe mitbringt.

Einfach pappsatt!

Was steht denn in unseren Genen? Natürlich hat der Mensch sich damals auch nicht überfressen. Mit einem zu vollen Magen hätte er dem Säbelzahntiger nicht entwischen können. Er lehnte sich nach einem Kilo Mammutsteak mit Bergen von grünen Blättern, Wurzeln und ein paar süßen Beeren gemütlich an einen warmen Stein zurück. Hielt den Bauch in die Sonne. Satt. Zufrieden. Der gefüllte Magen signalisierte dem Sättigungszentrum in seinem Gehirn: »Genug zum (Über-)Leben!« Vor allem weil da auch Vitalstoffe parkten.

Wir dagegen essen einen großen Teller Eintopf mit allem, mit Gemüse, Kartoffeln, Fisch, Olivenöl, Kräutern, einer süßen Möhre ... So 300 Gramm, dann sagen die Dehnungsrezeptoren schon mal:

»Wunderbar, Gabelgeschwindigkeit kann drastisch reduziert werden!« Die Antennchen für Fett, für Eiweiß erklären: »Wau, ziemlich zufrieden!« Wenn wir dann noch mal den gleichen Teller drauflegen, sind wir pappsatt, glücklich, so richtig zufrieden. Na ja, ein kleines Dessert geht noch. Der Magen ist mit einem Liter Füllung proppevoll. Und »voll« signalisiert: echt genug! Das hält je nach Magenfüllung ein, zwei oder fünf Stunden an.

Nun haben stark übergewichtige Menschen aber einen dreimal so großen Magen. Sie sind auch mit zwei Tellern Kartoffel-Eintopf noch lange nicht satt. Bei ihnen kommt es nicht zum sättigenden Dehnungsreiz. Da muss man mit Tricks arbeiten.

Viel Stoff, mit wenig Energie und natürlichen Sattmachern. Suppe, Salat mit Olivenöl vorweg! Ein grüner Smoothie mit Bitterstoffen vor dem Frühstück. Solche Tricks gibt's hier natürlich dazu.

Nicht mal dran denken ...

So gar kein guter Trick sind die Sättigungskapseln, die man sich im Internet oder in der Apotheke kaufen kann. Die sich in ein Schwämmchen verwandeln – und den Magen füllen. Angeblich füllen. Eines schafft gerade mal sechs Milliliter Volumen. Auch drei davon (ein Schnapsglas voll Volumen) machen nicht satt. Der Kunststoff kann aber ganz gefährlich den Darm verstopfen.

Ein Magenballon füllt ein wenig mehr als den halben Magen. Man ist tatsächlich eher satt. Der muss aber nach sechs Monaten raus. Weil sich die Magenwand nach drei Monaten nachzudehnen beginnt und die Magensäure den Ballon zerstört. Was wieder gefährlich ist. Finde ich in der Regel auch keine so gute Idee. Manchmal braucht ein Mensch ein Magenband, weil er meint, nicht anders zu können. Ich wünschte, das bräuchte er nicht. Es wäre besser, er würde erst einmal probieren, das Sattsein wieder zu trainieren. Mit diesem Buch. Mit der All-you-can-eat-Formel, den leckeren Rezepten – und den Tricks, die wirklich satt machen.

XXL-KNOWHOW

MACHT BUFFET DICK? Warum kommen die Menschen so oft um ein paar Kilo runder aus dem All-inclusive-Urlaub zurück? Weil sie am Buffet 30 Prozent mehr essen. Aber warum kommen dann nicht alle runder zurück? Weil ein paar wissen, wie man sich am Buffet schlank isst. Ein Buffet ist nämlich etwas Tolles. Fisch, Salat, Huhn, Gemüse … Die weichen Nudeln, den pampigen Reis, den Brotkorb braucht kein Mensch. Es macht nichts, dass man ein Drittel mehr isst als sonst. Das meiste ist Eiweiß – und Vitalstoffe in Form von Gemüse. Man macht halt im Schlaraffenland die Steinzeitdiät. »Paläolithisch« heißt daher diese Ernährungsform, die vor allem in den USA prominente Anhänger hat. Auch bei uns gibt's das schon: Im Berliner Restaurant Sauvage kommt zum Beispiel nur auf die Teller, was bereits den Steinzeitmenschen geschmeckt hat: Fleisch, Fisch, Gemüse, Beeren, Nüsse. Außen vor bleiben Zucker, Nudeln, Reis, Kartoffeln, Brot. Die »Steinis« wissen: Genetisch sind wir nicht auf Weizen und Softdrinks programmiert.

Kleines Sattsein-Training

Studien zeigen, dass wir in den letzten Jahrzehnten im Kino, in den Schnellrestaurants und im Supermarkt auf XXL-Portionen getrimmt wurden. Dass normal nicht mehr normal ist, sondern viel größer. Dass wir heute um ein Viertel größere Portionen als normal empfinden – und essen –, im Vergleich zu vor 20 Jahren. Die machen uns selbstverständlich dick, weil sie meist nicht nach der All-you-can-eat-Formel gestrickt sind. Sondern zum Großteil aus Zucker/Weißmehl bestehen, kombiniert mit Fett. Unsere Sucht-Kombi, die uns zum Essen zwingt. Weil sie im Gehirn die Nervenbotenstoffe für »Belohnung« zum Tanzen bringt.

Spinnen wir das Schlank-Garn weiter: Wenn man uns Portionen serviert, die wir als zu klein empfinden, fühlen wir uns über den Tisch gezogen. Das ist Stress für unser Gehirn. Genau dieser Stress macht uns heißhungrig, krank und dick. Was tun? Unser Maß wieder geraderücken. Spüren, wie viel wir wirklich brauchen. Was »normal« für uns ist. Das funktioniert über die All-you-can-eat-Formel und über kleine Regeln wie die folgenden.

1. Langsam essen

Ja, ja, eine Binse: Schnell essen macht dick. Muss ich hier trotzdem anführen. Schnell essen überfüllt den Magen – und lässt den Satthormonen keine Chance. Da gibt es eine nette Untersuchung von britischen und griechischen Forschern: die Eiscreme-Studie. Die Wissenschaftler haben 17 Probanden 300 ml leckere Eiscreme essen lassen. Einmal mit 5 Minuten Zeit, einmal mit 30 Minuten. Vor und nach dem Eisessen nahmen sie den Probanden halbstündlich Blut ab und guckten nach

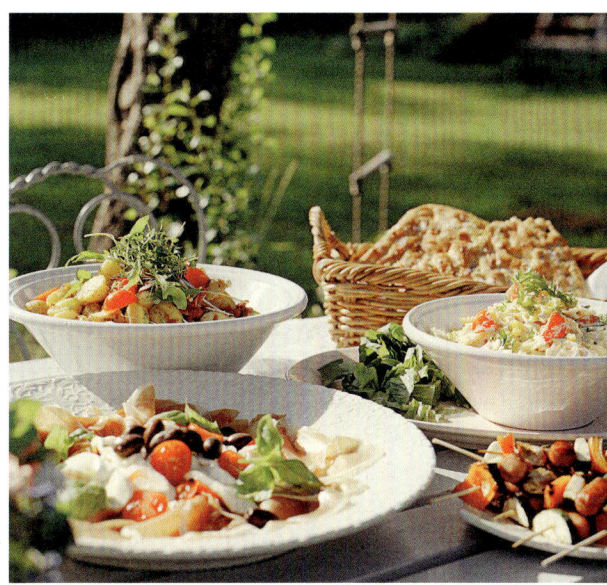

Grundregel: Schlemmen, schwelgen und genießen Sie!

den »Hallo-Hirn-ich-bin-satt«-Hormonen. Sowohl das Peptid YY (PYY) als auch das Glucagon-like Peptid 1 (GLP-1) waren nach dem 30-Minuten-Eis in höherer Konzentration im Blut. Demnach fühlten sich die 30-Minuten-Eisesser auch viel stärker gesättigt als die 5-Minuten-Eisschlinger.

Wir sind doch alle mittlerweile ständig Fünf-Minuten-Esser, nicht nur bei der Terrine. Ständig snacken wir hektisch etwas herunter – und genau das macht nicht satt, das macht dick. Das trainiert unser Sättigungsempfinden weg. Für Ihre All-you-can-eat-Mahlzeiten nehmen Sie sich bitte einfach einmal die nötige halbe Stunde. Und die Snacks ab Seite 107 müssen Sie wenigstens kauen.

2. Den Small-Trick anwenden

Ein niederländischer Forscher fand heraus: Sogar wenn man sich während des Essens ablenken lässt vom »Tatort«, isst man viel mehr, wenn man große Löffel nimmt. Wer sein Süppchen vorm Fernseher mit kleinen Löffeln schlürfen musste, war viel eher satt. Fazit: Kleines Werkzeug verwenden. Oder mal wieder mit Stäbchen essen.

3. Den Bagel-Trick nutzen

Ratten bekamen in einem Labyrinth auf einem Weg eine Belohnung von 300 Milligramm am Stück, auf einem anderen Weg die gleiche Menge in 4 Portionen. Sobald sie gelernt hatten, wo welche Belohnung liegt, wählten sie häufiger den Weg mit den kleineren Stücken. Mehr Stücke = mehr Belohnung. Nimmt man also leichter ab, wenn man die gleiche Menge in kleineren Teilen isst? Diese Frage interessierte Psychologen der Arizona State University. Sie baten 301 Probanden, so viel von einem Bagel zu essen, wie sie wollten. Die eine Hälfte bekam den Bagel am Stück, die anderen bekamen ihn in vier Stücke zerteilt. Anschließend gab es Mittagessen. Die Probanden, die den ganzen Bagel bekommen hatten, aßen mehr vom Bagel und auch später mehr beim Mittagessen.

Der Psychologen Fazit: Eine Portion in kleinere zerteilt sättigt früher. Das liegt wohl an der Art, wie Menschen Mengen begutachten: Eine größere Stückzahl wird in der Regel mit größerer Menge assoziiert. Deswegen hat Ihnen wahrscheinlich das Titelbild dieses Buches gefallen. Also: Füllen Sie den Teller mit lauter kleinen Leckereien. Dann hat das Herz mehr davon. Und: Wer eine Suppe oder einen Salat vor dem Essen isst, nimmt insgesamt ein Fünftel weniger an Kalorien zu sich.

4. Die Steini-Mengen einhalten

Ein Steinzeitmensch hat bis zu 5000 kcal am Tag in seinen Muskeln verbrannt, der ist ja durchs Leben gejoggt. Dafür hat er 5 Kilo am Tag gegessen, zum Großteil Früchte, Beeren, Wurzeln, Pilze, grüne Pflanzenteile. Das wurde ergänzt mit Kleinwild, Eiern, Fisch, Insekten und auch Reptilien. In Zeiten der Mammuts war der Fleischanteil noch höher. Münzt man das auf uns um, müssten wir 2 Kilo am Tag essen – vor allem lauter Dinge, die nicht mehr als 1 kcal pro Gramm haben (Seite 38). Das wären Pi mal Daumen 600 Gramm pro Mahlzeit. Die entsprechen unserem genetischen Programm. Dehnen den Magen, machen uns satt. Wer größer ist, breiter ist und mehr verbrennt als 2000 kcal, der darf natürlich mehr essen. Steini-Futter, kein Fastfood!

GUT ZU WISSEN

WIEDERENTDECKEN DES SÄTTIGUNGS-GEFÜHLS Es gibt die bekannte Tomatensuppen-studie mit dem unendlichen Teller. Die Studenten essen von einem Teller, der sich unbemerkt durch einen Schlauch nachfüllt, viel mehr. Nach 20 Minuten haben sie im Durchschnitt um 73 Prozent mehr gegessen als die Studenten ohne Nachfülltrick. Man braucht aber nicht glauben, dass sie satter waren. Heißt: Wenn man es nicht sieht, dann isst man fast doppelt so viel und ist nicht mal satter.

5. Voluminös essen

Volumetrics heißt das bewährte Schlank-Prinzip der US-amerikanischen Ernährungswissenschaftlerin Barbara Rolls. Bedeutet: viel Wasser pro Kalorie. Man macht aus dem Eintopf eine Suppe – und die macht eher satt als der Eintopf mit den gleichen Zutaten. Dazu baut man mehr wasserhaltiges Gemüse in den Tag ein. Machen wir hier in diesem Buch natürlich auch, auf moderne Art mit grünen Smoothies, leckeren Wildkräuter-Salaten und blitzschnell gemachten Basis-Suppen. Klar macht ein große 275-kcal-Salatschüssel mit Thunfisch eher satt als ein 275-kcal-Brötchen mit einem Portiönchen Fleischsalat. Mengen haben mit unserem Essverhalten eine Menge zu tun.

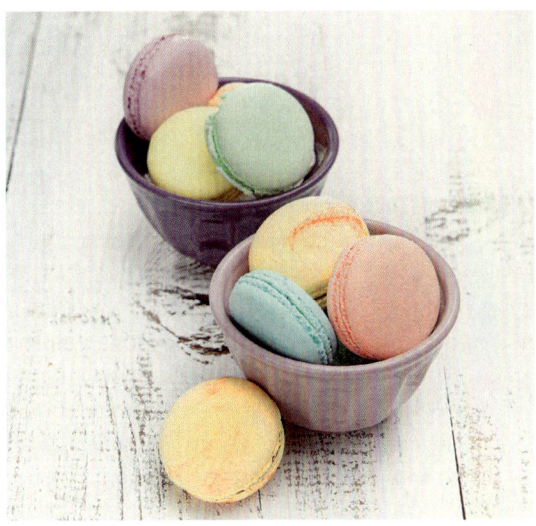

Kleine süße Teufelchen stoppen die Fettverbrennung.

6. Suchtfrei genießen

Keiner mag eine Packung Butter runterdrücken oder eine Tüte Zucker löffeln. Allerdings: Die Kombi aus Fett und Zucker (oder Weißmehl) macht süchtig, weil sofort das Belohnungssystem in unserem Hirn anspringt. Unsere Suchtstoffe sind dann Kuchen, Schokolade, Praline, Nussnougatcreme, Riegel, Burger, Chips, Pommes, Tiramisu, Knödel mit Braten, Nudeln mit Sahnesauce, Pizzabaguette. Das hebelt unser Insulinsystem aus den Fugen (siehe Seite 48). Die einfache Lösung: In den folgenden vier All-you-can-eat-Wochen gibt es kein Produkt, in dem Zucker oder Weizen verarbeitet wurde. Kein Fertigprodukt, das süchtig macht. Alles GLYX-niedrig. Ja, ja, das wird noch erklärt.

7. Keine Zucker-Snacks

Die Zeiten, wo Ernährungsexperten zum Snacken rieten, dürften vorbei sein. Es reicht eine kleine Portion Kohlenhydrate, ein Keks, ein paar Schluck Apfelschorle, und die Fettverbrennung stoppt. Die meisten Menschen befinden sich 80 Prozent des Tages im »postprandialen Zustand«: im Aufbauprozess nach dem Essen. Im Aufbau von Fett aus Zucker. In der Leber, im Fettgewebe. Es fehlen die Fastenphasen, in denen das Fett abgebaut wird. Den meisten Menschen reicht es, dreimal am Tag zu essen. Wer das nicht kann, snackt ein paar Nüsse, ein Stück Käse, etwas, das nicht den Insulinspiegel erhöht und nicht die Fettverbrennung stoppt. Snacks mit Vitalstoffen pur von Seite 115.

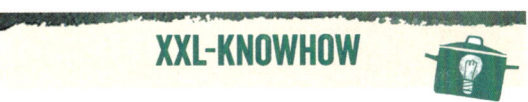

XXL-KNOWHOW

SO VIEL ZUCKER VERSTECKT SICH IN ...
- ½ Tüte Gummibärchen (100 g): 26 Würfel
- 1 Glas Apfelkompott (360 g): 21 Würfel
- 1 Flasche Volvic Orange (1,5 l): 12 Würfel
- 1 Flasche Karottensaft (0,5 l): 10 Würfel
- 1 Glas Orangensaft (0,2 l): 6 Würfel
- 1 kleiner Müsliriegel (25 g): 5 Würfel
- 1 Schokokuss (28 g): 5 Würfel
- 1 Becher Actimel natur (100 g): 4 Würfel
- 1 EL Kaba (10 g): 3 Würfel
- 1 Kugel Milchspeiseeis (50 g): 3 Würfel
- 1 EL Nutella (15 g): 3 Würfel
- 1 Riegel Yogurette (12,5 g): 3 Würfel
- 1 Esslöffel Tomatenketchup (15 g): 1 Würfel

ES GRÜNT SO GRÜN …

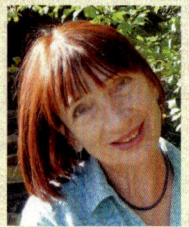 Ein Interview mit Elfie Courtenay, Kräuterpädagogin und geprüfte Natur- und Landschaftsführerin. Sie bietet unter anderem Wildkräuterführungen und Meditative Wanderungen in der Umgebung von Murnau an und ist die Autorin des Buches: »Die schönsten Kräuter-Wanderungen im Oberbayerischen Alpenvorland«.

Wie kriegen wir mehr Grün auf den Teller?
Indem wir es mehr wertschätzen und mutig genug sind, etwas Neues auszuprobieren. Das ist gesund, das macht glücklich. Und das Glück hat einen Namen: Kräuter. Es dürfen ruhig auch Unkräuter sein.

Welches ist Ihr Lieblingskraut?
Der Giersch, gefolgt von Brennnessel und Holunder. Giersch diente in der traditionellen Volksmedizin als Heilmittel gegen die Gicht. Das Kraut ist gesund, schmeckt sanft würzig, ein bisschen wie Karotten. Die jungen Blätter isst man roh im Salat oder auf dem Butterbrot, die etwas größeren dünstet man wie Spinat. Kleingehackt kann man sie wie Petersilie über Suppen streuen. Hervorragend schmeckt auch Gierschlimonade.

Gierschlimonade? Wie bereiten Sie die zu?
Ich fülle 1 Liter Apfelsaft in einen Glaskrug, gebe 2 bis 3 Handvoll kleingezupfte Gierschblätter dazu und stelle den Krug über Nacht in den Kühlschrank. Je nach Jahreszeit können noch Mädesüß- oder Holunderblüten so-

wie Minze oder Gundermann mit hinein. Die Apfelsäure zieht die Geschmacks- und Wirkstoffe aus dem Kraut. Den Auszug mischt man dann im Glas mit Mineralwasser.

Berühmt ist die entgiftende, entwässernde Wirkung der Brennnessel. Wie bereitet man sie zu?
Brennnesselblätter trinkt man als Tee, dünstet sie wie Spinat oder röstet sie in heißem Öl zu köstlich knusprigen Brennnessel-Chips. Die schmecken nussig, sind sehr gesund, weil mineralstoffreich. Eine gelungene Überraschung für Gäste! Brennnesseltee kurmäßig bitte nur 2 bis 3 Wochen trinken.

Was tut der Holunder unserem Körper Gutes?
Heißer Holundersaft aus den reifen Beeren war früher das wichtigste Hausmittel gegen fiebrige Erkältungen wie Husten, Schnupfen, Heiserkeit und Bronchitis. Auch Tee aus den getrockneten Blüten wurde erfolgreich eingesetzt, da die Blüten schweißtreibend und fiebersenkend wirken.

Und was macht man in der Küche damit, außer Holundersirup für den Hugo?
Man kann die kleinen, zarten Blüten über Salat oder Süßspeisen streuen. Oder man taucht die ganze Dolde in Pfannkuchenteig und bäckt köstliche »Hollerkücherl«. Für aromatischen Kräuteressig füllt man 0,7 Liter Apfelessig in eine große Flasche, gibt Holunderblüten zusammen mit Giersch oder anderen Kräutern wie wildem Thymian oder Dost hinein. 1 bis 2 Wochen ziehen lassen, abseihen und genießen.

Gibt's weitere Kräuter, die beim Entgiften helfen?

Natürlich, vor allem solche, die den Stoffwechsel anregen, wie durch Bitterstoffe. Die Blätter von Bärlauch und Löwenzahn, aber auch das Gänseblümchen helfen Leber und Galle. Bitte immer nur kleinere Mengen genießen, damit die Verdauung damit klarkommt.

Wachsen auch natürliche Appetitzügler auf der Wiese?

Ja, die Blüte vom Roten Klee. Als Kinder haben wir immer den Honig aus den Blütchen gezuzelt. Wer seinen Heißhunger stillen möchte, muss aber die ganzen Blütenköpfe verzehren. Der Rotklee ist eine tolle essbare Deko: auf dem Brot, im Salat, auf dem Kräuterquark.

Was empfehlen Sie als grüne Antistress-Medizin?

Sich Zeit nehmen! Aufmerksam im Moment sein, ob beim Kräuterkauf auf dem Markt oder beim Sammeln in der Natur. Die Pflanze an ihrem Aussehen erkennen, ihren Duft wahrnehmen. Langsam essen, sich jeden Bissen auf der Zunge zergehen lassen. Nicht nebenbei lesen, fernsehen, diskutieren. Alles, was angenehm duftet, gut schmeckt, schön aussieht, macht fröhlich und entspannt. Deshalb dekoriere ich meine Teller gern mit allem, was die Natur gerade hergibt an frischen Kräutern und essbaren Blüten.

Haben Sie einen Starter-Tipp?

Jeder kann im Garten, auf dem Balkon, auf der Fensterbank seine essbare Gute-Laune-Deko ziehen: Schnittlauch, Petersilie, Kapuzinerkresse … Das entstresst schon beim Beobachten, wie alles aufgeht, wächst und blüht, und erst recht beim Ernten und Genießen.

Gilt der Spruch »Die Dosis macht es«?

Natürlich. Jeder Mensch ist und isst anders. Wer rohes Grünzeug aus der Natur nicht gewohnt ist, sollte mit kleinen Mengen anfangen und die Menge langsam steigern. In wirklich allen Pflanzen stecken hochwirksame Inhaltsstoffe. Deswegen rate ich auch davon ab, ohne gründliche Kenntnis sammeln zu gehen. Man sollte zumindest die eine oder andere Kräuterwanderung mitgemacht haben. Diese werden vielerorts angeboten.

Mehr Infos: eg.courtenay@t-online.de

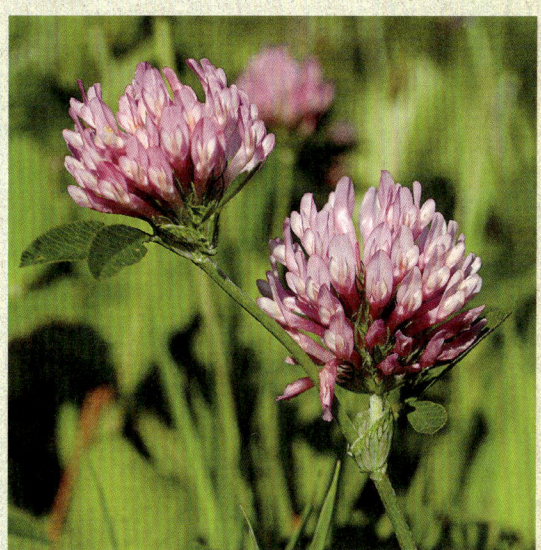

Überall in der Natur frei verfügbar: die Blüten vom Roten Klee.

Schlank über die Körperwahrnehmung

Wir fühlen mit dem ganzen Körper. Jede Zelle fühlt mit. Der Körpersinn ist der Sinn, der uns glücklich macht, der uns zeigt, wer wir wirklich sind, der das Gehirn wachsen und den Stress schrumpfen lässt, der die Energie fühlt und Heilung an jede Körperzelle vermittelt. Es ist derjenige unserer Sinne, der uns flexibel und stressfest machen kann. Und der auch ganz nebenbei einen schlanken Körper formt, weil keine »dicke Haut« mehr im Weg ist.

Das sollte man ganz, ganz ernst nehmen. Erst wenn wir unseren Körper wieder richtig wahrnehmen, können wir auch abnehmen.

Der Körper ist der beste Ratgeber

Wir alle wissen: Denken hilft zwar, nützt aber meistens eher nix. Denn unser Kopf gibt uns selten guten Rat: »Ich bin so müde!« – »Keine Zeit, trink einen Espresso!«, antwortet uns der Kopf. »Ich fühl mich so einsam!« – »Im Fernsehen läuft ›Best Friends‹«, sagt der Kopf. »Hunger!!!« – »Pizza«, rät uns der Kopf.

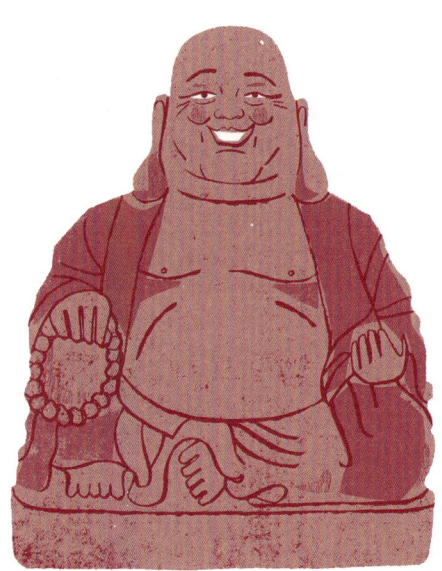

Wenn wir stattdessen den Körper fragen würden … Er würde sich hinlegen. Er würde sich eine Umarmung suchen. Und er würde eine Schüssel Quark mit Früchten essen. Dann würde es uns echt gut gehen. Unser Körper ist nämlich der beste Ratgeber, den wir haben. Wir müssen nur lernen, ihn wieder wahrzunehmen. Wenn wir ihn wahrnehmen, dann kommen wir auch an unsere Urkräfte. Aber zunächst kommen wir viel leichter und angenehmer durchs ganz normale Leben, wenn wir wieder auf unseren Körper hören.

Ein wenig den Spürsinn schulen

- **Hunger:** Wissen Sie eigentlich noch, wie der sich anfühlt? Das haben viele vergessen, weil wir fast alle nach geregelten Zeiten essen. Weil uns sogar die Flexibilität fehlt, dann zu essen, wenn wir Energie brauchen. Wir futtern am Schreibtisch nebenher, um gegen akuten Energiemangel anzuessen – Hunger kommt gar nicht erst auf. Probieren Sie doch einfach einmal, eine Mahlzeit auszulassen, drauf zu warten, wann der Hunger sich freiwillig meldet – und mit Lust auf was?

- **Müdigkeit:** Decken wir mit Kaffee zu. Statt uns kurz mal hinzulegen und mit einem Tiefenkurzschlaf oder einer kleinen Meditation die Batterien wieder zu füllen. Das wäre der Weg, den der Körper nehmen würde. Und den sollten Sie einfach auch verfolgen. Geht auch kurz am Schreibtisch und ist viel wirkungsvoller als Kaffee.

- **Stress:** Halten wir aus. Wir halten einfach den Atem an. Spannen die Muskeln an, ziehen unsere Schultern nach oben. Was würde der Körper tun? Sich sofort bewegen. Sich locker davonmachen. Tief und regelmäßig atmen, den Stresshormonpegel senken. Spüren Sie immer wieder in sich hinein: Hat mich der Stress gerade im Griff? Wo sitzt er, was spanne ich gerade an? Und dann schütteln Sie ihn ab. Lockern jeden Körperteil. Wirklich. Tun Sie das mal!

AUF DEN BAUCH FÜHLEN

Hunger und Sättigung kann man nur unterscheiden, wenn man beides wirklich (er)-kennt. Sprich: Das eine ruhig mal zulassen, das andere immer wieder aufs Neue erspüren. Dazu einige kleine Wahrnehmungsübungen:

DEN APPETIT REGULIEREN

Fühlen Sie mal, was passiert, wenn Sie einige Radieschen (etwa fünf bis sieben Stück) vor der Mahlzeit essen. Die sättigen nämlich (und kurbeln zudem die Fettverbrennung an). Auch auf einer Scheibe Ingwer mit etwas Salz zu kauen hilft, den ersten Hunger zu nehmen. Dann schlingt man weniger und genießt mehr.

WASSER TRINKEN

Auch ein Glas Wasser vor dem Essen sorgt für Magenfüllung: Gibt es Ihnen das Gefühl, schon etwas im Bauch zu haben?

EINE ZEIT LANG NICHT NACH DER UHR ESSEN

Probieren Sie aus, wie es ist, wenn Sie nicht zur gewohnten Stunde essen. Sondern dann, wenn der Magen mit Knurren wirklich Hunger signalisiert.

LANGSAM ESSEN

Das hormonell geordnete Sättigungsgefühl stellt sich erst nach rund 20 Minuten ein. Machen Sie das mal: Gut kauen, nicht nebenher noch lesen oder fernsehen, sich richtig Zeit lassen. Unterschied?

ACHTSAMKEITSESSEN TEIL EINS

Mit allen Sinnen essen. Erst einmal das Essen angucken, bewundern, beschnuppern, so richtig reinschmecken, es dann im Mund knuspern oder krachen hören …

ACHTSAMKEITSESSEN TEIL ZWEI

Immer mal wieder innehalten, in sich reinspüren. Wie satt bin ich jetzt gerade: noch hungrig, schon ein bisschen satt, zufrieden, pappsatt? Was sagen die Magenfühlerchen? Vielleicht sagen sie: »Jetzt brauche ich noch ein bisschen was«? Oder sagen sie: »Jetzt ist es genau richtig, ich bin satt«? Hören Sie auf die Botschaften.

AUFHÖREN ÜBEN

Legen Sie ruhig auch mal das Besteck weg und stehen vom Tisch auf, bevor Sie ein starkes Sättigungsgefühl empfinden – warum nicht schon, bevor der Teller leer ist! Wie fühlt sich das an – gleich danach, und eine Viertelstunde später?

DAS ZUVIEL SPÜREN

Wenn Sie sich doch einmal überessen haben, beobachten Sie danach ganz genau, wie lang es dauert, bis Sie sich wieder wohlfühlen.

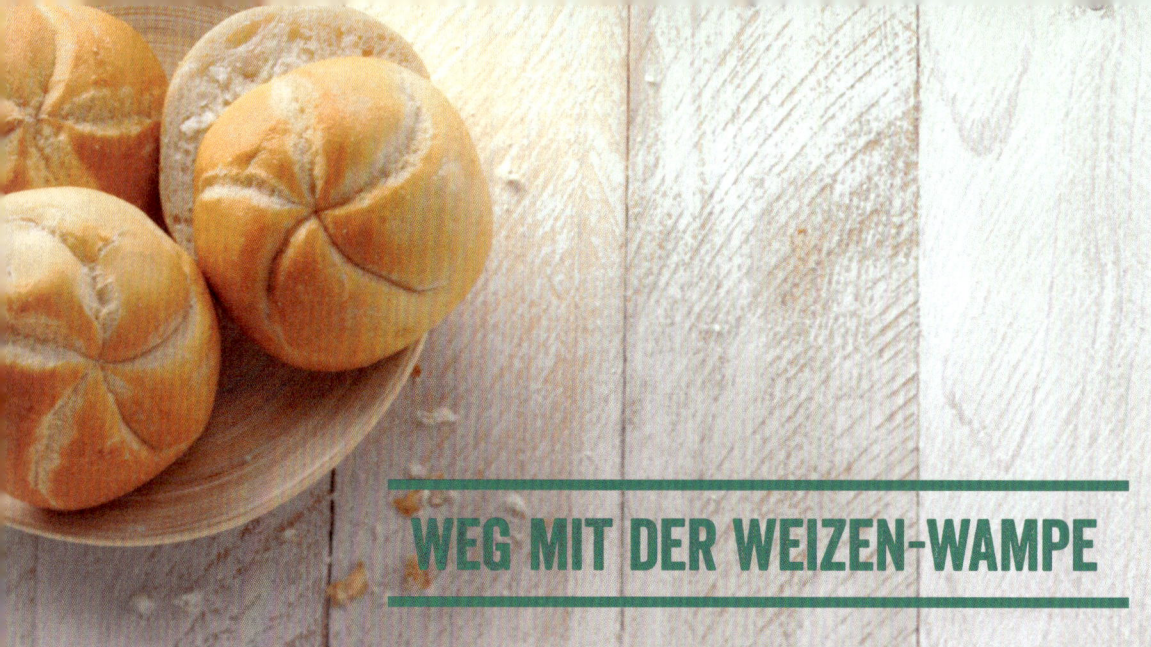

WEG MIT DER WEIZEN-WAMPE

Dass Zucker dick macht, ist nix Neues. Dass so etwas Schlichtes wie Weizen dicker als Zucker macht, eher schon. Aufmerksam auf die schädlichen Auswirkungen von Weizen machte mich als Erste meine Naturheil-Tierärztin. Sie fand heraus, dass mein kleiner Hund Maxxl allergisch auf Weizen reagiert. Der hatte böse rote Hautstellen und ständig Durchfall. Dann hab ich alles Trockenfutter (da steckt viel billiger Weizen drin) abgesetzt und angefangen, für den Hund zu kochen. Mein Großer, der Fido, hat gleich mit Weizen-gefastet. Der Kleine bekam eine gute Haut. Der Große eine gute Figur – es macht sich nämlich nicht so gut, wenn der Hund einer Ernährungsexpertin fett ist. Fido hatte dann auch keine Gelenkschmerzen mehr. Deshalb hat er sich wieder viel mehr bewegt. Und weil meine beiden Hunde so viel besser aussahen, so viel fitter waren, so viel fröhlicher, habe ich den Weizen auch von meinem Essplan gestrichen.

Binnen einer Woche habe ich damit 27 Leute angesteckt. Und weg waren – zwei Kilo. Der Winter-Kringel über der Hüftjeans hat sich in Wohlgefallen aufgelöst. Das ist schon interessant, weil ich ja keine Diät gemacht habe, sondern nur was wegließ. Einfach die Kaisersemmeln weglassen und durch Roggenbrötchen ersetzen reicht allerdings leider nicht. Der Weizen steckt mehr oder weniger versteckt in so vielen Lebensmitteln (siehe Tabelle).

Weizen macht Probleme

Der Herzspezialist Dr. William Davis, USA rät schlicht: Lass Weizen weg, verlier Gewicht – so findest du den Weg zurück zur Gesundheit (Buchtipp Seite 169). Jeder Zweite reagiert auf modernen Weizen negativ, da fällt nicht nur die Glutenunverträglichkeit drunter, die Reaktion auf das Klebereiweiß im Weizen. Auf das Unverträglichkeitskonto von Weizen gehen auch: mehr Appetit bis Heißhunger, massive Blutzuckerspitzen, Glykierung, sprich Bildung von krank und alt machenden »Karamellbonbons« in den Adern, entzündliche Reaktionen, die am Knorpel nagen und Knochen schädigen, falsche Immunreaktionen. Zu viel moderner Weizen macht Übergewicht, Rheuma, Diabetes, Herzleiden, Arthrose, Alzheimer, Hautprobleme, Migräne … Wenn Sie es genauer wissen wollen – lassen Sie einfach mal vier Wochen alles weg, was Weizen enthält. Und spüren ein wenig in sich hinein.

Aber wie kommt's, dass ein Grundnahrungsmittel, das die Weltbevölkerung ernährt, solche Probleme macht? Ganz einfach: Was wir da von der ertragreichen, resistenten Zwergähre pflücken, hat mit dem Urkorn nur noch wenig gemein. Weizen wurde in den letzten 50 Jahren genetisch so verändert, dass ihn immer weniger Menschen vertragen. Dafür haben wir einfach kein genetisches Programm. Dazu kommt, dass wir viel zu viel davon essen.

HIER LAUERT WEIZEN

Weizen steckt nicht nur in Brötchen, sondern in so gut wie jedem Fertigprodukt.

ZUTATENLISTE

Folgende Zutaten und Inhaltsstoffe auf der Verpackung können auf Weizen hinweisen:

Aroma	Emulgator	Malz	Stabilisator
Backtriebmittel	Farbstoff	Malzaroma	Stärke
Bulgur	Füllmittel	Malzsirup	Triticale
Couscous	Gerstenmalz	Manko (japanisches	Verdickungsmittel
Currypulver	hydrolisiertes pflanz-	Paniermehl)	Weizenkeime
Durum	liches Protein	modifizierte Stärke	Zuckercouleur
Einkorn	Kamut	Seitan	
Emmer	Kleie	Semolina	

LEBENSMITTEL

Typische Produkte, die Weizen enthalten können:

Aromatisierter Kaffee/Tee	Eiswaffeln	Malzbier	Strudel
Babybrei	Focaccia	Malzessig	Surimi
Baguette	Formfleisch-Schinken	Mandeln, geröstet	Süßigkeiten
Béchamelsauce	Frikadellen	Marinaden	Tacogewürz
Berliner/Krapfen	Frühstücksflocken	Mie-Nudeln	Teigwaren
Bier(mixgetränk)	Gemüsefrikadellen	Miso	Teriyakisauce
Bouillon	Gerstenbrot	Müsli(riegel)	Tiramisu
Bran-Produkte	Gerstenextrakt	Nüsse, geröstet	Tortilla-Chips
Bratensauce	Gerstenmalz	Nussriegel	Tütensuppen
Brioche	Gewürzmischungen	Orzo (reisförmige	vegetarisches Chili
Brühe	Gnocchi	Nudeln)	vegetarische Nuggets
Burrito	Gummibärchen	Panaden aller Art	vegetarische Schnitzel
Ciabatta	Kartoffelchips	Pralinen	vegetarische Steaks
Cornflakes	Kaugummi	Puffreisprodukte	vegetarische »Würstchen«
Cracker	Kekse	Roggenbrot	Veggieburger
Cremesuppe	Ketchup	Salami	Waffeleis
Crêpes	Kräutertee mit Weizen-/	Salzstangen	Weinmixgetränke
Croutons	Gersten-/Malzzusatz	Saucenbinder	Whiskey
Dinkelbrot	Kuchenglasur	Schokoladenkugeln	Wodka
Dosenfleisch	Lakritze	Senf mit Weizenzusätzen	Wraps
Dosensuppe	Maischips	Sojasaucen	Wurstwaren

XXL-KNOWHOW

WEIZENALLERGIE: Unverträglichkeit (oder echte Allergie) gegen Weizen selbst. Kommt sehr häufig vor – die meisten Allergiker vertragen keinen Weizen und alles, was aus Weizen ist, siehe Tabelle Seite 25. Da kann man Buchweizen, Gerste, Hafer, Hirse, Roggen, Amaranth und Quinoa essen. Manchmal verträgt man auch Dinkel und die alten Weizenkörner Emmer und Einkorn nicht, das muss man ausprobieren. Glutenfrei-Produkte sind für Weizenallergiker nicht geeignet, das sie oft noch andere Weizeneiweiße enthalten.

GLUTENALLERGIE: Allergie gegen den Kleber Gluten, der im Weizen steckt, aber auch in Roggen, Dinkel, Grünkern, Gerste, Kamut, Einkorn, Emmer. Und natürlich auch Produkte aus Weizen wie Bulgur und Couscous. Für glutenfreie Ersatzprodukte wird in der Regel Stärke aus Reis, Mais, Kartoffeln oder Tapioka verwendet, was nicht unbedingt gesundheitsförderlich ist (hoher GLYX!)

Weizen-weg-Profit

Was passiert eigentlich, wenn man Weizen einfach mal eine Zeit lang weglässt?

Mehr Energie: Wer morgens gleich mit einem Honigtoast oder einem süßen Müsli oder einem Bagel anfängt, einem zuckersüßen Kaffee, der merkt, dass er am Vormittag bald müde und lethargisch ist. Dass er schnell wieder Hunger hat und eigentlich nicht mit viel Energie durch den Tag kommt. Wer es mal ausprobiert, stellt fest, dass es einem schon ganz anders geht, wenn man zum Beispiel zwei Eier im Glas isst. Mit frischen Kräutern obendrauf, mit einem Stück Roggenvollkornbrot und vorneweg einem grünen Smoothie.

Bessere Blutwerte: Viel Weizen lässt die Blutfettwerte, die Triglyceridwerte, ansteigen – und den HbA1c-Wert (Blutzuckergedächtnis) und natürlich irgendwann auch den Nüchtern-Blutzucker-Spiegel. Dann ist man schon auf der Überholspur in den Diabetes. GLYX-Leser wissen: Weizen erhöht den Blutzucker stärker als gemeiner Haushaltszucker. Wenn man nun den Weizen weglässt, durch vollwertige Lebensmittel ersetzt, hat man bereits nach vier Wochen schon andere Blutwerte. Leidet weniger unter Heißhungerattacken – und hat viel, viel mehr Energie.

Das verschwindet: Weil moderner Weizen der Auslöser für ganz viele Unannehmlichkeiten ist, wie Übergewicht, Heißhunger, Insulinresistenz, Rheuma, Migräne, Darmentzündungen, Hauterkrankungen … geht es so manchen Menschen plötzlich gut, wenn sie ihn weglassen. Einfacher kann Heilen nicht sein.

Neugieriger Gaumen: Auch wunderbar ist, dass man sich geschmackstechnisch auf neue Pfade begibt. Dinkel wie Reis kreuzt den Weg, Amaranthkörner, Kamut-Spaghetti – leider auch unvergesslich: Hirsenudeln. So was Grauenhaftes habe ich echt schon lang nicht mehr auf der Gabel gehabt. Aber das muss ja keiner nachmachen. Man versäumt auch nix. Denn Hirse hat eh einen arg hohen GLYX.

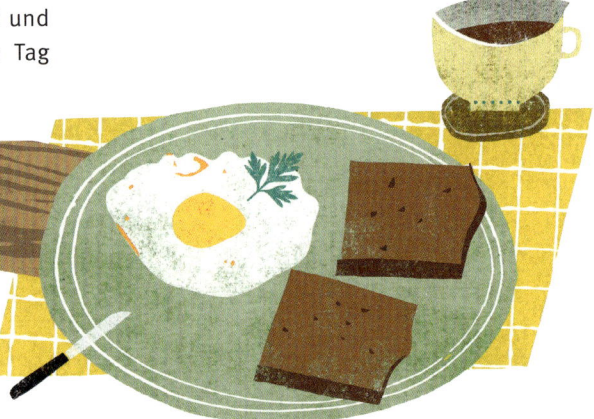

JEDES KORN EINE LIEBESERKLÄRUNG

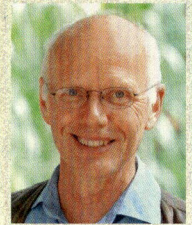

Wolfgang Mock stellt die Komo-Mühlen her, den Mercedes unter den Getreidemühlen. Keiner liebt Getreide so wie er – vom Frischkornbrei bis zum duftenden Dinkelbrot mit Oliven.

Low carb, NoCarb, Atkins ... Getreide ist ja ziemlich in Verruf gekommen. Mit Recht?

Im Gegenteil, wenn man es vom Biobauern kauft und frisch mahlt, ist es ein wichtiges, gesundes, leckeres Lebensmittel. Studien zeigen: Ballaststoffe in Getreide haben eine stärker präventive Wirkung als die von Gemüse und Obst. Sie senken das Risiko für Diabetes und Dickdarmkrebs. Sie senken auch LDL-Cholesterin und Bluthochdruck, schützen also das Herz. Nur verarbeitet als Industrieprodukt ist Getreide nicht mehr gesund.

Vor allem der moderne Weichweizen soll verantwortlich sein für Erkrankungen.

Das ist so schade. Aber: Es gibt kaum ein Fertigprodukt, in dem nicht hochverarbeiteter, genetisch auf Ertrag veränderter Weizen steckt. Und nur in dieser Form ist er ungesund. Besonders wenn dann noch Mais (als Glucose-Fructose-Sirup) auftaucht.

Ideal wäre die eigene Getreidemühle ...

Man bringt wundervolle Vielfalt in seine Getreidezufuhr. Man kann Roggen, Gerste, Weizen, Kamut, Dinkel lagern und dann frisch mahlen – fein oder grob. Daraus schnell eine Waffel backen, ein Brot oder Spätzle machen. Keiner würde das Bier ins Glas gießen, sechs Wochen warten und es dann trinken, aber mit Getreide macht man das. Bier frisch gezapft schmeckt am besten, Getreide frisch gemahlen ebenfalls. Mehl verliert beim Lagern schnell seine wertvollen Inhaltsstoffe. Wer die Körner kurz vorm Backen mahlt, packt die ganze Kraft des Korns in sein Brot. Das geht mit einer Getreidemühle mit heimeligem Gerumpel wie von selbst.

Verliert man da nicht viel Zeit?

Gar keine. Statt das Mehl herauszunehmen und abzuwiegen, holt man das Korn, kippt es in die Mühle. Und die arbeitet halt, bis man die anderen Zutaten zusammenhat. Die Mühle muss man auch nicht putzen, die reinigt sich innen selbst.

Wie starten Sie in den Tag?

Mit drei Dingen: einer Paranuss für den Selenspiegel, einem Frischkornbrei und Ihrem Smoothie. Auch der Brei hat einen niedrigen GLYX. Ich mahle mir eine halbe Tasse Hafer grob. Darüber rasple ich einen Apfel und gebe Beeren rein. Mit ein wenig Mandelmilch rühre ich das zu einem dicken Brei. Und darüber streue ich ein paar Kernchen oder gehackte Nüsse.

Ist rohes Getreide gesünder?

Da wir nicht wissen, welche Bestandteile im Getreide in den nächsten hundert Jahren gefunden werden, macht es Sinn, einfach einen Teil roh zu essen, um die Bestandteile aufzunehmen, die durch das Kochen zerstört werden.

Vielen Dank! Das wird natürlich ausprobiert!

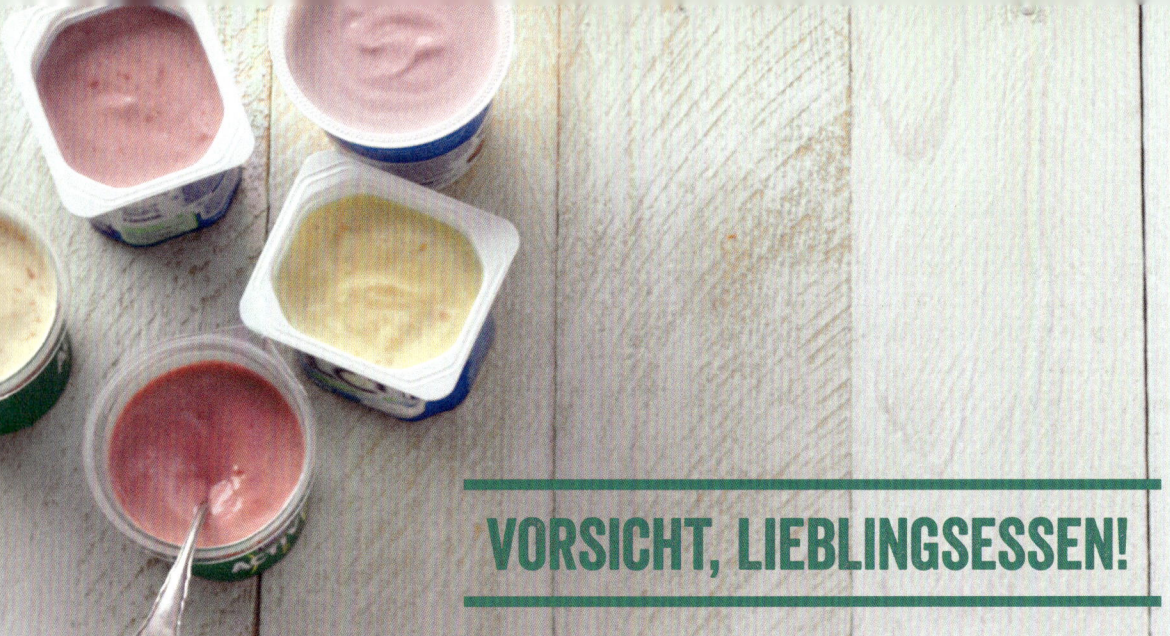

VORSICHT, LIEBLINGSESSEN!

Glück heißt: Spaghetti mit Tomatensauce. Oder Schokolade. Oder sogar der Becher Joghurt mit Früchten. Oder: das immer gleiche Müsli. Nur dann geht es einem erst gut. Obwohl es einem insgesamt ja nicht so gut geht, man heißhungrig ist, müde, ja auch träge und traurig, mit dem Darm stimmt was nicht, die Gelenke schmerzen, oder man hat Kopfweh, der Blutdruck ist zu hoch. Und oft nimmt man auch noch ziemlich zu. Hinter der unbändigen Lust auf ein Lebensmittel steckt häufig eine maskierte Allergie. Das Lieblingsessen kann schuld am Übergewicht sein.

Ob ein Lebensmittel gesund ist oder nicht, hängt vom Menschen ab. Dem einen stärkt der Joghurt das Immunsystem, dem anderen macht er das Leben schwer, weil sein Immunsystem entscheidet, Joghurt als Feind anzusehen und dagegen Antikörper (IgE) zu produzieren. Verläuft die Reaktion des Körpers sofort und heftig, mit einem anaphylaktischen Schock, einem Zusammenbruch des Kreislaufs, mit Durchfall, Hautausschlag, dann wissen wir, dass wir gegen Milcheiweiß, Erdnuss, Krabbe allergisch sind. Wir leiden unter der Typ-1-Allergie. Der vom Soforttyp. Uns interessiert hier aber ein anderer Typ. Bei dem handelt es sich nicht um eine Allergie, sondern eine Lebensmittelunverträglichkeit, eine verzögerte immunologische Reaktion, vermittelt durch spezifische IgG4-Antikörper.

Typ-3-Allergie: gar nicht selten

Man nehme eine bunte Lebensmittel-Mischung aus Fleisch, Ei, Gluten, Milchprodukten, Salat und Hefe, setze eine fröhliche Gruppe an den Tisch und misst dann einfach mal im Blut nach, was passiert. Und stellt fest: Jeder Tischgeselle reagiert mit einer Entzündung – messbar, etwa am hohen Anstieg des sogenannten hs-CRP-Wertes. Diese Studie wurde 2004 publiziert im American Journal of Clinical Nutrition. Das Fazit: Für jeden war in der herkömmlichen gesunden Mischkost etwas Unverträgliches dabei, das zu Entzündungen im Körper führt.

Was passiert da?

Als Reaktion auf ein Lebensmittel stecken die IgG-Antikörper ihr Alarmschildchen an den erklärten Feind, damit ihn die Fresszellen orten und zerstören. Die IgG-Antikörper gegen Ei oder Milch oder Apfel schwimmen fortan immer im Blut. Kommt Ei an, sorgen sie immer für eine Immunreaktion. Allerdings wird dabei nicht nur der Feind zerstört. Das Immunheer setzt auch aggressive Stoffe frei, wie freie Radikale, die umliegendes Gewebe schädigen, Entzündungen auslösen.

Je nachdem, in welchem Gewebe die Immunreaktionen stattfinden, hat man entsprechende Symptome. Da die Symptome nicht akut auftreten wie bei einer Typ-1-Allergie, sondern erst nach zwei, drei Stunden bis zu drei Tagen, bleibt die Allergie Typ 3 auch von der Medizin oft unentdeckt.

Anfangs merken wir gar nichts. Mit der Zeit schon, vor allem wenn wir das Müsli, die Zitrusfrucht, den Joghurt, die Pasta oft essen. Bekämpfen die Antikörper ein Lebensmittel leise und schleichend, mag das zwar nicht akut lebensbedrohend sein, aber es kann uns chronisch krank machen. Weil diese Allergie Entzündungsreaktionen fördert, im Darm – und überall im Körper. Chronisch entzündliche Vorgänge führen zu Müdigkeit, Wasseransammlungen, depressiver Verstimmung. Machen Rheuma, zerstören die Darmschleimhaut, lösen weitere Allergien aus. Asthma, Hautkrankheiten. Kopfschmerzen, Migräne, chronische Müdigkeit und Depressionen gehen auf das Konto von Allergie Typ 3, genauso wie Rheuma, Schilddrüsenprobleme, Herz-Kreislauf-Erkrankungen, Arteriosklerose, Bluthochdruck, Stoffwechselstörungen, Insulinresistenz, Diabetes, Übergewicht …

50 Prozent aller Menschen leiden heute unter einer Typ-3-Allergie. Jeder Zweite. Wenn Sie nicht, dann vielleicht Ihr Partner.

Unverträglichkeit und Übergewicht

Wer mit einer Unverträglichkeit bestraft ist, der leidet oft auch unter Übergewicht. Besonders dann, wenn man schleichend, aber viel zunimmt, ohne etwas am Leben zu ändern (sich weniger zu bewegen, mehr zu essen …). Entzündungen speichern nämlich zum Beispiel sehr viel Gewebewasser.

Hinzu kommt, dass man sich ja kurzfristig besser fühlt, wenn man sein Allergen isst, sein Weizenweißbrot, sein Müsli, seinen Früchtejoghurt – und dann suchtartig viel isst. Viel zu viel. Dieser Heißhunger schlägt sich natürlich auch auf den Hüften nieder. Und natürlich macht so eine im Körper schwelende Entzündung auch müde und antriebslos. Auch das zeigt sich am Gewicht.

Die gute Nachricht: Jeder kann leicht herausfinden, ob er unter einer Typ-3-Allergie leidet. Man nimmt

spätestens nach 2 Tagen ein bis zwei Kilo schlagartig ab, wenn man das Lebensmittel weglässt. Man nimmt dann auch wieder ein bis zwei Kilo zu, wenn man es wieder auf den Speiseplan setzt.

Fazit: Das Lebensmittel, das wir nicht vertragen, führt mit der Zeit zu Übergewicht und chronischen Erkrankungen. Die einzige Pille, die hilft: den Feind aufspüren und ihn weglassen. Lesen Sie auch das Interview mit Simone Weider (Seite 32).

Das maskierte Lieblingsessen

Nun wären wir da, wo ich mit Ihnen hinwill: bei Ihrem Lieblingsessen. Zu was greifen Sie bei Hunger als Erstes, worauf haben Sie Heißhunger, wenn es Sie nachts an den Kühlschrank treibt? Wenn Sie das Gefühl haben, eine Lebensmittelunverträglichkeit könnte Heißhunger machen, am Gewicht schuld sein, Bauchweh machen oder schlechte Laune, dann hätte ich gerne, dass Sie es erst einmal weglassen. Nicht wenn es Ihnen gut geht, Sie keine spürbaren Unverträglichkeitsreaktionen haben.

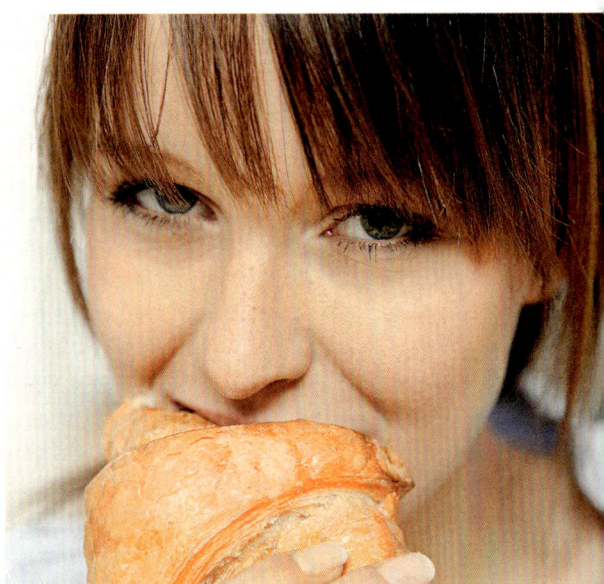

Die Macht der süßen Gewohnheit hat Folgen.

Erst mal weglassen

Machen Sie eine Liste von den Dingen, die Sie am liebsten essen. Was würden Sie wirklich sehr ungern weglassen? Häufigste Vertreter: Brot (Weizen), Käse, Ei, Milchprodukte, Hefe und Schokolade. Genau das picken Sie heraus. Vor allem, wenn es ein Lebensmittel ist, das ständig, aber wirklich ständig auftaucht, spricht das schon für eine maskierte Allergie. Und das lassen Sie einfach erst einmal weg. Es gibt für alles eine Alternative.

Erst wenn man dieses Lebensmittel vier Tage lang weglässt, dann geht es einem besser – diese vier Tage müssen Sie überstehen.

Sie können auch einen Bluttest machen lassen (Seite 32). Der kostet ganz viel Geld. Und er ist nur zusammen mit den Symptomen wirklich aussagekräftig.

Später noch mal probieren

Die gute Nachricht: Typ-3-Allergien können sich sehr, sehr häufig zurückbilden. Man muss nur das entsprechende Lebensmittel längere Zeit, ein, manchmal auch zwei Jahre meiden. Dann bauen sich die IgG-Antikörper ab und die dazugehörigen Gedächtniszellen auch. Der Joghurt kommt … unser Immunsystem findet ihn inzwischen okay.

Oft ist es auch so, dass die Allergie viel schneller verschwindet, nach ein paar Wochen schon.

Bitte auf dem Boden bleiben!

Leider verfällt der Mensch leicht in Panik – und sucht gerne einen Schuldigen für die kleinen Widrigkeiten, die das Leben so beschert. Und das möchte ich nicht. Bitte auf dem Boden bleiben: Es geht um das Essen – und das ist unser Treib-

GUT ZU WISSEN

UNSERE DARMFLORA besteht aus Trillionen von Bakterien. Mit 100-mal mehr mikrobiellen Genen im Darm als in unserem restlichen Körper. Diese Gene steuern unseren Energiestoffwechsel. Neu ist das nicht. In der Fachzeitschrift »Nature« wurde bereits vor ein paar Jahren publiziert: Übergewichtige haben eine verringerte Artenvielfalt im Darm. Neu ist, dass dünne Labor-Mäuslein sich in dicke Brummer verwandeln, wenn man ihnen die Darmbakterien dicker Mäuse verabreicht. Neu ist auch die Studie mit 26 adipösen und 27 nicht-adipösen Kindern, deren Ergebnisse auf dem Europakongress zur Adipositas im französischen Lyon kürzlich vorgestellt wurden. Die Forscher haben festgestellt, dass übergewichtige Kinder vermehrt Firmicutes-Bakterien im Vergleich zu Bacteroidetes-Bakterien haben als schlanke Kinder. Das beeinflusst die Verdauung von Fett und Stärke. Macht zum besseren Futterverwerter.

Woran liegt das? Diesmal vermuten die Forscher nicht eine zu geringe Zufuhr von Ballaststoffen, die natürlich auch eine Rolle spielt, sondern eine zu geringe Eiweißzufuhr. Also: Achten Sie auf ausreichend Eiweiß in Ihrer Ernährung, und schon nehmen Sie ab. Ganz nebenbei.

Kürzlich stand in der Ärztezeitung: »Darmbakterien können offenbar die Produktion von Hormonen anregen, welche Diabetes stoppen. Das berichtet ein internationales Team unter Beteiligung von Professor Andrew Macpherson vom Departement Klinische Forschung der Universität Bern.« Ein gesundes Gleichgewicht der Darmbakterien schützt uns also vor Diabetes! Und: Allergien machen die Darmflora kaputt … So hängt vieles zusammen.

stoff. Das, was uns glücklich macht, zufrieden, fröhlich, energiegeladen. Normalerweise. Wenn es Ihnen nach Ihrem Empfinden gut geht, dann geht es Ihnen auch weiter gut, wenn Sie Ihr Lieblingsessen mal ein paar Tage vom Plan streichen. Und dann können Sie es getrost wieder mal probieren. Dann merken Sie ganz schnell, ob es müde macht, Bauchweh … oder gar nix.

Weg mit Schlafstörungen & Depressionen

Im Darm wird der Großteil unseres Glückshormons namens Serotonin produziert. Haben wir zu wenig davon, sind wir traurig, ängstlich, aggressiv, können uns kaum konzentrieren. Zu wenig Serotonin heißt auch zu wenig vom Schlafhormon Melatonin, das aus Serotonin gebildet wird. Wenn wir zu wenig schlafen, möchten wir das am nächsten Tag mit unserem Lieblingsessen wettmachen. Das wiederum löst Entzündungen im Darm aus beziehungsweise verstärkt sie. Und Entzündungen im Darm bauen Tryptophan ab – das ist der Eiweißbaustein, aus dem der Körper Serotonin bildet.

Das alles hatte ich: zu wenig Serotonin. Ergab eine Nervenbotenstoffe-Messung. Unglaublichen Heißhunger auf Kaiserschmarrn, Faschingskrapfen, Marmeladensemmeln, Pasta … Alles, was Zucker & Weizen enthält, hilft dann kurzfristig wieder über den Berg. Was hab ich gemacht: 1. Die Unverträglichkeit aufgespürt, diese Lebensmittel weggelassen. 2. Tryptophan und B-Vitamine zugeführt (siehe Kasten). Da steigt das Serotonin wieder an, dann kann man nachts auch wieder schlafen. 3. Den Darm saniert. Mit Bakterien und Kräutern und der Aminosäure Glutamin.

Und auf einmal geht es einem auch wieder so gut, dass man Bäume umarmen könnte. Ach ja: Und man nimmt ab, ganz nebenbei. Da verschwindet nämlich jede Menge Gewebewasser, der unschöne Ring um den Bauch. Und mit der Zeit natürlich auch pure Fettkilos.

XXL-KNOWHOW

SANIERUNGSHILFE FÜR DEN DARM: Wenn Sie unter einer Allergie Typ 3 leiden, braucht Ihr Darm Unterstützung. Einfach mal durchputzen und wieder aufbauen mit Enzymen, Bakterien, Aminosäuren. Die Therapie für den Darmschleimhautaufbau geht nicht von heute auf morgen, braucht schon Geduld.

Mit einer Stuhlprobe kann man feststellen, welche Bakterien fehlen, ob Entzündungen die Darmschleimhaut schon angegriffen haben. Je nach Ergebnis folgen die passenden Maßnahmen:
- Beseitigung von Schwermetallbelastung (wie Amalgam).
- Viel Rohkost, keine Kuhmilchprodukte, kein Zucker, wenig Mehlspeisen und Brot.
- Auf pflanzliche essenzielle Aminosäuren achten, die stecken in Quinoa, Linsen, Bohnen, Nüssen.
- Mineralstoffpräparate: Multimineralien, Heilerde, Algenpräparate, Basenmittel.
- Tägliche Gaben von Glutamin, dem Hauptnährstoff für die Dünndarmzellen.
- Spurenelemente: Gaben von Molybdän und Zink.
- Bio-Kartoffelsaft, in Absprache mit dem Naturheilmediziner oder Heilpraktiker.
- Omega-3-Fettsäuren aus Leinöl.

Wie Sie es am besten machen, lesen Sie ganz genau in meinem anderen neuen Buch: Simple Detox (Seite 169).

Sie können es natürlich aber auch wunderbar mit einem guten Heilpraktiker oder Naturheilarzt besprechen.

AUF DER SPUR DES SCHLEICHENDEN GIFTES

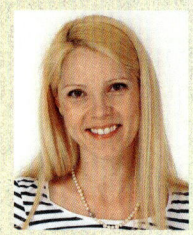

Simone Weider, GLYX-Trainerin aus Wallisellen in der Schweiz mit eigener Praxis für Komplementärmedizin. Sie leistet Detektivarbeit ...

Warum leiden immer mehr Menschen unter Unverträglichkeiten?
Die Ursache liegt in der Darmschleimhaut. Falsche Ernährung, Alkohol, Nikotin, Medikamente (Antibiotika, nichtsteroidale Antirheumatika, Acetylsalicylsäure). Schwermetalle aus den Zahnfüllungen können die Schleimhäute schädigen. Nahrungsbestandteile dringen nun als grobe Eiweißketten ins Körperinnere. Auf diese größeren Eiweißstücke reagiert unser Immunsystem feindlich – mit der Bildung von Allergen-Komplexen.

Kritiker sagen: Wir alle bilden IgG, wenn wir regelmäßig viel von etwas essen?
Nein. Studien zeigen: Gesunde Probanden haben keine erhöhten IgG-Werte, wenn sie viel von etwas essen ... Und diese Bluttests decken sogar Allergien auf, von Lebensmitteln, die wir seit Jahren nicht mehr gegessen haben. Kürzlich hatte ich einen Fall mit Paranuss-Allergie. Kuhmilch, Weizen, Ei sind die häufigsten Auslöser. Auch Backhefe und Senf. Und Sie glauben gar nicht, wo die Hefe überall drin ist.

Was ist eine Lebensmittel-Allergie Typ 3?
Im Gegensatz zu Typ-1-Allergien sind diese nicht sofort lebensbedrohlich, verlaufen nicht akut. Die Reaktion tritt verzögert auf. Isst man dieses Lebensmittel oft, dann zeigen sich die verschiedensten entzündlichen Symptome, die in einem chronischen Leiden enden.

Manchmal bricht so eine Allergie ja plötzlich aus, gegen Grundnahrungsmittel, die wir immer vertragen haben.
Ja. Dann, wenn das System zusammenbricht. Der Darm schon stark beschädigt ist. Das Immunsystem überfordert ist.

Wie findet man heraus, was vom Teller man nicht verträgt?
Bei der Typ-1-Allergie mit den akuten Symptomen trifft man oft eine natürliche Abneigung gegen das betreffende Nahrungsmittel an. Beim Typ 3 kann man genau das Gegenteil beobachten, nämlich eine besondere Lust auf das Nahrungsmittel, bis hin zu suchtartigem Essverhalten. Sehr oft betrifft es Lieblingsnahrungsmittel. Das ist ja auch logisch, denn nur was wir regelmäßig essen, kann durch die Präsenz von Antikörpern zu Problemen führen. Die Schwierigkeit ist: Nicht gegen alles, was wir regelmäßig essen, werden Antikörper gebildet!

Und ein Bluttest hilft dann wirklich weiter?
Eine Untersuchung des Institut für Mikroökologie, Herborn mit 30 Ärzten und 260 Patienten zeigt: 80 Prozent der Patienten geht es nach Test und Therapie besser. Kürzlich hatte ich einen 70-jährigen Rentner, der seit Jahren Probleme mit dem Herzen hat und mit rheumatischen Schüben zu mir kam. Ich vermutete bei ihm Kuhmilchprodukte als Verursacher. Damit

lag ich falsch. Er hätte vielmehr einen Großteil seines seit Jahren gleichen Frühstücks gar nicht essen dürfen: keine Grapefruit, keine Orangen, keine Zitronen und kein Leinöl. Er darf jetzt ohne schlechtes Gewissen Kuhmilchprodukte essen. Aber das gesunde Leinöl und Zitrusfrüchte muss er leider erst einmal meiden. Das hätten wir ohne Bluttest nicht herausgefunden. Weil der Körper nicht sofort, sondern verzögert reagiert, von 1 bis 2 bis hin zu 3 Tagen.

Was wird mit dem Bluttest gemessen?

Immunglobuline G (IgG) von 221 Lebensmitteln aus den Gruppen Ei. Getreide, Fleisch, Fisch, Milch, Gemüse, Obst und Nüsse. Die Immunkomplexe bilden sich zwischen einer Eiweißkette, also einem Antigen eines Nahrungsmittels, Ei, Milch, Apfel … und dem Antikörper, den der Körper bildet. Diese Komplexe lagern sich an Schleimhäuten ab, führen dort zu chronischen Entzündungen. Das macht Beschwerden und ganz häufig auch Übergewicht.

Muss man gleich auf 200 Lebensmittel testen?

Nein. Wenn man eine Ahnung hat, wovon der Kummer kommt, kann man kleine Tests machen. Nur auf Weizen, Ei, Milch, Tomate … Die sind natürlich viel günstiger. Man muss oft nur fragen – schon hat man einen Anhaltspunkt.

Gibt es noch andere Testmöglichkeiten?

Natürlich wäre der beste Test eine Dünndarmbiopsie. Und der Nachweis von Antikörpern auf das entsprechende Nahrungsmittel in der Schleimhaut. Dies ist nur selten möglich. So bleiben oft nur Test und Nachweis im Blut.

Intoleranzen gegenüber Milch- und Fruchtzucker kann man über das Atemgas messen.

Ja, man kann sie über den Atem testen. Da sollte man auf alle Fälle einen Arzt oder The-rapeuten aufsuchen – für die Messung und für eine gute Beratung.

Welche Therapie ist sinnvoll?

Meine Aufgabe ist es nicht nur zu sagen, was die Person nicht mehr essen sollte, sondern, wie sie sich ohne einen Mangel stattdessen ernähren kann und einen vollwertigen Ersatz findet. Wichtig ist natürlich auch, die Darmschleimhaut wiederherzustellen. Mit Beseitigung von Schwermetallbelastungen (Amalgamfüllungen), Einnahme von Mineralstoffpräparaten, Heilerde, Algen, Glutamin, Molybdän, Zink, Bio-Kartoffelsaft und mit basischer Ernährung sowie spezifischen Darmbakterien.

Und wann geht es einem besser?

Nach drei bis vier Wochen gewinnt man spürbar wieder an Lebensqualität. Nach drei Monaten verschwinden die nicht stark ausgeprägten Allergien. Manchmal dauert es ein Jahr. Oft lassen die Betroffenen aber das Lebensmittel viel länger weg, weil es ihnen so gut geht – und sie fürchten, dass es ihnen mit dem Lebensmittel wieder schlecht geht.

Ihr Mann war auch allergisch gegen 56 verschiedene Lebensmittel. Da legt man sich doch gleich erst einmal zum Sterben nieder?

Mein Mann lebt noch, und das ziemlich gut. Er war für mich die größte Herausforderung und das beste Beispiel, dass man trotz fast perfekter GLYX-Ernährung stetig an Gewicht zulegen kann. Nämlich wenn man vermeintlich gute Nahrungsmittel isst, die einem mehr Energie rauben, als sie einem geben. Erst mal heißt es: weglassen. Bleibt eine Allergie auch nach der Enthaltsamkeit, gilt es abzuwägen: Das, was echt quält, lässt man konsequent weg. Ein bisschen Bauchweh nach der Einladung zum Essen nimmt man in Kauf.

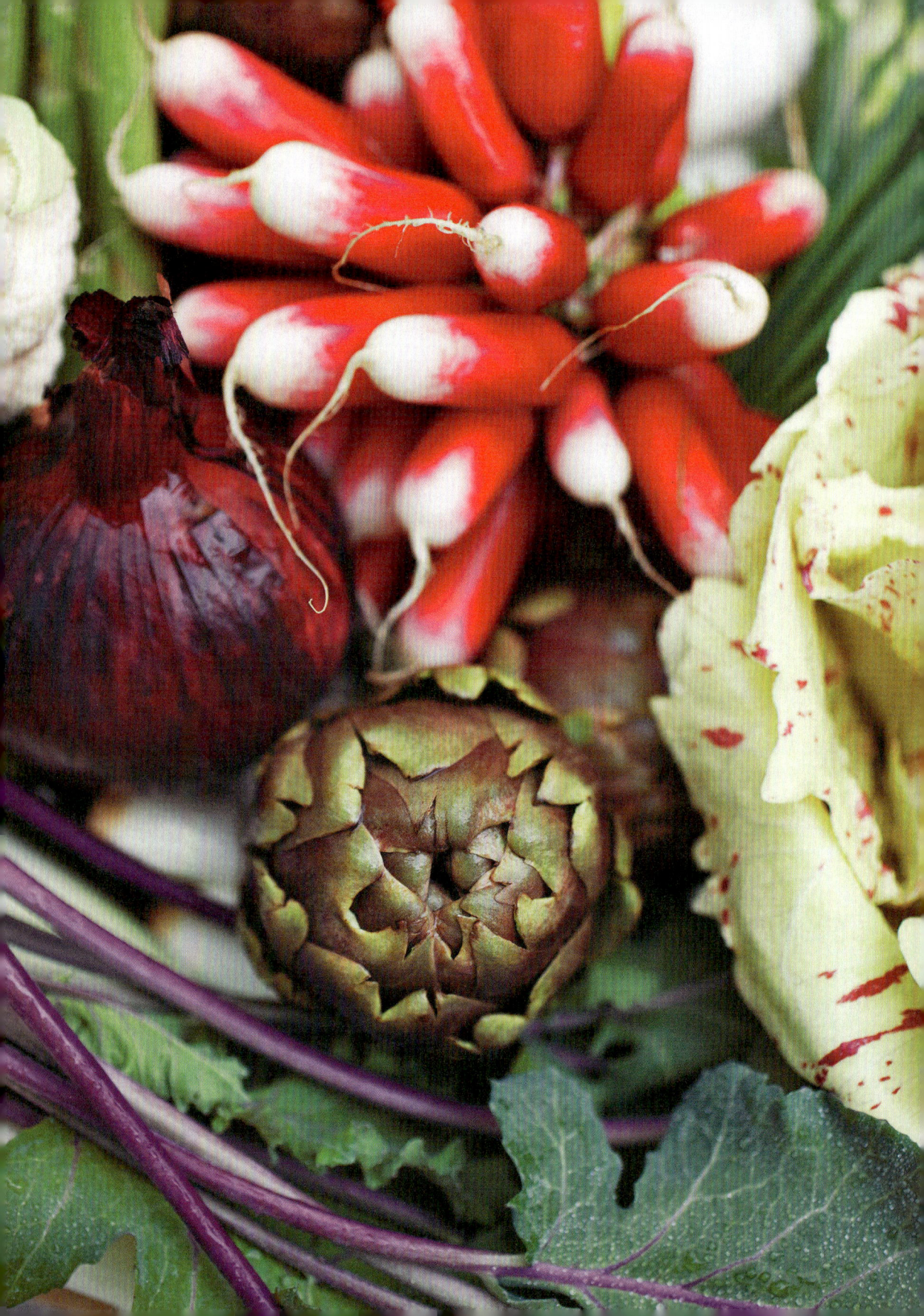

NATURGESETZE DES SCHLANKSEINS

Man muss essen, um abzunehmen. Nur: Uns merkwürdigen Gesellen fällt es leichter zu hungern. Aber Hungern macht dick, denn da geht ja der Genuss flöten, der am All-you-can-eat-Buffet eine große Rolle spielt. Genauso wie Supertricks: Sie lesen, wie uns Darmbakterien schlank machen – wenn sie Eiweiß bekommen. Wie grüne Smoothies Zufriedenheit in jede Körperzelle schicken, wie die gesündeste Schoko der Welt aussieht und welches Superfood die Fettverbrennung in Gang hält.

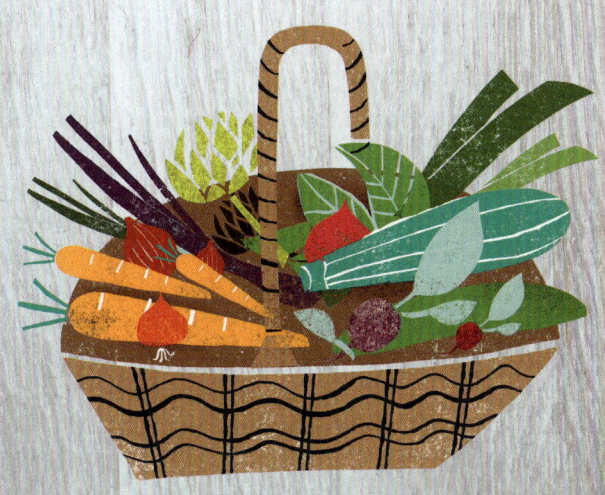

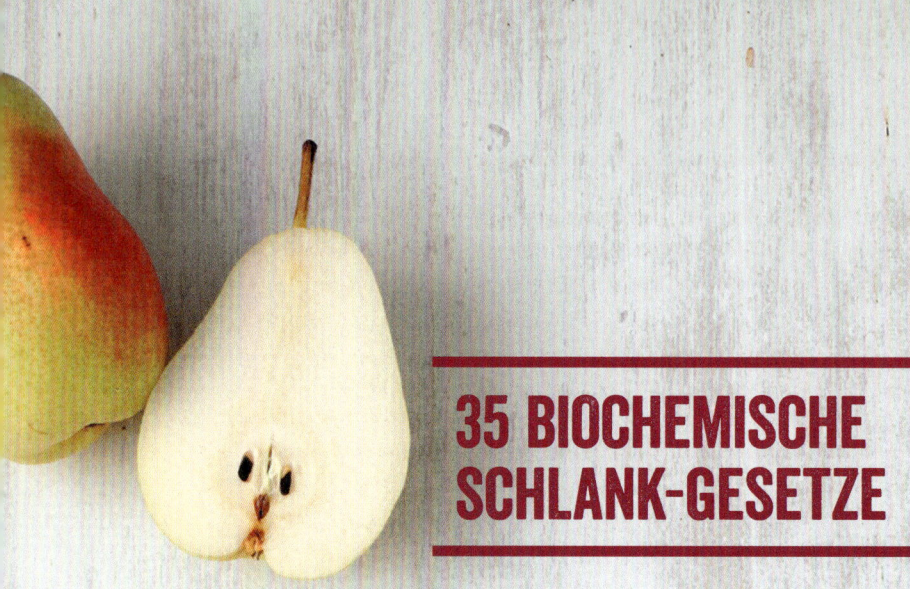

35 BIOCHEMISCHE SCHLANK-GESETZE

Gestern war eine Klientin zur zweiten Bodycomposition-Messung da. Da guck ich mit dem Leichtstrommessgerät nach, wie gut der Körper ernährt ist, wie jung und fit seine Zellen sind. Beleibte Menschen haben oft sehr verhungerte Zellen.

Bei der ersten Messung sahen die Zellen der Dame ein wenig verhungert aus. Das Verhältnis von der Körperzellenmasse zur Fettmasse war ungünstig, ebenso der Wert für das extrazelluläre Wasser (Ödeme). **Fazit:** kaum Muskeln, zu viel Fett, viel Gewebewasser, das aufgedunsen aussehen lässt. Gestern, einen Monat später, sah das schon anders aus. Die Zellen waren viel besser ernährt, das Verhältnis von Fett zu Muskeln hatte sich verbessert, das extrazelluläre Wasser war weniger geworden. **Und:** Sie hatte weit mehr Zellaktivität, also jüngere Zellen – einen verbesserten Phasenwinkel nennt man das. In vier Wochen hat sich der Körper dieser Dame um ein paar Jahre verjüngt. Und verschlankt. Was hat sie gemacht? Da sie ungern Fleisch isst und Milch nicht verträgt, hatte sie viel zu wenig Eiweiß auf dem Teller. Ich gab ihr eine All-you-can-eat-Liste – und eine kleine Verbotsliste: keine Softdrinks, kein Weizen, kein Fertigprodukt mit Zucker. Dazu ein Erbseneiweißpulver mit vielen Basenbildnern und ein Granulat mit B-Vitaminen. Dazu einen Trunk mit Bitterstoffen. Alles zum Auffüllen der leeren Tanks, als 1-Monats-Kur.

Gestern hat sie gesagt: »Sie kriegen Blumen von mir. Seit zwei Jahren hatte ich Schmerzen im Knie. Keiner hat was gefunden, nicht mal im MRT. Das ist weg.« Erstaunlich, was der Körper alles reparieren kann, wenn man ihm die richtigen Stoffe liefert.

Tag für Tag gut versorgt

Essen und Trinken liefern Energie für den Tag und Baustoffe für Muskeln, Haut, Herz, Immunsystem, Hormone, Nerven, Blut, Gehirn … Jeder Nährstoff hat viele Funktionen im Körper. Fehlt nur einer, stagniert das Rad des Lebens: unser Stoffwechsel. Essenzielle Fettsäuren aus Fisch oder Leinsamen wandern ins Gehirn, das besteht zu 60 Prozent aus Fett. Dort halten sie uns fröhlich, lassen uns denken. Eiweißbausteine aus dem Putenschnitzel bauen wir ins Immunsystem, in die Muskeln, die Haut ein. Das Vitamin A der Möhre lässt uns nachts gut sehen. Selen aus der Kokosnuss sorgt dafür, dass die Schilddrüse ihre Aktivhormone bildet. Abwechslung und Natur halten also gesund, fröhlich und jung. Gewohnheiten, Fertigprodukte – und auch Hungern – führen zu Mangelerscheinungen. Übergewichtige nehmen täglich etwa 1200 Gramm Nahrung auf, um satt zu werden. Nun werden wir das so gestalten, dass man sogar doppelt so viel essen darf – und trotzdem abnimmt. Indem man die biochemischen Gesetze des Körpers beachtet.

1. Man muss essen, um abzunehmen

Nadja hat nach ihrer Modifastimodi-Pülverchen-Kur 5 Kilo abgenommen und danach 11 Kilo zugelegt. Ralf hat stoffwechselbalancierend 12 Kilo abgenommen. 15 wieder zu. Helga war bei den Gewichtsguckern und hat vor allem gerne die Fettpunkte eingespart. 3 Kilo weg. 5 Kilo wieder drauf. Martina hat 3 Monate NoCarb gemacht. Sieht heute aus wie vorher. Kurzfristig verliert man kohlenhydratfrei schon am meisten Gewicht, allerdings erhöht das den Spiegel unseres Stresshormons Cortisol – führt zu Insulinresistenz, zu Diabetes, wieder zu Übergewicht und auch zu Herzinfarkt. In jedem Fall gilt: Strenge Diät, Pülverchen statt gutes Essen, Weglassen von einem Nährstoff – das ist für den Körper nix anderes als Hungern. Und Hungern aktiviert ein uraltes genetisches Programm: Fehlt ein Nährstoff, schraubt der Körper den Stoffwechsel runter. Auf Energiesparen. Auf Trägewerden. Der Körper verbraucht weniger Energie. Und er ärgert uns. Schickt uns ständig zum Kühlschrank. Das ist aber noch nicht alles: Weil wir falsch diäten, nagen unsere Enzyme die Muskeln an, damit Aminosäuren (Eiweißbausteine) für den Grundstoffwechsel da sind. Jedes Kilo weniger Muskulatur verbrennt aber 100 kcal weniger pro Tag. Macht im Jahr vier Kilo Fett mehr. Pro Kilo Muskeln weniger – vier Kilo Fett mehr!

➜ All-you-can-eat-Faktor: Ab jetzt keine Hungerdiät mehr, keine Diät, die auf einen Nährstoff verzichtet. »Futter die Hälfte« okay, aber: die richtige Hälfte weglassen! Also schnelle Kohlenhydrate und tierisch arg Fettes. Ansonsten muss alles auf dem Teller liegen. Dreimal am Tag.

2. Magen voll, zufriedenes Hirn

Nichts macht uns satter als ein voller Bauch. Den größten Sättigungsreiz, den wir kennen, den induziert der gedehnte Magen. Voll = satt. Freilich kommt es noch auf den Inhalt an, wie lange man satt ist und ob das dick macht und träge oder schlank und fröhlich. Wir wollen natürlich Letzteres. Wir müssen darauf achten, dass die Füllung gut ist. Sprich, pro Kalorie viele wertvolle Stoffe liefert, viel Eiweiß, viel an essenziellen Fettsäuren, viele Biostoffe der Pflanze. Man müsste gucken, dass man mit einer ausgeklügelten Mahlzeit den Magen füllt. Zwei Päckchen Butter füllen nur den halben Magen – mit 4500 kcal. Das kann man besser. Mit Gemüseeintopf: Magen voll mit 200 kcal. 100 g Feldsalat: Magen voll mit 20 kcal. Freilich – das hält nicht lange an. Darum muss man noch ein paar Zufriedenheitsbotenstoffe und Länger-satt-Macher dazustellen. Die liefern außerdem weitere lebenswichtige Nährstoffe: Nüsse, Olivenöl, Quark, Fisch, Geflügel, Früchte, Vitalstoffe, Eiweißbausteine, Omega-3 … Idealerweise verpackt in etwas, das wir gerne essen. Das macht glücklich.

➜ All-you-can-eat-Faktor: Der Großteil des Füllstoffes hat weniger als 1 kcal pro Gramm – und er liefert all das, was der Körper in der Regel an Vitalstoffen braucht. Man glaubt es kaum, aber die Auswahl ist groß! Siehe unsere Beispiel-Tabelle auf der nächsten Seite.

XXL-KNOWHOW

ALL YOU CAN EAT AUCH ABENDS?

Zwischen 1 und 3 Uhr nachts ist die Leber am aktivsten. Sie verteilt das, was wir verdaut haben, im ganzen Organismus, schickt es immer da hin, wo es gerade gebraucht wird. Bis dahin sollten wir auch verdaut haben. Das heißt: Einen Gänsebraten, Pommes frites, Fettes sollte man nach 18 Uhr nicht mehr essen, das liegt acht Stunden lang im Magen. Auch Hülsenfrüchte und Pilze verweilen länger als sechs Stunden im Magen. Mit etwas Leichtem, wie Fisch, Geflügel, Gemüse, Reis, Salat, Joghurt, ist der Magen in zwei bis vier Stunden fertig. Das kann man auch um 20 Uhr noch essen.

ALL-YOU-CAN-EAT-BUFFET 1

GESUNDE LEBENSMITTEL UNTER 1 KALORIE PRO GRAMM

Gemüse
Algen
Artischocke
Aubergine
Bärlauch
Blumenkohl
Borretsch
Brokkoli
Brennnessel
Brunnenkresse
Chicorée
Chili
Chinakohl
Eisbergsalat
Endiviensalat
Feldsalat
Fenchel
Gurke
Ingwerwurzel
Kapern
Karotten
Kohlrabi
Kopfsalat
Lauch
Löwenzahnblätter
Mangold
Meerrettich
Okraschoten
Pak Choi
Paprika
Pastinake
Petersilienwurzel
Portulak
Postelein
Radicchio
Radieschen
Rettich
Rhabarber
Rosenkohl

Rotkohl
Rucola
Sauerampfer
Sauerkraut
Sellerie
Spargel
Spinat
Tomate
Topinambur
Weiße Rübe
Weißkohl
Wirsing
Zucchini
Zwiebel

**Tiefkühlgemüse
ohne Zusätze**
Asia Gemüse
Gartengemüse
italienisches Gemüse
Kaisergemüse
Mexiko-Gemüse
Suppengemüse

**Obst,
GLYX-niedrige
Vitalstofflieferanten**
Acerola
Apfel
Birne
Brombeeren
Erdbeeren
Feige
Granatapfel
Grapefruit
Guave
Heidelbeeren
Himbeeren
Holunderbeeren

Johannisbeeren
Limone
Kumquats
Mandarine
Nektarine
Orange
Pfirsich
Pflaumen
Zitrone

Pilze
Austernpilz
Birkenpilz
Butterpilz
Champignon
Hallimasch
Morchel
Pfifferling
Reizker
Rotkappe
Shiitake
Steinpilz
Trüffel

Fisch
Forelle
Hecht
Kabeljau
Rotbarsch
Schellfisch
Scholle
Seelachsfilet
Steinbutt
Zander

Meeresfrüchte
Garnelen
Hummer
Krebse

Muscheln
Tintenfisch

Fleisch
Kalbsfilet
Kalbsschnitzel
Tatar

Geflügel & Wild
Hähnchenbrustfilet
Putenbrust
Rehkeule

Milchprodukte & Ei
Buttermilch
Dickmilch
Harzer Käse
Hühnerei
Kefir
Joghurt
Milch
Molke
saure Sahne
Speisequark (20% Fett)

Beilagen
Hartweizenpasta
Naturreis
Pellkartöffelchen
Shirataki-Nudeln

**Sprossen &
Hülsenfrüchte**
Bambussprossen
grüne Bohnen
Mungbohnen-
sprossen
Sojasprossen
Tofu

ALL-YOU-CAN-EAT-BUFFET 2

GESUNDE FATBURNER ÜBER 1 KALORIE PRO GRAMM

Nüsse und Samen
Bucheckern
Cashewnüsse
Chiasamen
Hanfnüsse
Haselnüsse
Kokosnuss
Kürbiskerne
Leinsamen
Macadamianüsse
Mandeln
Mohnsamen
Paranüsse
Pecannüsse
Pinienkerne
Pistazienkerne
Sesam
Sonnenblumenkerne
Walnüsse

Käse
Butterkäse (30 %)
Camembert (30 %)
Edamer (30 %)
Feta
Gouda (40 %)
Korbkäse (Handkäse)
körniger Frischkäse
Limburger
Mozzarella
Quark (40 % Fett)
Romadur
Schichtkäse
Tilsiter
Westlight (30 %)
Ziegenweichkäse (45 %)

Öle
Erdnussöl
Hanföl
Haselnussöl
Kürbiskernöl
Leinöl
Mandelöl
Mohnöl
Olivenöl
Pistazienöl
Sesamöl
Walnussöl

Fleisch
Bündner Fleisch
Geflügelwurst, bio,
mager
Kochschinken
Lachsschinken
Lammfilet
Rentierschinken

Geflügel und Wild
Fasan
Hase
Hirsch
Kaninchen
Rebhuhn
Rehrücken
Taube
Truthahn (Pute)
Wachtel

Fisch
Bismarckhering (Dose)
Bückling
Hering
Karpfen
Lachs
Makrele
Rollmops
Sardine
Thunfisch

Gemüse
Avocado
Knoblauch
Oliven, grün

Obst
Exoten
*(nur in kleinen Por-
tionen als »Süßstoff«
statt Zucker im Smoothie,
weil der GLYX hoch ist):*
Ananas
Banane
Kiwi
Mango
Papaya

Obst, getrocknet
Apfel, getrocknet
Aprikose, getrocknet
Birne, getrocknet
(Kletzen)
Dattel, getrocknet
Feige, getrocknet
Goji-Beeren
Pflaumen, getrocknet

Getreide &
Getreideartige
Amaranth
Chufas (Erdmandel)
Dinkel
Einkorn
Emmer
Gerste
Grünkern (Dinkel gedarrt)
Hafer
Haferflocken
Haferkleie
Kamut
Mehrkornflocken
*(selbst gequetscht,
ohne Weizen)*
Naturreis
Quinoa
Roggen

Süßes
Agavendicksaft von
der Blauen Agave
Apfel- & Birnen-
dicksaft
Bitterschokolade
Honig
Rohrohrzucker
*(... wer will, darf mit
Stevia kombinieren)*

Hülsenfrüchte
Bohnenkerne
Linsen

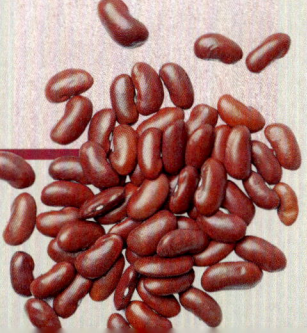

3. Grün macht schlank

Starten Sie den Tag mit einem grünen Smoothie. 30 Minuten, bevor Sie etwas anderes essen. Meist reicht dieser auch. Er füllt den Magen und nährt jede Körperzelle. Er macht die Seele zufrieden. Man hat keinen Hunger mehr, auch keinen Heißhunger. Einfach eine Auswahl an Früchten und grünen Blättern grob zerkleinert in den Mixer geben: Apfel, Aprikose, Beeren, Birne, Pfirsich; Babyspinat, Basilikum, Brennnessel, Brokkoli, Gänseblümchen, Klee, Kohlblätter, Giersch, Löwenzahn, Mangold, Möhrengrün, Portulak, Radieschenblätter, Rucola, Korianderkraut … und Wasser.

Draufdrücken, fertig. Weniger als fünf Minuten kostet die Medizin. Hält die Darmflora gesund, bildet Blut, entgiftet, schenkt Energie und schützt sogar vor Krebs. Ein guter Mixer bricht die Zellwände von Obst und Gemüse auf, ohne große Verdauungsarbeit kann man die grüne Energiespritze sofort tanken. Im Verhältnis 50:50 füllt man anfangs den Mixbecher mit Früchten und grünen Blättern, dann langsam immer mehr Grün einbauen. Von stärkehaltigem Gemüse wie Möhren oder Roten Beten nur das Grün verwenden. Sein Geheimnis steckt echt in den grünen Blättern. Grünes Wissen: Siehe Interview. Grüner Genuss: Rezepte ab Seite 107.

Grünes Wissen: Siehe Interview. Grüner Genuss: Rezepte ab Seite 107.

INTERVIEW

GRÜNE SCHLANK-MEDIZIN

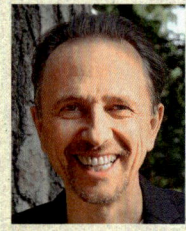

Burkhard Hickisch ist Bestsellerautor und Experte für vitalstoffreiche Ernährung – und der Grüne-Smoothies-Enthusiast der ersten Stunde.

Sie liegen voll im Trend, Ihre Vorträge sind ausgebucht. Nur weil Sie den Leuten sagen, sie sollen ihr Unkraut aufessen?
In der Tat ist es für viele neu, Löwenzahn, Giersch, Klee und Brennnesseln im Park zu pflücken und in den Mixer zu tun. Aber ich denke eher: weil die Menschen wirklich etwas spüren. Ich hatte Leute am Stand, die tranken einen Smoothie und fingen an zu weinen.

Warum das denn?
Der Körper merkt, er ist wieder zu Hause. Und irgendwie weiß man: Ab jetzt brauche ich mir keine Gedanken mehr über Ernährung zu machen. Der Körper muss nicht mehr suchen. Er kriegt alles.

Wie kamen Sie auf die grüne Medizin?
Erfunden hat den grünen Smoothie ja die in den USA lebende Russin Victoria Boutenko, für ihre ständig kranken Kinder. Ihr Buch »Green for Life« habe ich lektoriert, dann das erste Mal einen Smoothie getrunken – und seitdem ist er mein täglicher Freund. Ich spüre kein Tief mehr. Pflanzengrün ist das beste Lebensmittel, das wir kennen. 1. Rohkost. 2. voller Vitalstoffe. Wenn ein guter Mixer die Zellu-

losewände aufbricht, kommen wir sofort dran. Spüren den energetisierenden Effekt. Wir profitieren von Alkaloiden, die das Immunsystem anregen, von Fettsäuren, die entgiften, von Chlorophyll, das Energie gibt, von sofort verwertbarem Eiweiß.

Der Mixer übernimmt die Vorverdauung ...
Genau. Das Pflanzengrün passiert den Magen schnell, schafft im Darm ein basisches Milieu, was ihn reinigt, die Bakterienflora verbessert. Enzyme kommen im Stoffwechsel an, werden nicht durch den Magensaft zerstört. Der Smoothie dimmt den unnatürlichen Hunger. Das ständige Suchen nach Essen hört auf: Der Körper hat, was er braucht.

Sie haben eine richtige grüne Welle losgetreten, was berichten die Leute?
Sogar von Heilerfolgen. Auch langwierige Beschwerden bessern sich, wenn der Körper Vitalstoffe kriegt in roher, leicht zugänglicher Form. Selbstheilungskräfte werden aktiviert, Arthrose bildet sich zurück. Diabetes, Asthma, Rheuma, Allergien, Migräne lindert der grüne Drink. Das Erstaunlichste: Er wirkt auch emotional ausgleichend. Gegen Depressionen und für geistige Klarheit.

Und schmeckt es?
Natürlich. Während einer Schulverkostung sagte ein Kind: »Das schmeckt ja besser als Cola!« Man startet mit je 50 Prozent Früchten und grünen Blättern, Spinat, Petersilie, Kohlrabiblätter, frischer Giersch sind wunderbar ... Man nimmt anfangs gern süße Früchte, wie Birne, Ananas, Banane. In der Mischung mit Grün sinkt der glykämische Index. Mit der Zeit kann man das Grün steigern. Bald schmecken einem auch Wildkräuter, Blattgemüse mit nur einem Apfel oder sogar nur einer Zitrone.

Ein Smoothie taugt bestimmt auch als Aperitif.
Ja, natürlich. Zum Beispiel, als leicht bitter, anregend, die Verdauung fördernd, den Insulinspiegel senkend: 1 Grapefruit (ohne Schale), 2 Stangen Staudensellerie mit Blättern, ½ Bund Petersilie (25 g) und 0,3 Liter Wasser.

Ein Drink, für den ich Wildkräuter pflücke, der steht ja auch für eine Lebensphilosophie ...
Ja, er macht uns auch sensibler für das Feinstoffliche, öffnet uns – und hilft uns, zu einer natürlichen Lebensweise zurückzufinden. Zu einem positiveren Lebensgefühl.

Auf was muss man achten?
Sie brauchen einen leistungsstarken Mixer mit mindestens 25 000 Umdrehungen in der Minute. Nur der schafft Strünke, Schalen, Kerne, schließt die Zellulose auf, macht den Smoothie schön cremig. Und Sie brauchen schadstofffreie Zutaten. Denn Sie nehmen alles aus dem Drink besser auf. Leider auch Schwermetalle und Pestizide.

In Ihrem Buch »Grüne Smoothies« gibt's auch grüne Suppen, grünes Eis ...
...und grünen Pudding. Da sind der Fantasie keine Grenzen gesetzt. Ein Fastfood, das gesund ist und lecker schmeckt!
Und das jeder nach seinen Vorlieben und Zielen gestalten kann. Das Beste: Man muss seine Ernährung nicht umstellen. Man fängt einfach an, grüne Smoothies zu trinken. Der Rest kommt von selbst. Nach zehn Minuten etwa fühlt man sich »genährt«, das passiert bei einem Marmeladentoast, einer Schüssel Cornflakes nicht. Man spürt Zufriedenheit im Körper. Und dieses Körpergefühl führt dazu, dass ich meine Ernährung umstelle.

Lesetipp und Webadresse: Seite 169 und 170.

4. Eiweiß macht satt

Das Team des Deutschen Instituts für Ernährungsforschung hat jüngst ein paar Mäuse auf Eiweiß-Diät gesetzt, hat fettreiches Futter mit Eiweiß angereichert – und festgestellt: Die Mäuslein aßen weniger, hatten niedrigere Cholesterinwerte, bessere Leberfettwerte als diejenigen der putzigen Versuchsteilnehmer, die fettreiches Futter mit normalem Eiweißanteil bekamen.

Finde ich toll, ein Stück Fisch mehr essen, ein Glas Buttermilch ins Leben einbauen, ein Ei zum Frühstück wählen, Tofu in den Salat schnippeln … und schon tut sich etwas ganz Natürliches. Man isst automatisch weniger. Kriegt super Blutwerte. Die Forscher vermuten: weil man mehr trinkt. Die Mäuslein haben mehr getrunken, um den Stickstoff aus dem Eiweiß-Futter mit dem Urin auszuscheiden. Eine Erklärung. Nett. Es gibt aber noch eine. Den Proteinhebeleffekt: Eiweiß ist lebenswichtig, ohne sterben wir. Liefert das Essen zu wenig Eiweiß, signalisiert der Körper so lange Hunger, bis seine Eiweißspeicher wieder gefüllt sind. Man isst dann also mehr. Das nennt man Proteinhebeleffekt.

➤ **All-you-can-eat-Faktor:** Mit genug Eiweiß essen wir insgesamt weniger, sind wir eher satt – und wir trinken mehr. Wunderbar. Darum spielt Eiweiß auf dem Teller immer die zweitwichtigste Rolle, gleich nach der grünen Medizin: Gemüse, Nüsse, pflanzliche Öle, Kräuter, Gewürze. Dann kommt gleich Eiweiß. Siehe Eiweißtabelle Seite 44.

5. Eiweiß macht schlank

Eiweiß selbst ist ein Fatburner, und das gleich auf dreifache Art und Weise:

• Wenn wir das Putenschnitzel oder den körnigen Frischkäse oder den Tofu vom Teller in Körpereiweiß verwandeln, steuert der Körper Kalorien dazu. Dafür bedient er sich aus unseren körpereigenen Energiedepots: den Fettzellen.

• Wir brauchen Eiweiß, um abzunehmen, denn Eiweiß macht Muskeln. Fehlt Eiweiß, baut der Körper seine eigenen Muskeln ab. Und die Muskeln braucht man aber nun mal auch dazu, das Fett zu verbrennen.

• Eiweiß lockt Schlankhormone. Zum Beispiel das Wachstumshormon, das über Nacht das Fett aus den Zellen holt. Oder das Hormon des positiven Stresses, Noradrenalin, das Energiereserven aus den Fettzellen mobilisiert. Zudem stimuliert Eiweiß Hormone, wie das Glukagon, das den Stoffwechsel in Richtung schlank trimmt. Oder Nervenbotenstoffe, durch die wir uns fit und wach fühlen.

➤ **All-you-can-eat-Faktor:** Wir brauchen 1,5 bis 2 Gramm Eiweiß pro Kilo Körpergewicht. Jede Mahlzeit sollte auch Eiweiß enthalten. Und wer mehr als 100 Kilo wiegt und abnehmen will, sollte eine Zeit lang mit einem kohlenhydratarmen, hochwertigen Proteinpulver ergänzen (Bezugsquelle Seite 171).

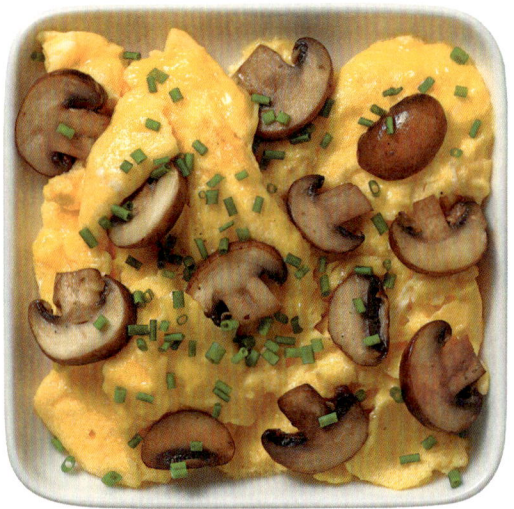

Darf ich vorstellen: ein köstlicher Eiweiß-Snack mit Satt-Effekt.

EIWEISSPULVER – BRAUCHT MAN DAS?

Soll man unbedingt Eiweißpulver essen?

Es geht auch mit gesundem Essen allein. Außer man wiegt mehr als 100 Kilo, weil einem dann die Menge Quark, die man essen muss, damit der Körper nicht seine Muskeln abbaut, die Menge Fisch, die Menge Ei … schnell zu den Ohren rauskommt. Auch wer keine Zeit zum Kochen hat, unterwegs ist und deshalb nicht auf die täglich nötigen 1,5 bis 2 Gramm Eiweiß pro Kilo Körpergewicht kommt, der ergänzt einfach mit einem Eiweißshake.

Kann es auch schaden, das zu essen?

Nein. Nur wenn man über lange Zeit sehr hohe Dosen löffelt. Aber da spricht schon der Preis dagegen. Ein gutes Präparat (750 g) kostet 50 Euro. Wichtig: Wenn Sie ein Eiweißpulver nehmen, müssen Sie besonders viel trinken, weil sonst der Körper übersäuert.

Woran erkenne ich ein gutes Eiweißkonzentrat?

Daran, dass auf dem Etikett ist eine biologische Wertigkeit über 100 ausgewiesen ist – alles darunter ist Geldverschwendung.

Enthält das Pulver Kohlenhydrate?

Die Inhaltsstoffe stehen genau aufgeschlüsselt auf der Packung: Achten Sie darauf, dass, wenn überhaupt, nur ganz wenig Kohlenhydrate drinstecken. Inulin aus Zichorienwurzel und komplexe Kohlenhydrate (Palatinose) wirken sich positiv auf den Insulinhaushalt und den Blutzuckerspiegel aus, Bio-Apfelfasern liefern Ballaststoffe, das sind nützliche Kohlenhydrate, die nicht verdaut werden.

Aus was sollte das Pulver sein?

Molke ist nicht hochwertig. Soja sollte a) nicht gentechnisch verarbeitet sein – b) verträgt es nicht jeder. Ein gutes Aminosäuremuster ergibt Erbse plus Milch. Erbsenproteine stehen dem Organismus schnell zur Verfügung, die Milchproteine dagegen langsam, man ist also schnell satt und bleibt es auch lange.

Schmeckt denn das Pulver auch, wenn keine Aromastoffe zugesetzt sind?

Aromastoffe stehen unter starkem Verdacht, dick zu machen. Auch Süßstoffe gehören nicht in ein gutes Präparat, weil das Gehirn bei süßem Geschmack nach Zucker ruft. Das Pulver muss auch gar nicht nach etwas schmecken – denn es sollte nur Nahrungsergänzung sein. Das heißt: Sie rühren es unter Ihren Joghurt, unter die Rühreier. Mischen es unter Ihr gesundes Essen.

Wo bekomme ich ein gutes Pulver?

Da ich auf dem Markt kein Pulver gefunden habe, das ich meinen Klienten empfehlen kann, habe ich selbst eines mixen lassen. Bezugsquelle steht auf Seite 171.

Ist Ergänzen mit Aminosäuren pur sinnvoll?

Um sicherzugehen, dass man alle wichtigen Eiweißbausteine hat, kann man auch Präparate nehmen, die die acht essenziellen, also lebenswichtigen Aminosäuren liefern. Das ist übrigens für Vegetarier und Veganer genial. Die Präparate sind leider noch recht teuer. Ich würde das kombinieren mit einem guten Pulver – und damit das gute Essen ergänzen.

6. Eiweiß sorgt für schlanke Darmbakterien

Dass Eiweiß das Immunsystem stärkt, ist uraltes Wissen. Dass es uns über den Darm gesund macht, ist etwas neuer. Adipositas, Diabetes, Krebserkrankungen, Entzündungen des Darms, Verhaltensstörungen und Allergien – die Liste der Krankheiten, die durch Darmbakterien beeinflusst werden könnten, ist lang (siehe Seite 30).

Heute zeigen Studien: Nicht nur eine zu geringe Zufuhr von Ballaststoffen, sondern auch eine zu geringe Eiweißzufuhr wirken sich negativ auf die Bakterienbesiedlung aus. Und das macht dick! Das macht krank. Man weiß nämlich schon lange: Je nachdem, welche Bakterien vorherrschen, entstehen im Darm mehr Zucker und Fette. Bei Dicken fanden US-Forscher mehr von den guten Futterverwertern namens Firmicutes, von den schlechten Futterverwertern, den Bacteroidetes, hatten die ganz wenig. Die Besiedlung kann man übrigens messen! Und auch, ob schon Entzündungen im Darm schwelen, ob die Schleimhaut löchrig ist.

Also: Achten Sie auf ausreichend Eiweiß, und schon nehmen Sie ab. Ganz nebenbei. Da sorgen unter den vielen anderen Ich-halte-dich-gesund-Wirkungen auch die Darmbakterien dafür.

➡ **All-you-can-eat-Faktor:** In jeder All-you-can-eat-Mahlzeit sollte ein Eiweißlieferant enthalten sein, wie: Joghurt, Ei, Fisch, Geflügel, Wild, Käse, Hülsenfrüchte. Das wirkt sich, so neue Studien, positiv auf die Darmbesiedelung aus. Ein wenig Eiweiß steckt auch in Pilzen, Sprossen, Samen und Nüssen – für Veganer ganz wichtig.

Übrigens: Die Qualität eines Eiweißes steigt mit seiner Mischung. Mixt man zum Korn Bohnen, zur Kartoffel das Ei, zur Erbse ein Milchprodukt, steigt die biologische Wertigkeit des Eiweißes an. Der Körper kann es besser für sich verwerten.

EXTRA

DAS DECKT UNSEREN EIWEISSBEDARF

Wir brauchen am Tag 1,5 Gramm Eiweiß pro Kilogramm Körpergewicht.

UND 10 GRAMM EIWEISS STECKEN IN ...

Fleisch, Geflügel, Wurst
- 30 g Schinken (ohne Fettrand)
- 40 g Hühnerbrust (ohne Haut), Putenbrust, magerem Lamm
- 50 g Kalbsfilet, Rinderfilet, Rinderlende
- 50 g Kaninchen
- 50 g Rehrücken, Schweinefilet
- 65 g magere Geflügelwurst

Fisch & Meeresfrüchte
- 40 g Räucherlachs
- 50 g Heilbutt, Lachs, Sardine, Thunfisch, Zander, Flusskrebs
- 55 g Garnelen
- 55 g Hummer
- 55 g Makrele
- 55 g Tintenfisch

- 60 g Kabeljau, Scholle, Seezunge, Steinbutt
- 60 g Matjesfilet
- 100 g Miesmuscheln, Jakobsmuscheln, Venusmuscheln

Milchprodukte (natürlicher Fettgehalt), Eier
- 0,15 l Schafmilch
- 0,3 l Kuhmilch, 3,5 % Fett
- 0,3 l Kefir, Dickmilch, Buttermilch
- 2 Becher Joghurt (300 g)
- 75 g magerer Quark
- 25 g (2 EL) Parmesan
- 30 g luftgetrockneter Manchego-Käse
- 40 g Camembert (30 %)
- 50 g Roquefort
- 60 g Harzer Käse
- 60 g Feta (40 %)
- 60 g Mozzarella
- 75 g Frischkäse (20 %)
- 1 großes Hühnerei

Milch- und Käse-Alternativen
- 1 l Mandelmilch
- 1,5 l Hafermilch
- 3,3 l Reisdrink
- 0,4 l Sojamilch
- 1,5 Becher Sojajoghurt (220 g)
- 65 g Tofu natur

Hülsenfrüchte, Gemüse & Algen
- 15 g Algen, getrocknet
- 25 g Sojaschnetzel
- 30 g Sojabohnen
- 50 g getrocknete Bohnen, Linsen, Kichererbsen
- 150 g Erbsen
- 200 g Rosen- oder Grünkohl
- 200 g Sojasprossen
- 250 g frische Steinpilze

- 300 g Brokkoli
- 400 g Austernpilze
- 500 g Pellkartoffeln

Wichtig! Ein grüner Smoothie liefert pflanzliches Eiweiß in einer dem Körper leicht zugänglichen Form. Ein Glas darf man ruhig mit theoretischen 20 Gramm ansetzen.

Getreide & Produkte daraus (Rohgewicht)
- 25 g Sojanudeln
- 60 g Quinoa
- 75 g Amaranth
- 75 g Wildreis
- 85 g Dinkel-Nudeln
- 80 g Haferflocken
- 85 g Hartweizennudeln
- 100 g Knäckebrot
- 125 g Naturreis
- 130 g Roggenschrotbrot

Samen & Nüsse
- 20 g Chiasamen
- 40 g Erdnüsse
- 40 g Leinsamen
- 45 g Pinienkerne
- 45 g Sonnenblumenkerne
- 50 g Mandeln
- 50 g Pistazienkerne
- 55 g Sesamsamen
- 60 g Cashewnüsse
- 70 g Walnüsse

Eiweißpulver
10 g Eiweiß stecken auch in 1 EL gutem Eiweißpulver mit hoher biologischer Wertigkeit über 100 und sehr niedrigem GLYX (< 15), siehe Seite 47.

7. Kohlenhydrate stoppen Fettverbrennung

USA, 2012: Sommerliche Dürre hat die Getreidepreise derart in die Höhe getrieben, dass die Farmer nach alternativem Futter fürs Vieh suchen. Sie finden: Zuckerstreusel, Kekse, Gummischlangen, Marshmallows, deren Haltbarkeitsdatum abgelaufen ist. Schadet nicht? So wie uns auch nicht? Nun: Schaun mer mal, ob das gute Vieh nicht bald auch noch die Softdrinks saufen muss, die Bürgermeister Bloomberg aus New York verbannt. Dann sehe ich aber so richtig schwarz für magere Steaks.

Denn: Ein paar Schluck vom Softdrink, und schon stoppt die Fettverbrennung. Nur ein Toastbrot zum Frühstück: vier Stunden Fettabbaustopp. Ein kleines Schüsselchen Cornflakes am Vormittag: Hüftspeckabbauphase beendet! Essiggurke mit Zucker auf der Zutatenliste: Stopp. Leberkäse (unglaublich, auch der enthält Zucker): Stopp.

Biochemisches Gesetz: Steigt der Blutzucker, schüttet die Bauchspeicheldrüse Insulin aus. Solange Insulin im Blut ist, befinden wir uns in der Aufbauphase: Das Essen wird in Körpersubstanz aufgebaut. In Muskeln und leider auch Fett. In die Fett-Abbauphase kommen wir nur, wenn kein Insulin im Blut ist. Nur ist das äußerst selten der Fall.

Es gibt kaum ein industriell gefertigtes Produkt, das nicht den Fettabbau stoppt – überall stecken Stärke oder Zucker drin. Ich bemerke immer wieder, dass sogar Menschen, die sich für Ernährung und gutes Essen interessieren, gern ignorieren, dass auch Brot, Nudeln, Kartoffeln, Reis im Körper in lauter kleine Zuckermoleküle aufgespalten werden.

→ **All-you-can-eat-Faktor:** Ball flach halten. Kohlenhydrate schmecken, liefern Energie und machen gute Laune! Darum möchte man sie ja auf dem Teller haben. Kann man auch. Man muss halt damit rechnen, dass sie den Fettabbau stoppen und Heißhunger machen. Das tun sie nicht, wenn sie GLYX-niedrig sind, wenn man sie in kleineren Dosen genießt und nicht ständig zwischendurch.

8. Niedriger GLYX hält lange satt

Das Gehirn braucht etwa 120 Gramm Glukose am Tag, damit wir denken, kreativ sind, uns glücklich fühlen. Je älter wir werden, desto mehr Zucker braucht es, um die gleiche Leistung zu bringen. Richtig ist aber auch, dass schnelle Kohlenhydrate aus raffiniertem Haushaltszucker (Saccharose, besteht zu gleichen Teilen aus Glukose und Fruktose) den Blutzucker in die Höhe schnellen lassen, die Bauchspeicheldrüse animieren, viel Insulin zu produzieren, das den Blutzucker schnell wieder senkt, einen in den leichten Unterzucker schickt. Dann kommt der Heißhunger auf mehr Zucker.

Fertigprodukte mit Stärke, Zucker, Nudeln, Weißmehlprodukte, Raffiniertes, Verarbeitetes, Süßes, Kartoffeln, Weißbrot, Cornflakes … das sind lauter Nahrungsmittel mit hohem glykämischem Index (GLYX), locken viel Insulin. Das dafür sorgt, dass der ganze Zucker aus dem Blut zur Energiegewinnung in die Zellen kommt oder in der Leber zu Fett aufgebaut wird. Die Folge: Der Blutzucker sinkt binnen ein, zwei Stunden wieder ab, man wird müde, unkonzentriert, nervös, heißhungrig. Dann ruft der Schokoriegel, lockt das belegte Brötchen. Und die Insulinmoleküle schwärmen wieder aus …

Ein bisschen anders läuft das Prozedere, wenn wir natürliche Kohlenhydrate essen, also den Fruchtzucker in Form eines Apfels oder einer Tomate, den Milchzucker aus dem Joghurt, die Stärke aus Vollkorngetreide. Die haben einen niedrigen GLYX. Die locken wenig Insulin. Die halten länger satt. Heißhunger kommt gar nicht auf, weil der Blutzucker nicht Achterbahn fährt.

→ **All-you-can-eat-Faktor:** Je steiler der Blutzuckerabfall, desto eher knurrt der Magen. Viele Ballaststoffe, wenig Zucker und Stärke: Lebensmittel mit niedrigem GLYX lassen den Blutzucker nur flach ansteigen und langsam sinken, kombiniert mit essenziellen Fettsäuren und Eiweiß, halten sie lange satt. Die 1-2-3-Formel (Seite 96) garantiert: kein schneller Blutzuckerabfall.

KLEINE GLYX-TABELLE

Das Glück hat eine Zahl und heißt glykämischer Index. Eine Zahl von 1 bis 110, die ein Lebensmittel nach seiner Fähigkeit bewertet, Insulin zu locken. Bis 55 heißt Glück, ohne groß Insulin zu locken. Über 55 heißt: Glück, gekauft mit viel Insulin. Die Anti-Heißhunger-Regel: Minimieren Sie Lebensmittel mit hohem GLYX. Greifen Sie zu bei Lebensmitteln mit niedrigem GLYX: unter 55.

Aber essen Sie alle Lebensmittel mit Kohlenhydraten in moderaten Dosen. So wie es Ihr Stoffwechsel kennt. Dann haben Sie auch gleich einen niedrigen GL (Glycemic Load) auf dem Teller. Buchtipp: GLYX-Kompass mit über 800 bewerteten Lebensmitteln, siehe Seite 169.

LEBENSMITTEL MIT HOHEM GLYX (ÜBER 55)

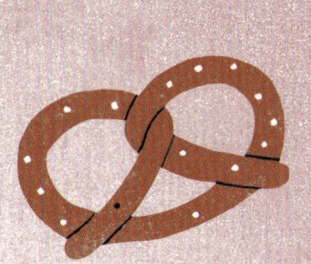

Traubenzucker 100	Schnellkochreis 75
Weißbrot 95	Waffelmischung 75
Popcorn, süß 90	Wassermelone 75
Reiskräcker 90	Bier › 70
Cornflakes 85	Fruchtsaftgetränk, Cola, Limonade › 70
Brezel 80	
Fruchtgummi 80	Zucker 70
Müsliriegel 75	Graubrot 65
Pommes 75	Banane 60
Salzstangen 75	Konfitüre 55

LEBENSMITTEL MIT NIEDRIGEM GLYX (UNTER 55)

Fleisch, Geflügel, Fisch ‹ 15	Hülsenfrüchte *(Sorten siehe Seite 38)* 35
Nüsse und Samen, pur ‹ 15	Vollkornmüsli ohne Zucker 40
reine Pflanzenöle ‹ 15	Vollkornnudeln 35
Tomaten ‹ 15	frisches Obst *(die meisten Sorten, siehe Seite 38)* 10–40
Gemüse *(die meisten Sorten, siehe Seite 38)* 15	
Wein, trocken, weiß und rot ‹ 15	Sojaprodukte 40
Milchprodukte natur 20	Pasta al dente 45
Schokolade mit über 70% Kakaoanteil 20	Roggensauerteigbrot 50
Akazienhonig 30	Schrotbrot 50
Fruchtaufstrich ohne Zucker 30	Obstschorle *(3 Teile Wasser, 1 Teil Saft)* 45
Agavendicksaft von der Blauen Agave 35	grüner Smoothie *(wenig Frucht)* ‹ 40

9. Zucker macht süchtig

Unsere Gene mögen nur Eiweiß und Fett in großen Portionen. Eine ganze Evolution lang hat
der Mensch fast nur von Eiweiß und Fett gelebt.
Nie war Fett mit Kohlenhydraten kombiniert. Nur
ganz wenige Kohlenhydrate steckten in Gräsern,
Wurzeln, Beeren, und den Honig wilder Bienen
gab's eher selten. Dann ließ sich der Mensch, vor
8000 Jahren, am Acker nieder. Durch den Anbau
von Getreide stieg der Kohlenhydratgehalt im
Essen drastisch. Und seit im 18. Jahrhundert mit
dem Anbau von Zuckerrüben begonnen wurde,
wird alles immer süßer. Zucker ist eine billige Zutat
für die Lebensmittelindustrie. Steckt überall drin,
sogar in der Wurst, im Ketchup, in Salatsoßen, in
Fischfonds, Kartoffelbrei. Viele vermeintlich gesunde Müsliriegel, Pausensnacks oder Cerealien
mit »geröstetem Weizen, verfeinert mit leckerem
Honig« enthalten mehr Zucker als Getreide.

Aber eigentlich ist es egal: Stärke in Kartoffel-
und Weißmehlprodukten ist für den Blutzucker, das
Insulin, für den Heißhunger genauso schlimm – ja
sogar noch schlimmer. Denn auch die Stärkemole-
küle werden schon im Mund zu Zuckermolekülen
abgebaut. Zu Glukose. Die den Blutzucker rasant
ansteigen lässt.

XXL-KNOWHOW

VORSICHT, VERSTECKTER ZUCKER!
In den USA haben die Hersteller 56 Begriffe für
Zucker zur Verfügung, die sie auf ihre Nahrungs-
mitteletiketten schreiben können. Am belieb-
testen bei den Herstellern sind natürlich die, die
kein Mensch versteht, wie »verdampfter Rohrsaft«
(im Joghurt). Auch dahinter verbirgt sich Zucker:
Stärke, Dextrin, Fruchtzucker, Weizen, Glukosesirup, Maissirup, Dextrose, Fruktose, Maltose,
Laktose … Alles was auf -ose endet, ist schon mal
nichts anderes als Zucker.

Jeder Deutsche isst im Schnitt (!) 40 Kilo Zucker im
Jahr, ein Viertel mehr als unsere Großeltern. Wir
haben im unteren Vorderhirn den Nucleus accum-
bens. Er spielt eine wichtige Rolle im Belohnungssystem, bei der Entstehung von Sucht. Dort haben
wir unsere Antennchen für den Belohnungsboten-
stoff Dopamin. Zucker setzt wie Kokain oder Alkohol Dopamin frei und führt auf Dauer dazu, dass die
Dopaminrezeptoren abstumpfen, wir immer mehr
Dopamin brauchen, um uns zufrieden und glücklich
zu fühlen. Sprich: mehr Schokolade, mehr Zucker.

Vorsicht, Fruktose, hallo, Apfel!

Hab' ich ja schon öfter erzählt, aber kann man
ja immer mal wieder sagen: Fruchtzucker (Fruktose) ist unxunt – dann, wenn er in Fertigprodukten steckt. Zwar sorgt Fruchtzucker nicht dafür,
dass viel Insulin ausgeschüttet wird, was uns ja
gut gefällt. Aber weil er das Sättigungszentrum
im Gehirn nicht anspricht, macht er Hunger auf
mehr. US-Forscher fanden heraus: Unser Gehirn
reagiert zwar auf Glukose, nicht aber auf Fruchtzucker mit »Ich bin satt«, aus dem einfachen Grund,
weil Glukose auch zur Insulinausschüttung führt.
Obwohl wir reichlich Energie in Form des Fruchtzu-
ckers zu uns nehmen, bleibt unser Appetitzentrum
unverändert aktiv – und wir essen einfach weiter.

Fruchtzucker fördert Übergewicht und Diabetes,
berichtet die »Ärztezeitung«: »Denn immer mehr
Lebensmittel, vom Ketchup über Babynahrung und
Limonaden bis zu Fertiggerichten, werden heute
nicht mehr mit Haushaltszucker aus Zuckerrüben
oder Zuckerrohr gesüßt, sondern mit Fruchtzucker,
beispielsweise aus Maissirup. Weil dieser eine stär-
kere Süßkraft hat als Rübenzucker und sich besser transportieren lässt, ist das für die Hersteller
schlicht billiger.«

⟶ All-you-can-eat-Faktor: Der Schund namens Maissirup (= Fruchtzucker) steckt überall
drin. Darum machen Softdrinks und viereckiges
Essen dick, nicht aber der runde Apfel.

10. Auch Salz kann dick machen

Weder ein Packerl Zucker noch Salz und auch kein Pfund Fett allein locken uns Glückseligkeit ins Herz oder Hirn. Doch in der Kombination darf man die Köder fürs Gehirn ruhig verantwortlich machen für das nationale Übergewicht. Wir wissen schon lange: Die Kombi aus rund 40 Prozent Fett und 60 Prozent Zucker macht uns süchtig über das Belohnungssystem im Gehirn (siehe Seite 48). Neu ist: Auch Kochsalz spielt hier eine Rolle. Salz stimuliert die Dopaminausschüttung im Gehirn, weil es für uns im Grunde ein überlebensnotwendiger Stoff ist. Darum steckt die Industrie viel Salz in ihre Fertigprodukte.

➜ All-you-can-eat-Faktor: Das Salz aus dem Streuer, aus dem Salztöpfchen, der Salzmühle schadet weder dem Herzen, noch macht es dick. Denn da ist Kristallsalz oder Meersalz drin, das wir selbst dosieren und nicht die Menschenmäster. Wahres Glück steckt in Eiweiß und Gemüse, in den Rezepten ab Seite 100. Da ist Salz ein feines Gewürz, wie Thymian oder Paprika oder Pfeffer.

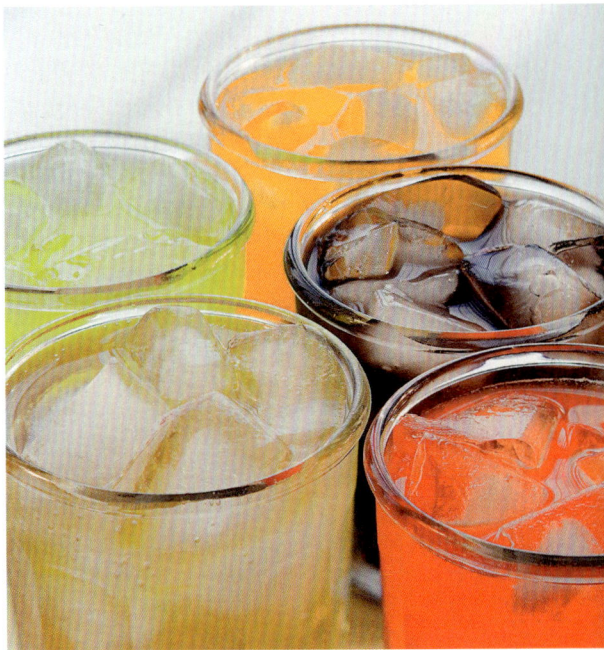

Die Eiswürfel entsprechen ungefähr dem Zuckergehalt der süßen Drinks.

11. Softdrinks stopfen Fett auf die Hüften

Grad hab ich mal wieder tief in ein Glas Cola geguckt. Geguckt! In das vom Nachbarn am Biergartentisch. Ich hab auch auf seinen Bauch geguckt – und wieder in das Glas. Und hab gesagt: »Stecken 13 Würfel Zucker drin, nur in diesem kleinen Glas. Baut Ihre Leber sofort in Bauchfett um.« Der Colatrinker hat geguckt, als ob ich nicht ganz dicht wäre. Und gesagt: »Ist zero. Null. Nix drin.« Ich: »Studien zeigen: Bei Cola-light-Trinkern ist das Risiko, zuckerkrank zu werden, Diabetes zu kriegen, statistisch noch höher als bei Zucker-Cola-Trinkern.« Ich hoff, der Appetit ist ihm vergangen. Ich kann nicht anders. Ich kann gut verstehen, dass Bloomberg, der New Yorker Bürgermeister, die XXL-Becher Cola, Fanta & Co verbieten wollte. Auch in New York sind 60 Prozent der Erwachsenen übergewichtig, und 40 Prozent der Kinder. Wie bei uns. Und auch bei uns tragen da die Softdrinks erheblich dazu bei. Ein paar Schluck süße Brühe (»Ist ja nichts zu essen, das macht ja nicht dick!«) – schon stoppt die Fettverbrennung. Und: Die Leber baut den ganzen Softdrinkzucker, den wir überhaupt nicht brauchen, in Fett um. Wird selbst zur Fettleber und schickt den Rest auf die Hüften. Schon 0,2 Liter am Tag von Limonade, Cola, Fruchtsaftgetränken, Eistee, Iso-Drinks, fertig gemixten Kaffeegetränken machen im Jahr 5,4 Kilo mehr Fett. Männer, die nur einen kleinen Softdrink pro Tag trinken, steigern damit ihr Risiko, an aggressivem Prostatakrebs zu erkranken, um 40 Prozent. Täglich ein Glas erhöht auch das Diabetes-Risiko um bis zu 80 Prozent. Wie gesagt, light ist noch schlimmer, weil der süße Geschmack dem Gehirn »Zucker« vorgaukelt. Weil aber kein echter Zucker kommt, verlangt es den mit Nachdruck, und das bedeutet: Heißhunger!

Softdrinks killen einen, da muss ich einfach siebengescheit aufklären. Natürlich nicht, wenn man nur einen im Monat trinkt. Mal eine Holunderlimo mit wenig Zucker. Dann freilich nicht. Deutsche trinken im Schnitt 120 Liter Softdrinks pro Jahr (in den USA schafft man übrigens das Doppelte). In einem Liter Softdrink stecken 40 Würfel Zucker. Und bei dieser Statistik sind nur Limonaden mitgerechnet! Dazu kommt noch der Apfelsaft, das Fruchtsaftgetränk, der Milchshake. Er liefert in der Variante »large« sogar 1800 Kilokalorien – das entspricht ungefähr dem Tagesbedarf eines Erwachsenen …

Aber warum hängen ganze Nationen am Strohhalm des süßen Zuckerwassers? Weil zuckerreiche Drinks ganz schnell im Kopf den Glücksbotenstoff Dopamin ausschütten. Sie sind superschnell im Stoffwechsel.

Autobahn in den Diabetes

Softdrinks machen nicht satt, sie haben keine andere Funktion, als sich in Form von Fett im Körper anzureichern. Und ihn krank zu machen. Heute weiß man – und da hören die diversen deutschen Diabetes-Experten hoffentlich endlich mal das Lügen auf: Zucker macht Diabetes. Und den auch bei Menschen, die nicht übergewichtig sind. Das zeigt eine Studie in über 175 Ländern.

Die Züricher Medizinerin Isabelle Aeberli hat mal im Versuch nachgestellt, was im Körper passiert, wenn wir täglich die bei vielen übliche Menge aufnehmen. Ihre Probanden tranken drei Wochen lang täglich gut einen halben Liter zuckergesüßte Getränke. Sie hatten danach viel mehr aggressive oxidierte Cholesterinpartikel im Blut schwimmen. Der Nüchternblutzucker stieg, die Leute entwickelten die ersten Anzeichen einer Insulinresistenz, der Vorstufe von Diabetes, und auch der Entzündungsmarker hs-CRP war erhöht (Seite 53).

Coca-Cola hat auf die neuen Untersuchungen bereits reagiert und süßt einige Softdrinks in England und Frankreich jetzt mit dem natürlichen Süßstoff Stevia – das spart 30 Prozent Kalorien pro Flasche. Noch besser als Stevia-Softdrinks: Auf das pappsüße Zeug ganz verzichten.

➤ **All-you-can-drink-Faktor:** Die ersten Tage kosten ein bisschen Disziplin, wenn man an die süßen Drinks gewöhnt war. Aber binnen zwei Wochen mag man Wasser mit Zitronensaft und frischen Minzeblättern ganz gern. Das Beste: Man erspart den Hüften mindestens fünf Kilo Fett im Jahr …

GUT ZU WISSEN

SOFTDRINKS MACHEN TYP-2-DIABETES

Schon ein Glas zuckerhaltiger Softdrink am Tag erhöht das Risiko, einen Typ-2-Diabetes zu entwickeln, fanden Forscher um Dr. Dora Romaguera vom Imperial College in einer Studie heraus. Sie analysierten Daten von 12 403 Typ-2-Diabetikern und 16 154 Probanden aus Kohorten der European Prospective Investigation into Cancer and Nutrition (EPIC) Study. Ergebnis: Der Konsum von 336 ml gezuckertem Saft, Nektar, Softdrinks mit Zucker oder Süßstoff war dabei mit einer 1,2-fach erhöhten Rate von Typ-2-Diabetes verbunden. Mit jedem weiteren Glas von zuckriger Brause stieg dabei das Risiko weiter an. Softdrinks machen also Typ-2-Diabetes. Und es gibt keine sicherere, einfachere Möglichkeit, sich zu schützen, als Softdrinks wegzulassen.

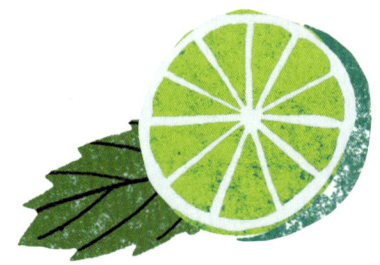

STEVIA: BLÄTTER STATT WEISSEM PULVER

Stevia ist eine mehrjährige, krautige Pflanze. Die Ureinwohner Brasiliens und Paraguays benutzen sie schon seit Jahrhunderten als Süßmittel und als Medizin. Unter dem Namen Stevia ist heute ein weißes Pulver erhältlich, ein in der chemischen Fabrik aus der Pflanze extrahierter süßender Bestandteil. Ein chemisch hergestellter Süßstoff. Den sollte man nicht nehmen.

Stevia kann man im Reformhaus auch als getrocknete Blätter kaufen. Auch als grünes Pulver. Oder man stellt sich ein Pflänzchen auf den Balkon und erntet selbst.

Stevia-Pflänzchen lassen sich nämlich ganz einfach kultivieren. In der frostgefährlichen Zeit müssen sie ins Haus, auf ein sonnig-warmes Fensterbrett. Pflanzen oder Samen (die keimen sehr gut) bekommen Sie in Kräutergärtnereien vor Ort oder übers Internet. Die Pflanzen sollen regelmäßig gegossen werden, es tut ihnen aber gut, wenn die Erde zwischendurch immer wieder mal kurzfristig austrocknet.

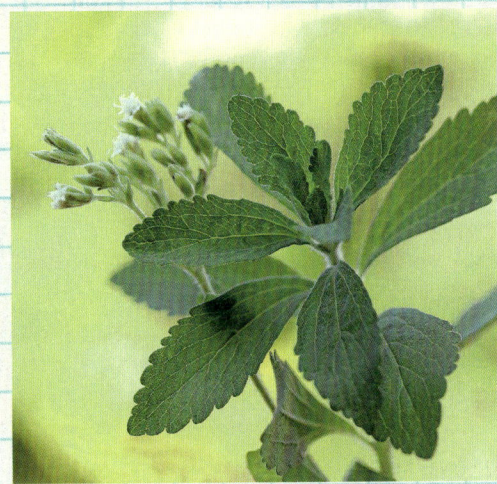

Ein Stevia-Pflänzchen fühlt sich auch auf dem Balkon wohl.

- Getrocknet und im Mörser zerbröselt kann man die Blätter in den Obstsalat, den Tee oder das Kompott geben.

- Alternativ lässt sich auch ein süßer Sud herstellen. Der passt gut in Getränke, Kompott, Quarkspeisen, Milchreis. Was den Kaffee betrifft, kann sich da nicht jeder mit anfreunden – probieren Sie es aus! Für einen selbstgemachten Stevia-Extrakt nimmt man 6 bis 10 Gramm getrocknete oder 1 Tasse frische Steviablätter. (Weil die Süßkraft von Pflanze zu Pflanze variiert, muss man ein bisschen mit der Menge experimentieren. Beim Erhitzen von Stevia lässt außerdem die Süßkraft nach.) Die Blätter in 200 ml kochendes Wasser geben und fünf Minuten bei schwacher Hitze kochen lassen. Extrakt durch einen Kaffeefilter abgießen und in eine saubere, heiß ausgespülte Flasche abfüllen. Hält sich etwa 3 Monate im Kühlschrank.

Wichtig: Wenn der Körper »süß« schmeckt, will er auch süß haben. Damit Sie keinen Heißhunger kriegen, kombinieren Sie Steviablätter immer mit einer kleinen Menge natürlicher Süße wie Früchten, Rohrohrzucker, Agavendicksaft oder Honig.

12. Wer glücklich isst, bleibt dabei

- **Natur macht glücklich**. Wer frisches Gemüse isst, Früchte, Fisch und Vollkornprodukte, ist viel seltener depressiv und unzufrieden als Menschen, die viel Weißmehl, Zucker, Frittiertes essen. Das zeigen weltweit Studien.

- **Bio macht glücklich.** Bio-Tierfutter enthält lebensnotwendige Omega-3-Fettsäuren, und die stecken dann auch im Biofleisch, dem Biokäse, dem Bioquark, den Bioeiern. Wenn man die Omega-3s wieder zuführt, spürt man schnell, wie Energie und Laune steigen.

- **Eiweiß macht glücklich.** Das Gehirn im Kopf braucht Eiweiß. Joghurt versorgt mit den gehirnaktiven Aminosäuren (Tyrosin, Tryptophan, Phenylalanin), die glücklich machen, die wach machen, die kreativ machen ... Das Gehirn im Darm – das sensible Nervengeflecht, das genauso Nervenbotenstoffe produziert wie das Kopfhirn – braucht zum Glücklichsein Bakterien. Die kriegt man auch durch Eiweiß und Gemüse.

- **Drei schnelle Glücksrezepte mit Eiweiß:**

1. Naturjoghurt mit Apfel, Blaubeeren, Leinsamen, gesüßt mit ein bisschen Akazienhonig.
2. Ein großer Latte macchiato, gewürzt mit Zimt und Muskat.
3. Räucherlachs mit Feldsalat und Honigsenfsauce

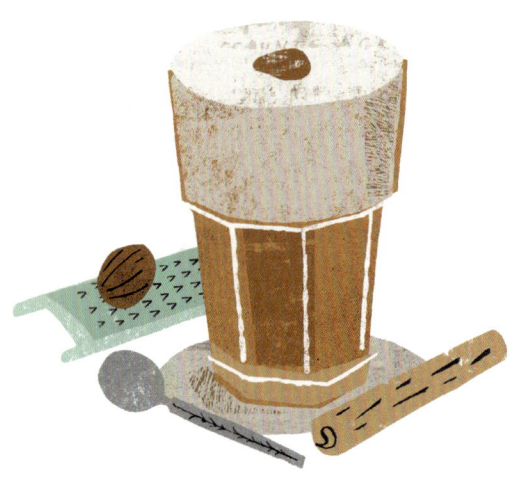

- **Serotonin macht glücklich.** Unser Körper bildet Serotonin aus dem Eiweißbaustein Tryptophan mit Hilfe von Vitamin B_6. Die Kombination mageres Eiweiß plus ein paar gesunde Kohlenhydrate entspricht unserem uralten Stoffwechselprogramm, macht uns glücklich. Das geht auch ohne Nebenwirkungen für die Hüften: Putenschnitzel, Fisch, Mozzarella ... und ein Früchtesorbet. Zum Beispiel. Oder: Quark mit Bitterschokosplittern.
Was sonst noch den Serotoninspiegel hebt, das Wohlbefinden fördert, den Fettstoffwechsel anregt und den Appetit zügelt: Gewürze wie Zimt, Muskat und Safran, aber auch Scharfes wie Chili und Pfeffer. Geben Sie Zimt und Kardamom in Ihren Tee oder in den Milchschaum des Kaffees. Nicht nur die Gewürze, auch der Tee, der Kaffee selbst puschen das Serotonin ein wenig.

- **Langsame Kohlenhydrate machen glücklich.** Unser Gehirn futtert in der Regel Kohlenhydrate, und die machen uns gute Laune. 120g brauchen wir am Tag. Die machen uns glücklich. Dazu zählen Gemüse, Vollkornprodukte, saures Obst, Hülsenfrüchte. Lebensmittel, die möglichst naturbelassen auf dem Teller liegen.

- **Fett macht glücklich.** Das Gehirn besteht zu 60 Prozent aus Fett, zum Großteil aus glücklich machendem Omega-3-Fett. Im Industrieessen, dem konventionellen Steak, dem Fertigprodukt, finden wir das lebenswichtige Fett nicht mehr, im Seefisch und im Biofleisch steckt es aber noch drin.

- **Fastfood macht depressiv.** Frauen, die sich sechs Jahre lang hauptsächlich von Fastfood ernähren, haben ein 41 Prozent höheres Risiko, an einer Depression zu erkranken. Sagt eine Studie. Verantwortlich dafür sind die in Pommes, Fertigpizza, Burger enthaltenen Transfette. Sie blockieren die körpereigene Ausschüttung von Glückshormonen.

➡ All-you-can-eat-Faktor: Wenn einen eine Diät grantig macht. Dann macht man die zwei Tage lang – und dann nimmermehr. Wenn einen Essen glücklich macht, dann schmiegt sich die Diät ins Leben ein, ist, was sie sein sollte, eine Lebensweise. Die glücklich macht.

Soll man Vitamine einnehmen?

Das werde ich immer wieder gefragt. Und ich sage: ja. Trinkt euren Greenie morgens. Esst gesund. Nehmt das, was hierzulande immer im Mangel ist und uns vor Krebs schützt, wie z. B. Vitamin D und Selen. Und lasst im Blut messen, ob was fehlt.

INTERVIEW

BRAUCHEN WIR VITAMINE EXTRA?

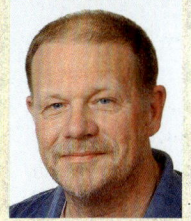

Dr. Rainer Schregel ist Motorradfahrer, Crossläufer, GLYXer, Facharzt für Allgemeinmedizin und Naturheilverfahren, Palliativmedizin, Ernährungsmediziner und onkologisch verantwortlicher Arzt. Mit ihm kann man stundenlang am Telefon philosophieren über Detoxen und Vitamine und so … Hier drei kleine Fragen.

Empfehlen Sie Vitamine und Mineralien?

Ich empfehle, dass man gucken sollte, wo einem was fehlt. Muskelkrämpfe zeigen: Magnesium fehlt. Manchmal muss man messen. Wie das Gesamteiweiß, den hs-CRP-Wert. Ist der größer als 1, heißt das: Entzündung, da kann einen eine Entgiftung rausholen. Ein hoher Homocystein-Wert über 5: ein Zeichen für Mangel an B-Vitaminen. Nehmen! Dann kann man noch Selen bestimmen, Zink – und vor allem Vitamin D. Ein Mangel korreliert häufig mit Übergewicht, Herzerkrankungen, Depressionen, Diabetes, Fibromyalgie. Wir brauchen Vitamin D dringend für unser Nervensystem.

Vitamin D kann Unfruchtbarkeit vertreiben, beim Abnehmen helfen, Gedächtnis und Stimmung verbessern. Das Immunsystem sowieso. Es hilft gegen Krebs und MS …

Gerade die chronisch Kranken haben fast alle einen Vitamin-D-Mangel, und auch die Menschen, die Depressionen haben. All diese Menschen könnten ihre Situation mit einem Pfennigprodukt dramatisch ändern. Am eindrucksvollsten ist die Studie, die zeigt, dass wir mit Vitamin-D-Substitution ein um 30 Prozent niedrigeres Risiko haben können, an Krebs zu erkranken. Deutsche Fußballprofis bekommen 3000 IE Vitamin D täglich verabreicht. Warum soll es uns Normalmenschen denn schlechter gehen?

Ähnliches gilt für Selen …

Ein ganz wichtiges Spurenelement. Übersäuerung, Entzündungen, Stress fressen Selen, und wir leben in einem Selenmangelgebiet. Messen, ersetzen!

Danke für das Stück Lebensverlängerung.

13. Schlankhormone brauchen insulinfrei

Wer abnehmen will, braucht insulinfreie Zeit. Fastenphasen. Fasten ist clever. Das tat auch schon der Steinzeitmensch. Halt eher unfreiwillig… Heute weiß man: Ab und zu eine Mahlzeit auslassen bedeutet Stresstraining für den Körper – und verlängert sogar das Leben.

Fasten heißt: Die Schlankhormone können dann ihre Arbeit verrichten, das Fett abbauende Enzym Lipase wird aktiv, Testosteron, Noradrenalin und Wachstumshormone bauen Fett ab und Muskeln auf. Das funktioniert auch mit NoCarb. Man isst den Fisch, den Tofu nur mit dem Gemüse. Das ist wie Fasten. Das sollten wir aber tunlichst nicht dauernd machen, weil sich der Körper daran gewöhnt. Und der Abnehmeffekt stark abnimmt.

Auch zwischen den Mahlzeiten fasten ist wunderbar. Nur: Das kann nicht jeder. Fünf Stunden nix essen, da fliegt der ein oder andere ohnmächtig um oder kriegt wenigstens das große Zittern, die unerträgliche Nervosität… Also, der muss was essen. Dafür gibt's kohlenhydratfreie Snacks. Eine Tomate mit Hüttenkäse. Ein paar Nüsse. Ein Stück Käse. Ein Ei. Mehr Ideen ab Seite 107.

➤ **All-you-can-eat-Faktor:** Wer seine Fastenphasen über Nacht verlängern will, effektiv abnehmen möchte, der kann mal morgens, mal abends die Kohlenhydrate weglassen. Und so die Fastenphase auf 16 Stunden erhöhen, ohne den Körper daran zu gewöhnen.

14. Clevere Trennkost schlägt nicht an

Es gibt einen weiteren Trick, den Teller so zu füllen, dass man davon nicht zunimmt – und trotzdem einen großen Berg Nudeln essen kann. Ganz einfach, indem man höchstens ganz wenig tierisches Fett dazu kombiniert. Wenn man mal viel möchte, einen riesigen Berg Pasta, dann genießt man sie mit Chili, Olivenöl und Garnelen statt der Schin-

kensahnesauce, man isst sie mit Tomatensauce und Thunfisch, mit Geflügel und Pilzen. Das funktioniert auch mit Naturreis. Das darf man auch mal mit Vollkornbrot probieren. Wählen Sie die Beilage einfach GLYX-niedrig.

➤ **All-you-can-eat-Pasta-Joker:** Kann man sich ruhig ein-, zwei-, dreimal die Woche gönnen. Auch mal ausprobieren: Nudeln aus Dinkel, Einkorn, Kamut, Soja … (für mich aber bitte nicht aus Hirse – die klebrige Erfahrung kann man sich wirklich sparen!). Rezepte siehe Seite 132.

15. Der Körper glaubt nicht an Süßstoff

Das Gehirn lässt sich nicht austricksen. Kommt süß, will es auch Zucker. Das Gehirn macht dann über die Hormone Hunger auf mehr. Der Körper hat aber auch noch einen natürlichen Kalorienzähler eingebaut. Fand der Mensch früher eine süße Frucht, einen fetten Braten, wusste sein Organismus: gute Energiequelle. Doch der Mensch pfuschte der Natur ins Handwerk, machte Dinge süß und »light« – ohne Kalorien. Das verletzt natürliche Körperreaktionen. »Light« und Süßstoffe schalten den Kalorienzähler des Menschen aus, man isst danach mehr.

Süßstoff ist ein Industrieprodukt ohne Vitalstoffe und besteht aus Bausteinen, die der Körper nicht zuordnen kann. Doch das Gehirn lässt sich nicht täuschen. So zeigte jüngst eine Studie mit Ratten: Mit Süßstoff gesüßter Joghurt macht dicker als mit Zucker gesüßter. Ganz einfach, weil die Ratten viel mehr davon fraßen. Kennt man aus der Schweinemast.

➤ **All-you-can-eat-Faktor:** Wenn Süßstoff, dann Stevia (Seite 51). Aber nicht das industriell gefertigte weiße Pulver, sondern das grüne honigsüße Blatt selbst. Und das aber auch nur kombiniert mit echter Süße, mit einem Löffelchen Vollrohrzucker oder Honig oder mit ein paar süßen Früchten.

16. Sportler brauchen nicht mehr Nudeln

Ich werde oft gefragt, ob man kurz nach dem Training Eiweiß plus GLYX-hohe Kohlenhydrate aufnehmen soll, damit viel Insulin ausgeschüttet wird und die Muskeln gut wachsen. Das ist genauso unnötig wie die völlig veralteten Pastapartys.

Also: Insulin arbeitet anabol. Aufbauend. Nicht nur Fett, auch Muskeln aufbauend. Das ist richtig. Und bis 45 Minuten nach dem Training ist der Muskelaufbau dreifach erhöht. Da werden dann dreimal so viele Aminosäuren, Eiweißbausteine, in den Muskel eingebaut. Er wächst.

Aber: Auch wer seine Muskeln kräftig fordert, braucht nicht mehr Zucker. Braucht weder Pastaparty noch Sportlerdrinks noch Gels. Aktive Menschen verbrennen zwar mehr Kohlenhydrate, leeren während des Trainings ihre Speicher und können auch mehr Kohlenhydrate genießen. Nur braucht man kein Gel, keine Sportlerdrinks, keine Dextrose – es reicht eine stark verdünnte Apfelschorle (1:3), ein Quark mit Früchten …

Wichtig: Direkt nach dem Sport ist Eiweiß für die Muskeln wunderbar. In der Natur enthält es auch gleich den Zucker, der gebraucht wird, um Insulin zu locken, also im Quark ist Laktose drin, Milchzucker. Im Grunde reicht das. Man kann auch gerne noch ein Löffelchen Honig reintun. Oder: Eine halbe Banane dazu liefert neben Kohlenhydraten auch gleich noch Kalium, Magnesium etc …

➤ All-you-can-eat-Faktor: Wovon Sportler mehr brauchen, ist Eiweiß aus Geflügel, Fisch, Ei, körnigem Frischkäse oder ganz vegan aus Sprossen, Nüssen, Hülsenfrüchten. Sowie Ballaststoffe aus Gemüse, Obst, Vollkorngetreide.

XXL-KNOWHOW

FÜR EIN SPORTLER-MÜSLI: 3 EL frisch gequetschte Vollkornflocken (gemischt , ohne Weizen), 1 TL Honig, 6 EL Quark (kann auch mit etwas Wasser angerührt werden). Das nach dem Workout genossen, erspart den Sportlerdrink. Dieses Müsli erhöht die Proteinsynthese, den Muskelaufbau – und sorgt dafür, dass die Zuckervorräte in der Leber, im Muskel wieder aufgefüllt werden. Nach dem Sport brauchen wir schon ein wenig Insulin, weil Insulin auch den Muskel aufbaut. Und mehr Muskeln sorgen langfristig für mehr Fettabbau.

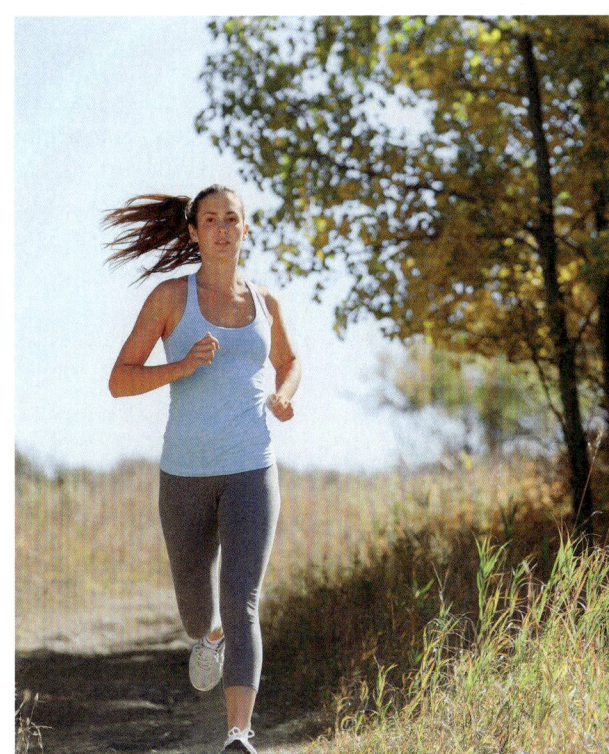

Und danach: ein Sportler-Müsli mit viel, viel Quark.

DIE GESÜNDESTE SCHOKOLADE DER WELT

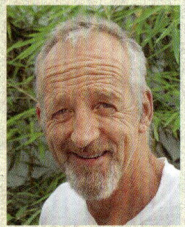 Es gibt eine Schokolade, die ins All-you-can-eat-Konzept passt. Reinhold Rath, der gebürtige Schwabe und Raw-food-Anhänger, kreiert auf Mallorca vegane Schokolade aus rohen Kakaobohnen. Zartschmelzende Versuchungen mit Spirulina, Gojibeeren, Drachenfrucht, Macadamia ...

Es gibt sogar noch gesündere Schokolade ...
Ja. Wenn sie aus rohen Kakaobohnen ist. Die entfalten ihre Wirkung, wenn sie nicht über 42 Grad erwärmt werden. Die meisten Industrie-Schokoladen werden auf 130 Grad erhitzt. Studien haben gezeigt: Auch Zucker und Milch zerstören die heilende Wirkung der rohen Kakaobohne. Milch blockiert die Aufnahme der Antioxidanzien aus dem Kakao. Dabei enthält der 30-mal mehr Antioxidanzien als grüner Tee. Rohschokolade bremst auch den Appetit, die Phenole darin hemmen das Wachstum säureproduzierender Bakterien, also von Karies.

Sie verarbeiten selbst rohe Kakaobohnen?
Ja, ich zermahle zuerst die Kakaobohnen und erwärme sie zum Schmelzen auf 37 Grad, dann rühre ich die Zutaten unter und fülle alles in Formen.

Ihre Schokolade ist die gesündeste der Welt.
Danke. Finde ich auch. Weil Kakao ein sehr komplexes Lebensmittel ist, Magnesium, Eisen und Chrom enthält, die positiv auf Knochenwachstum, Blutbild und Zellwachstum wirken, Herz und Kreislauf stärken, die Energie erhöhen.

Reiner Kakao enthält die Stimmungsaufheller Theobromin und Serotonin, das natürliche Antidepressivum Tryptophan, er fördert das Wachstum von Hautzellen, unterstützt die Wundheilung und glättet Falten. Außerdem verfeinere ich meine Schokoladen mit vitamin- und eiweißreichen Zutaten wie Spirulina, Gojibeeren, Bergberberitzen, getrockneten Agaven, Nüssen. Sie sind also schlicht ein Superfood.

Was bedeutet Ihnen Schokolade?
Schokolade steht für Sinnlichkeit, Liebe, Freude, Genuss. Sie öffnet das Herz – und ist auch ein wunderbares Nahrungsmittel fürs Herz. Mit ihrem hohen Gehalt an PEA, einer natürlichen Liebesdroge, löst sie positive, euphorische Gefühle aus.

Bitte noch ein kleines Schoko-Rezept.
In einem flachen Topf zwei Fingerbreit Wasser köcheln lassen. Ein Keramikschüsselchen mit Bitterschokolade reinstellen, bis sie geschmolzen ist. Mit Agaven- oder Ahornsirup oder Rohrzucker süßen. Mit klein gehackten Zutaten, die man mag, mischen: Nüsse, Mandeln, Sesam, Cranberrys, Rosinen, getrocknete Früchte, Chilischoten und Zimt, Kardamom ... In eine oder mehrere kleine Formen (z. B. Eiswürfelbehälter) gießen und abkühlen lassen. Oder man verteilt die Masse gleichmäßig auf einer Marmorplatte. Ist sie hart, mit einem großen Messer ablösen, zerteilen, in einem luftdicht schließenden Glas verwahren.

Vielen Dank für das süße Gespräch!
Bezugsadresse Seite 171

17. Light funktioniert nicht

Light macht ja nicht satt. Gibt's einen weltweiten Menschenversuch über 50 Jahre hinweg. Das Fazit: Lightprodukte machen Hunger auf mehr. Wissen wir schon lange. Weil der Körper sich nicht austricksen lässt. Er hat Fettfühler: Kommt nicht genug Fett an, dann haben wir halt Hunger auf mehr. Fett bremst also den Hunger. Deswegen empfehle ich nicht nur niemals diese künstlichen, mit Luft aufgeschäumten und mit Chemie gepanschten Lightprodukte, genauso wenig wie Magermilch, Magerjoghurt, sondern immer: natur. Und wenn ganz viel tierisches Fett drin steckt, dann muss man davon halt weniger genießen – und es nicht mit schnellen Kohlenhydraten kombinieren. Ja leider: den fetten Käse ohne Brot essen. Aber man kann ja auch ein Stück Kohlrabi druntertun. Und natürlich spart man nicht an pflanzlichen Fetten, vor allem nicht am Olivenöl. Denn das macht schlank dadurch, dass wir es genießen (siehe auch Kasten).

All-you-can-eat-Faktor: Wir glauben nicht länger an light. Wir halten uns an die Natur. Im Fettgehalt. Freuen uns über die Existenz von so etwas Wundervollem wie Olivenöl – und nehmen davon vor dem Essen etwas auf. In der Suppe, im Salat, im Quark, meinetwegen auch im Joghurt.

GUT ZU WISSEN

SCHLANK-ELIXIER OLIVENÖL: Warum light dick macht und Fett den Hunger bremst, das interessierte Forscher der TU München. Sie machten aus einem Magerjoghurt einen fetten – mit Olivenöl oder Rapsöl oder Schweineschmalz oder Milchfett. Und verordneten Studienteilnehmern über drei Monate lang zusätzlich zum normalen Essen 500 g davon. Das Ergebnis: Klar, fett ist besser als mager – doch der Olivenöl-Joghurt macht am meisten satt. Die Leute hatten nach dem Essen viel mehr vom Ich-bin-satt-Hormon Serotonin im Blut. Und – ganz wichtig: Die Olivenölkandidaten nahmen nicht zu. Es liegt nicht nur an den Fettsäuren, so das spannende Ergebnis, denn Rapsöl hat nicht die gleiche Wirkung. Die Aromastoffe arbeiten nämlich mit am natürlichen Ich-bin-satt-Programm. Und zwar regulieren sie den Blutzuckerspiegel. Locken weniger Insulin. Die beiden Aromastoffe Hexanal und E2-Hexanal bremsen die Aufnahme von Zucker in die Leber. Finde ich toll. Zeigt wieder: Unser Körper funktioniert ganzheitlich. Sogar der Geruch wirkt sich auf den Stoffwechsel aus. Jetzt kommt das einzig Traurige an dieser wunderbaren Studie – ich zitiere (und Sie denken).

Professor Peter Schieberle, der auch Leiter der Deutschen Forschungsanstalt für Lebensmittelchemie ist: »Wir hoffen, dass die Ergebnisse dazu beitragen, künftig wirkungsvollere fettreduzierte Lebensmittel mit unverändertem Sättigungseffekt zu entwickeln.«

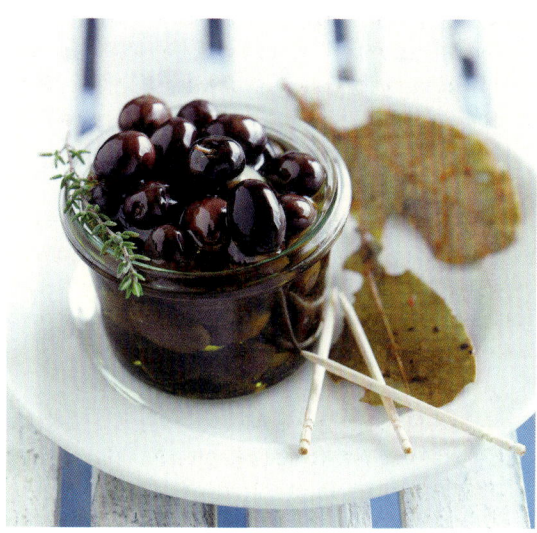

»Extra vergine« sollte Olivenöl immer sein.

18. Ein dicker Bauch macht hungrig

Das Fettgewebe hängt nicht einfach nur unliebsam an uns dran, es arbeitet auch. Das Fett produziert Bausubstanz fürs Immunsystem und auch Hormone, zum Beispiel das Leptin, das uns sagt, dass wir satt sind. Das Fett um die Darmschlingen und in der Leber produziert aber auch Entzündungsstoffe und Hormone, die Zellen gegen Insulin unempfindlich machen. Sowohl Muskeln als auch Gehirn hören dann nicht mehr auf das Blutzuckerhormon. Insulin macht aber satt. Je dicker der Bauch, desto hungriger ist man. Stress lässt den Bauch wachsen. Leidet der Körper unter Dauerstress, schütten die Nebennieren permanent das Stresshormon Cortisol aus. Und ein ständiger Cortisol-Überschuss fördert die Fettspeicherung und Übergewicht. Vor allem am Bauch.

→ **All-you-can-eat-Faktor:** Gegen das Fett am Bauch hilft all you can detox, Seite 84, und all you can burn, Seite 83.

19. Geschmack macht satt

Es gibt ein Prinzip der Lebensmittelmacher, das heißt: sinnesspezifische Sättigung. Wenn etwas intensiv – und sogar gut – schmeckt, dann überflutet diese Botschaft das Gehirn. Es schickt seine Sättigungssignale in den Körper. Drum bastelt die Industrie an mittelmäßig aromatisierten Nahrungsmitteln. Die sollen gar nicht zu gut schmecken, weil wir dann zu schnell satt sind.

→ **All-you-can-eat-Faktor:** Die Natur kennt kein mittelmäßiges Aroma, ganz besonders, wenn man aus der Region und entsprechend der Saison isst. Und unsere All-you-can-eat-Rezepte ab Seite 100.

20. Gene kann man ändern

Fliegen, die während ihrer Entwicklung einem Hitzeschock ausgesetzt wurden, haben keine weißen, sondern rote Augen – und auch die nächste Generation hat rote Augen.

Ein Beispiel aus der Epigenetik. Die junge Wissenschaft beschäftigt sich mit der Veränderbarkeit unserer Gene, sogar über Generationen hinweg. Wir haben nämlich nicht nur unterschiedliche Gene. Zwillingsstudien zeigen, sie können durch unseren Lebensstil an- und abgeschaltet werden. Deshalb kann der eine Zwilling eine Schwarzwälderkirschtorte schlemmen, ohne auch nur ein Gramm zuzunehmen, und der andere wiegt schon vom Schnuppern 2 Kilo mehr. Bis zu 70 Prozent können Gene bestimmen, ob wir uns einen Typ-2-Diabetes einfangen oder nicht. Und wie wir das mit Essen und Bewegung und Entspannung verhindern.

Das erforscht man zum Beispiel auch in der Berliner Charité. »Ernährt man gesunde Zwillingspaare bei gleicher Kalorienzahl einmal sehr kohlenhydratreich, aber fettarm, und danach umgekehrt, verändert sich schon in kürzester Zeit die Epigenetik«, sagt Prof. Andreas Pfeiffer, Endokrinologe an der Charité. Schon innerhalb von sechs Tagen wurden Gene umprogrammiert. Damit verbunden war auch eine deutliche Veränderung des Fettstoffwechsels und der Entzündungen im Körper. Die genauen Ergebnisse stehen noch aus. Ich werde in meinem Blog berichten, die Adresse steht auf Seite 170.

Ernährung nach den Genen

In sogenannten Metabolom-Studien wird untersucht, wie der Körper auf verschiedene Nahrungsbestandteile wie zum Beispiel ungesättigte Fettsäuren reagiert. Die Forscher hoffen, mit auf die Gene zugeschnittenen Ernährungsempfehlungen Diabetes Typ 2, Übergewicht und Herz-Kreislauf-Erkrankungen zu verhindern. Daran arbeitet derzeit das EU-Projekt »Food4Me« mit 1540 Probanden.

→ **All-you-can-eat-Faktor:** Vor 400 000 Jahren wurde uns ein optimaler Essplan in die Gene programmiert. Natürlich können wir uns nicht mehr wie der Neandertaler ernähren: durch die Gegend kriechen und Wurzeln sammeln; das Mammut jagen und die Keule über dem offenen Feuer

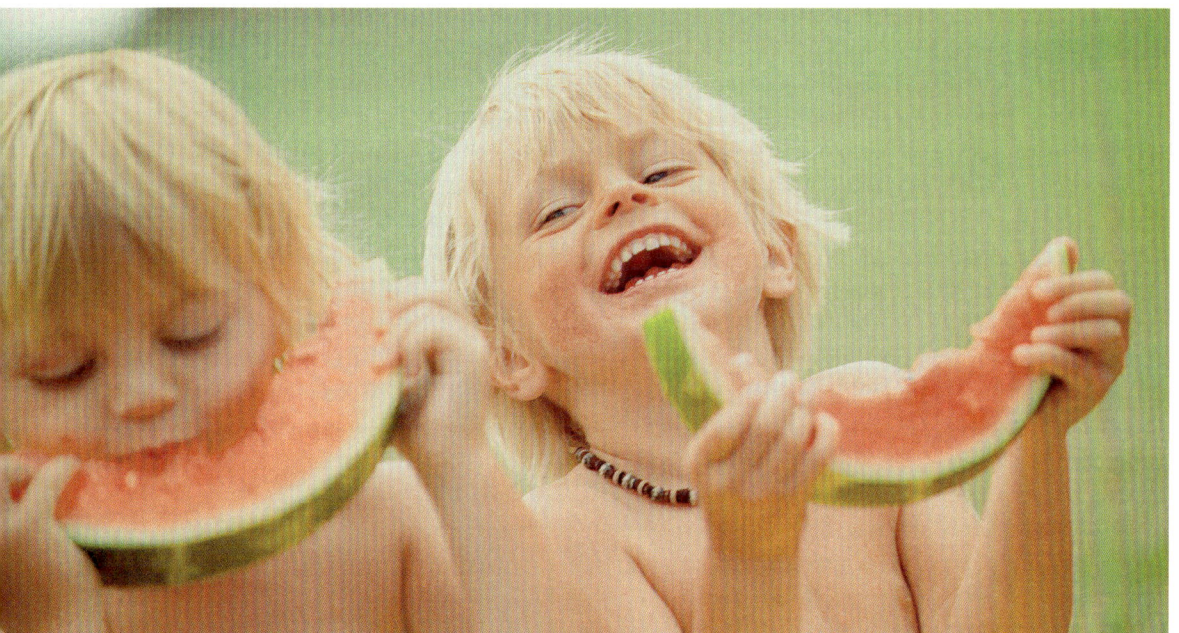

Die Programmierung der Gene, die Körpergewicht und Gesundheit beeinflussen, wird schon früh über gute oder schlechte Vorlieben »gespeichert«!

braten. Das wäre nicht unbedingt zeitgemäß. Aber: Wir können das Verhältnis wieder umkehren. Noch nie gab es so eine große Auswahl an gesundem, köstlichem Essen. Ernähren Sie sich künftig zu 70 Prozent von Lebensmitteln der Natur. Dann können Ihnen die 30 Prozent Nahrungsmittel vom Fließband nicht wirklich schaden. Unser Körper ist unglaublich gutmütig. Zeigt ja auch die Epigenetik.

21. Gewohnheitsglück muss man meiden

Mit 20 sind die Leute heute etwa 9 Kilo schwerer als vor 40 Jahren. Schon das Geburtsgewicht liegt deutlich höher. Und wir sind um 15 Jahre früher dick als unsere Eltern oder Großeltern. Mit schuld ist das Gewohnheitsglück.

Wir haben unser Gehirn im Laufe des Lebens auf kleine Glücksmomente programmiert, die mit Essen zu tun haben. Einmal den Käsekräcker, den Schokomuffin, den Marshmallow gegessen und Glück verspürt, bleiben wir ihm ein Leben lang treu. Das können auch die Spaghetti Bolognese beim Italiener ums Eck sein, die Straßenpizza in der Schellingstraße, das kann der Milchreis aus dem Supermarkt sein oder Omas Vanillekipferl, der Fruchtzwerg, der Schokokuss, das Toffifee … Da behalten wir ja sogar die Werbesongs im Kopf: »Es steckt viel Spaß in …«, und können sie nach zwanzig Jahren noch trällern.

→ **All-you-can-eat-Faktor:** Aus dieser Fressfalle kommen wir nur raus, wenn wir nicht am Pizzastand vorbeilaufen, den Milchreis im Regal lassen, einen großen Bogen machen um Bäckereien, Pommesbuden, Dönerstände. Stark verarbeitete Lebensmittel, wissen wir heute, sind genauso starke Genussgifte wie Tabak und Alkohol.

22. Wir brauchen Fett zum Abnehmen, das richtige

Heute weiß man: Fett ist Schlankmedizin (wenn es auch noch nicht zu allen DGE-Ernährungsberatern durchgedrungen ist). Immerhin gibt's bei den Weightwatchern mittlerweile das ein oder andere Stamperl Olivenöl zum Stoffwechselanregen. Das richtige Fett macht nicht dick. Das aus dem Olivenöl nicht, das aus dem Fisch nicht. Das aus der Nuss nicht. Das aus dem Samen nicht. Die enthalten essenzielle (lebenswichtige) Fettsäuren, die regen die Thermogenese (Wärmebildung) an. Und: Der Körper baut sich aus den aktiven Fetten Nervenstrukturen – und sorgt dafür, dass der Mensch denken, fühlen, riechen, sehen kann, aktiv und dynamisch ist. Funktionsfette stabilisieren auch Zellwände, machen sie geschmeidig und schützen vor dem zu frühen Altern. Darum macht die Panade-, Fertigprodukt-, Wurst- und Bratenfett-Kalorie dicker als die Nuss-, Olivenöl- oder Fischfett-Kalorie. Auch Fettsäuren aus Milch sind besser, als man dachte. Wertvolle CLA-Fettsäuren helfen sogar beim Abnehmen. Aber es muss bio sein. Der Gehalt an gesunden Fettsäuren liegt an Futter und Haltung.

➡ **All-you-can-eat-Faktor:** Von den Funktionsfetten (aus Nüssen, Samen, Fisch) darf man so viel essen, wie man mag. Da sagt der Körper dann schon: »Jetzt reicht es.«

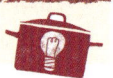

XXL-KNOWHOW

SCHLANK MIT ÖLFRÜCHTEN: Mandeln, Nüsse, Kerne, Samen haben nicht so viele Kalorien, wie man lange glaubte. Mandeln enthalten nur 4,6 kcal pro Gramm – bis zu 30 Prozent weniger, als in den Kalorientabellen steht. Nüsse und Kerne liefern basische Mineralien, Funktionsfette, Eiweiß. Sie gehören unbedingt auf den All-you-can-eat-Teller. 30 Gramm täglich = Medizin.

Diese Fette regulieren, was und wie viel wir essen, und beeinflussen andere Mitspieler beim Fettauf- und -abbau, beim Formen von Bauch und Po. Wie kann man sich das genau vorstellen? Sie senken den Spiegel an unserem Heißhunger- und Fettspeicher-Hormon Insulin. Sie locken gute Eicos-(anoide), das sind Gewebe-Botenstoffe, die den ganzen Menschen auf gesund trimmen (senken Entzündungswerte im Körper). Die Fette normalisieren das Appetithormon Leptin und sie stimulieren Hormone und Enzyme, die den Fettstoffwechsel anregen. Man isst also einen Salat mit Thunfisch, Walnüssen und frisch gepresstem mallorquinischem Olivenöl und verbrennt das Fett auf den Hüften. So einfach ist das.

23. Falsches Fett fördert Entzündungen

Gesättigte Fette aus der Wurst, dem Braten und gehärtete Fette aus Fertigprodukten, Butter- und Schweineschmalz, Rindertalg und Palmöl schädigen Blutgefäße und lassen sich unschön auf den Hüften nieder. Die herzschädigenden Transfette finden Sie auch in billiger Margarine, Fertigprodukten und Frittieröl. Sie sind auch für Entzündungen im Körper verantwortlich, genauso wie die Arachidonsäure aus rotem Fleisch.

Aus Arachidonsäure bastelt der Körper schlechte Eicosanoide, die krank machen und uns nachweislich zunehmen lassen. Arachidonsäure steckt besonders viel in Schweinefleisch, Innereien und leider auch in der Haut vom Geflügel. Ein Fettsäuremuster kann man sich auch im Labor holen.

➡ **All-you-can-eat-Faktor:** Lieber weißes Fleisch essen. Geflügel, Fisch, ab und zu Kalb und Wild. Wurst erst mal vom Plan streichen. Später wieder einbauen: maßvoll und wenn es geht zu Bio-Qualität greifen. Tiere, die artgerecht gehalten und gefüttert werden, haben ein viel gesünderes Fettsäureprofil. Als Flexitarier lebt man übrigens am gesündesten.

24. Kalorie ist nicht gleich Kalorie

Ich sag ja immer: Kalorie ist nicht = Kalorie. Weshalb mir gerne mal auf den Mund geklopft wird. Nun gibt es eine recht neue Studie, veröffentlicht im American Journal of Clinical Nutrition, die zeigt: Mandeln bringen 20 Prozent weniger Kalorien mit als bisher angenommen, eine Handvoll hat nur 129 statt 160 kcal, die fehlenden 31 werden vom Körper gar nicht verwertet. Unser Körper reagiert halt anders als ein Kalorienmessofen. Es geht aber sogar noch weiter. Diese 129 kcal müssten sich ja nach der Auskunft der diversen Ernährungsexperten trotzdem auf den Hüften wiederfinden. Nicht mal das tun sie. Frech, gell! Wie kann man sich all den Kalorientabellen und Lehrmeinungen nur so widersetzen. Als einfache Mandel. In einer weiteren US-Studie nahmen Diätler, die zwei kleine Portionen Mandeln (2 x 28 g) täglich snackten, sogar mehr ab als nussfrei ernährte. Der Körper hat seine ganz eigenen Gesetze: Eine Butterbrot-, Wiener-Schnitzel- oder Pizzakalorie springt sofort auf die Hüften, eine Naturjoghurt-, Olivenöl- oder Fischkalorie raubt der Fettzelle Energie. Es gibt Kalorien, die schlank machen, während wir essen.

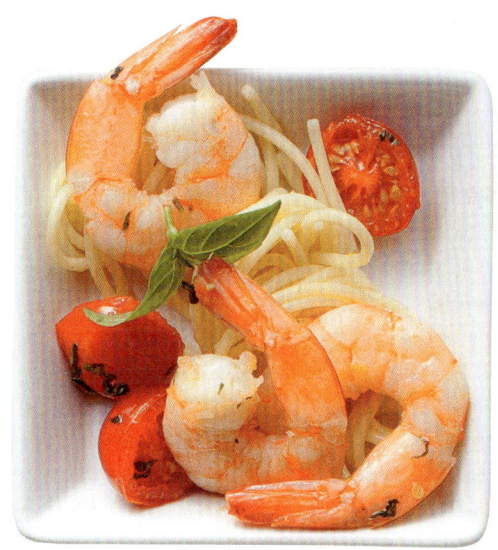

Nicht mehr essen, sondern das Richtige essen macht satt.

→ All-you-can-eat-Faktor: Die eine Kalorie, die der Körper kriegt, nutzt er mehr aus, die andere weniger. Mixt man Zucker oder Stärke mit Fett, schlagen sich die Kalorien doppelt nieder. Darum kann man die Chips, den Riegel sich gleich auf die Hüften denken. In ein Blatt Kohl dagegen steckt der Körper viel Verdauungsenergie. Auch um das Eiweiß von der Gabel in Körpereiweiß umzuwandeln, schießt er Energie zu. Und lebenswichtige Fettsäuren machen eher jung und gesund als dick.

XXL-KNOWHOW

WER KALORIEN ZÄHLT, WIRD DICK. Deswegen schreiben wir keine Kalorien über unsere Rezepte. Forscher haben festgestellt: Die Disziplin raubt Lebensfreude. Und wer Kalorien spart, nimmt weniger Vitalstoffe auf. Es fehlen Arbeiter im Energiestoffwechsel. Das Fett bleibt auf den Hüften liegen. All-you-can-eat-Vorschlag: Das Richtige essen. Denn immer, wenn wir etwas essen, produziert der Körper Wärme. Verschwendet Kalorien. Er verbraucht für Verdauung, Resorption, Transport und Umbau der Nährstoffe Energie. Dabei wird Wärme frei, das nennt man Thermogenese. Wenn wir Eiweiß essen, verpuffen satte 25 Prozent der Kalorien als Wärme. Auch wenn wir essenzielle Fettsäuren essen (aus Pflanzen, Fisch), verpuffen Kalorien über die Haut. Auch Olivenöl, Hanföl, Nussöle, Leinöl, Fischfett machen nicht dick, sie erhöhen die Thermogenese.

Kaum Thermogenese haben Sie, wenn Sie tierische Fette essen: Die lassen sich gemütlich in der Fettzelle nieder. Ebenso thermogenesefeindlich sind schnelle Kohlenhydrate, GLYX-hoch. Wenn Sie aber GLYX-niedrig essen, Kohlenhydrate kombiniert mit Ballaststoffen (Vollkorn, Gemüse, die meisten Obstsorten), dann verschwindet wieder viel Wärme über die Haut. Siehe GLYX-Tabelle Seite 47.

XXL-KNOWHOW

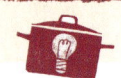

DIE HITLISTE DER MINUSKALORIEN

(immer 100 g):

1. **Kohl:** 20 kcal, 5 g Ballaststoffe,
   90 Prozent Wasser
2. **Radieschen:** 14 kcal, 94,1 Prozent Wasser,
   2 g Ballaststoffe
3. **Gurke:** 12 kcal, 97 Prozent Wasser,
   1 g Ballaststoffe
4. **Spargel:** 17 kcal, 94 Prozent Wasser,
   1,5 g Ballaststoffe
5. **Erdbeeren:** 20 kcal, 90 Prozent Wasser,
   2,5 g Ballaststoffe
6. **Artischocke:** 20 kcal, 80 Prozent Wasser,
   11 g Ballaststoffe
7. **Sauerkraut:** 18 kcal, 84 Prozent Wasser,
   2 g Ballaststoffe

25. Es gibt sogar Minuskalorien!

Es gibt Lebensmittel, die machen schlank, während man sie isst. Man kann schon sagen, sie haben Minuskalorien. Der Körper verbraucht nämlich mehr, um sie zu verarbeiten, als sie enthalten. Ein Glas Wasser (0,2 Liter) hat im Körper eine Wirkung von minus 20 kcal. Wer täglich zwei Liter Wasser trinkt, regt den Stoffwechsel an. Sodass man theoretisch 10 Kilo Fett im Jahr mehr verbrennt. Nicht, wenn in dem Wasser Zucker ist und das Ganze Softdrink heißt. Schon, wenn das Wasser pur ist oder verbunden mit Ballaststoffen in Form von Kohl, Salat, Spargel … 1 Teller Gemüsesuppe ist noch wirkungsvoller als das Glas Wasser. Deswegen gehört in die All-you-can-eat-Diät unbedingt eine Vorspeise mit Minuskalorien plus Olivenöl.

Auch scharf essen regt die Fettverbrennung an. Capsaicin aus Chilis heizt dem Stoffwechsel ein, erhöht die Körpertemperatur, regt den Grundumsatz bis zu 2,5 Prozent an. Deswegen rümpfen Fettzellen auch über den großen Teller Pasta arrabiata von Seite 102 die Nase.

26. Fehlen Omega-3s, macht das dick

Omega-3-Fettsäuren (Seefisch, Wild, Leinöl, Bio-Käse) machen agil und fröhlich, halten jede Zelle jung, normalisieren unseren Stoffwechsel und hemmen Entzündungen im Körper. Sie verhindern die Bildung neuer Fettzellen und deren Füllung – sie schützen uns vor Depressionen und Diabetes.

Forscher der Universität von Kalifornien untersuchten kürzlich die Wirkung von Omega-3-Fettsäuren auf den Zellstoffwechsel im Fettgewebe. Sie fanden heraus: Fresszellen, die das Fettgewebe durchwandern, reagieren empfindlich auf Omega-3s. Die unterbinden die Produktion

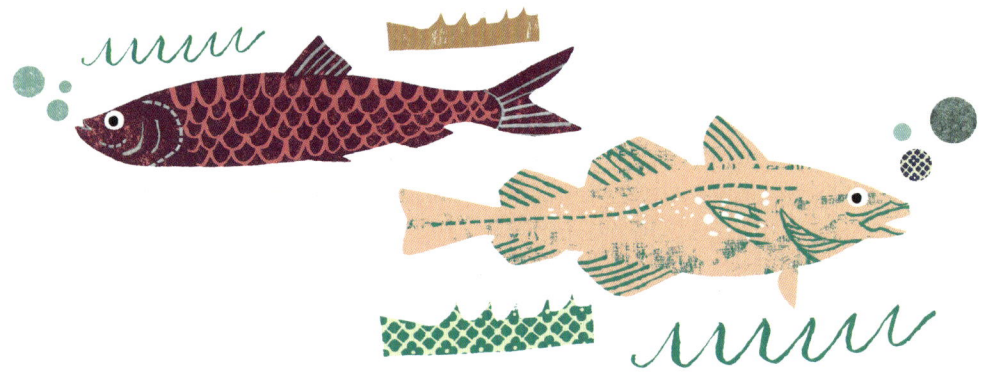

entzündlicher Stoffe und fördern den Zuckerabbau, indem sie die Wirkung von Insulin verbessern. Wem Omega-Fettsäuren fehlen, der hat Heißhunger, Depressionen, Entzündungen im Körper, Schmerzen in den Gelenken – und sehr, sehr häufig einen dicken Bauch.

Die Omega-3s fehlen vielen von uns. Weil sie schnell ranzig werden, hat die Industrie sie aus dem Tier und dem Fertigprodukt eliminiert. Sie stecken nur noch in Bio.

▶ **All-you-can-eat-Faktor:** Wer auf ausreichend Omega-3s achtet, nimmt fast von selbst ab. Kriegt gute Laune, streift die Trägheit ab. Am besten zweimal die Woche fetten Seefisch essen: Lachs, Thunfisch, Makrele, Hering. Übrigens: Bio-Käse und auch Bio-Rind liefern diese Schlankfette. Fleisch und Produkte von Tieren, die im Freien auf unbelasteten Weiden grasen, enthalten mehr Omega-3s. Ein Muss für die Gesundheit: Täglich ein Teelöffel Leinöl. Dagegen bitte sparsam sein mit: Distelöl, Weizenkeimöl, Maiskeimöl, Sojaöl, Sonnenblumenöl. Ihre Omega-6-Fettsäuren verdrängen im Körper die guten Omega-3-Fettsäuren. verschieben den Eicosanoidhaushalt (Gewebehormone) in Richtung krank.

27. Ohne Detox ist kein Abnehmen möglich

Der Körper ist mit der Freisetzung all der Gifte, die das Fettgewebe gespeichert hat, oft überfordert. Das viele Gift darf man nur langsam freisetzen, weil die Niere und die Leber mit dem Entgiften nicht nachkommen. Das führt dann häufig zu dem von allen Abnehmern gefürchteten Plateau. Nichts geht mehr.

Wer abnehmen will, muss auch entgiften. Täglich 2 bis 3 Liter Wasser entsorgen die wasserlöslichen Gifte. Die fettlöslichen Gifte wird man los durch Zungenschaben. Man schabt morgens mit einem Löffel oder einem Zungenschaber den Belag von der Zunge – das vertreibt auch Mundgeruch. Wer noch mehr tun will: Ölziehen. Das kleine All-you-can-detox-Programm steht auf Seite 84. Das große in Form einer Buchempfehlung auf Seite 169.

28. Das frühe Ende und die Wurst

Eigentlich müsste ich, was ich bei den Softdrinks tue – missionieren –, auch mit der Wurst machen. Aber da würde mich dann keiner mehr zum netten Grillabend einladen. Die Wurst ist so was wie eine heilige Kuh. Und die sollte man tunlichst nicht wortreich schlachten. Also, kurz gesagt: 180 Gramm Wurst pro Tag erhöhen das Sterberisiko um 44 Prozent. Und vorher macht sie dick und träge, macht Entzündungen im Körper und lässt die Leber verfetten. 180 Gramm, das sind vier kleine Nürnberger Bratwürste. Eine davon geht vielleicht grade noch? Nein. Verarbeitete Fleischprodukte können schon ab einem durchschnittlichen Konsum von 40 Gramm täglich das Sterberisiko erhöhen. Und das hat man nicht in einer kleinen Studie festgestellt, wo sich leicht Verfahrensfehler einschleichen. Sondern an 450000 Studienteilnehmern im Alter von 35 bis 69 Jahren. Die Wurst-Gesetze laden die Essensfälscher zu Verbrechen ein: Wenn mehr als 15 Prozent Geflügel drin ist, darf man eine Wurst Geflügelwurst nennen, auch wenn 80 Prozent Schwein und Rind drin steckt. Fleischwurst muss nur 8 Prozent Muskelfleisch enthalten. Der Rest: Speck, Fett, billiges Sehnenfleisch, Schwarte, Borsten. Also für Wurst gilt: all you can leave ... 363 Tage im Jahr. Ausnahme: bio.

29. Hungern raubt Muskeln, reduziert den Stoffwechsel, macht dick

Krafttraining lässt Muskeln wachsen. Und je mehr Muskelmasse da ist, umso höher ist der Grundumsatz, der Verbrauch an Kalorien in Ruhe. Ein Kilo Muskeln verbrennt etwa 100 Kalorien mehr pro Tag. Umso leichter schmilzt das Fett. Ganz besonders dann, wenn man sich ausdauernd bewegt. Das kleine Sport-Programm steht auf Seite 83.

Wer hungert, das heißt, wer nicht genug Eiweiß aufnimmt, verliert Muskeln, und es dauert Monate, bis sich nach dem Verlust von einem Kilo Muskeln der Stoffwechsel wieder normalisiert.

→ All-you-can-eat-Faktor: Für viele Menschen ist es leichter, nichts zu essen, als richtig zu essen. Schon, weil sie Angst vor dem Essen haben und weil sie meinen, dass jeder Bissen dick macht. Das ist Fakt. Und das ist katastrophal. Bitte essen Sie künftig nicht nichts. Nichts sitzt schneller auf der Hüfte als das Stück Käse mit Radieschen.

30. Stress wirkt wie eine Familienpackung Eiscreme

Wenn wir in Stress geraten, schickt der Körper Zucker ins Blut aus seinen Depots. Damit die Muskeln schnell was haben zum Zuschlagen oder zum Flüchten. Der Zucker im Blut wird aber nicht den Nachbarn verprügelnd, dem Chef davonlaufend abgebaut. Heißt: Bauchspeicheldrüse schickt

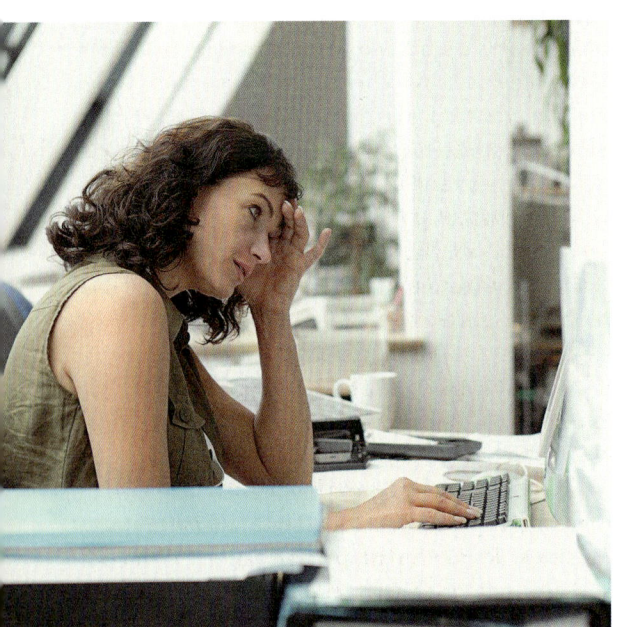

Ein Spaziergang könnte die Denkblockade auflösen!

Insulin. Das Blutzuckerhormon, das uns Heißhunger macht und das Fett auf den Hüften einsperrt. Genauso wie wenn wir einen Familienbecher Eiscreme essen.

Mit steigendem Stresscortisol-Spiegel sinkt der DHEA(Dehydroepiandrosteron)-Wert im Blut. DHEA ist eine Vorstufe von Testosteron. Und wenig Testosteron heißt: wenig Energie. Wenig Fettverbrennung. Kein Muskelaufbau. Cortisol hemmt auch die Funktion der Schilddrüse. Man ist müde und schlapp und hortet immer mehr Fett, weil der Stoffwechsel dann auf Sparflamme läuft. Unter Stress füllt der Körper am liebsten das viszerale Fettgewebe im Bauchraum. Das bedeutet: dicker Bauch. Und: Das Risiko für Diabetes Typ 2, Alzheimer, Herzinfarkt und Krebs steigt an. Dauerstress lässt den Cortisolspiegel ansteigen. Den kann man im Speichel mit einem einfachen Test messen.

Auch zu wenig Schlaf treibt den Cortisol-Spiegel hoch. Wer weniger als fünf Stunden schläft, hat um 15 Prozent mehr vom Hunger-Hormon Ghrelin im Blut. Ghrelin sorgt dafür, dass der Körper mehr Cortisol bildet. Und: Die Werte des Sättigungshormons Leptin sinken bei den Kurzschläfern um 15,5 Prozent. Die Folge: mehr Hunger.

→ All-you-can-relax-Faktor: Wie wappnet man sich gegen Krisen? Langfristig, indem man Sport treibt. Er macht uns über den Hormonhaushalt resistent gegen Stress. Kurzfristig, indem man Sport treibt. Walkend oder joggend erntet man das Eustress-Hormon Noradrenalin, das fröhlich und leistungsfähig macht. Und natürlich mit unserem All-you-can-relax-Programm auf Seite 87. Die kommende Krise (Hektik im Job, Bewerbungsgespräch …) wird viel leichter gemeistert.

31. Trinken regt den Stoffwechsel an

Viel trinken schwemmt überflüssige Gifte aus dem Körper. Gilt halt nicht für Alkohol, Softdrinks, Obstsäfte … Wasser ist das kostbarste Getränk, das es gibt. 35 Milliliter pro Kilo Körpergewicht sollte ein Erwachsener täglich trinken, damit der Stoffwechsel rund läuft. Mindestens. 2 bis 3 Liter stilles Wasser täglich unterstützen die Niere. Abgekocht nimmt es Gifte noch leichter auf und bringt sie aus dem Körper heraus, schon weil weniger Kalk drin ist. Wasser zehn Minuten lang kochen, warm getrunken regt es Verdauung und Stoffwechsel an. Das funktioniert noch besser, wenn man ein paar Ingwerscheiben mitkocht. Oder das heiße Wasser nach dem Abkochen zusätzlich mit Basilikumblättern, Kreuzkümmel, Fenchelsamen würzt. Jede Stunde ungefähr sollte man ein Glas trinken! Wer weniger zu sich nimmt, drosselt den Stoffwechsel um 2 bis 3 Prozent, der Körper bunkert mehr Fett. Theoretisch bis zu 10 Kilo im Jahr.

➔ All-you-can-drink-Ideen: Immer gut, nicht nur im Sommer: Marionade. Wasser mit Zitrone und Minze. Vitamin C ist das Entgiftungsvitamin schlechthin. Es macht die Stoffe wasserlöslich. Einfach selbst gemacht: 1 Zitrone auspressen und in einen Krug mit frischem, stillem Wasser geben, mit einem Stängel Minze (frisch vom Obsthändler oder aus dem Garten) verfeinern. Kann man auch in heißes Wasser tun: meine Lieblingsversion. Zitrone wirkt übrigens im Körper basisch, wie so manches, das sauer schmeckt!

Beerige Alternative: In einen Liter frisches Wasser 1 Zitrone frisch ausgepresst und einen großen Schluck Cranberry-Naturdirektsaft (Reformhaus) geben, frische Minzeblättchen dazu, fertig.

Eistee: In einen Liter frisches Wasser einen Beutel grünen Chai-Tee hängen, Saft einer halben ausgepressten Zitrone und einen Minzstängel zufügen. Umrühren, genießen. Der Teebeutel gibt nur einen feinen Teegeschmack ab und kann mehrmals verwendet werden.

Grüner Smoothie: Das ist Schluck für Schluck grüne Medizin. Nur halt nicht zu süß! Mischen Sie, was Ihnen schmeckt, was der Garten und der Gemüsekorb hergeben. Je grüner, desto wirksamer: Gurke, Sellerie, Rauke, Blattsalate, Porree … mit einem Apfel oder Zitronensaft – und dazu alles von der Kräuterbank. Jeden Tag mindestens ein großes Glas Greenie genießen, siehe auch Seite 20, Rezepte ab Seite 107.

GUT ZU WISSEN

KANN UNS DER KÖRPER GLÜCK MACHEN?

Oder halten ihn schwelende Entzündungen davon ab, die auch von den falschen Fettsäuren ausgelöst werden?

Das kann man im Blut messen:

- **Arachidonsäure:** Zu viel dieser Omega-6-Fettsäure kann Arthrose, Arthritis, Rheuma oder entzündliche Darmerkrankungen auslösen.
- **Die gute Eicosapentaensäure (EPA)** hemmt Entzündungsprozesse und damit Stress, Übergewicht, chronische Erkrankungen und das Altern.
- **Docosahexaensäure (DHA)** wirkt antientzündlich, stoppt vorzeitige Alterungsprozesse, senkt Blutdruck und Herzfrequenz.

So eine Fettsäuremessung im Speziallabor kostet etwa 70 Euro. Es geht aber auch ohne: Wenn Sie wissen, dass Sie sich nicht besonders gut ernähren, können Sie davon ausgehen, dass Ihre Fettsäuremuster katastrophal sind, Sie auf einem gesundheitlichen Pulverfass sitzen und einfach was ändern sollten.

Gut essen bedeutet: zweimal die Woche fetten Seefisch, täglich Leinöl, nur Bio, kein Junkfood (Transfettsäuren), wenig rotes Fleisch. Einfach mal ausprobieren, wie es sich anfühlt, dem Körper wieder Omega-3s anzubieten.

32. Frauen ticken anders als Männer

Dem Mann fehlt es nicht an Willen, sondern an Wissen. Männer haben weniger Ahnung von gesundem Essen. Und sie gehen auch nicht so fürsorglich mit ihrem Körper um. Den Mann stören die Jahresringe, die er anlegt, weniger. Aber was Diäten betrifft, sind Männer oft viel disziplinierter. Aus dem einfachen Grund: Sie sehen schneller Erfolge. Männer nehmen schneller ab als Frauen, weil sie über mehr Muskeln, über mehr Fettverbrennungsöfchen verfügen. Sie haben auch mehr vom fettabbauenden Hormon der Dynamik: Testosteron. Das motiviert, hält sie bei der Stange. Männer stolpern auch nicht so oft über ihre Hormone, leiden nicht am prämenstruellen Syndrom, das Heißhunger macht. Er braucht also nur eine Initialzündung: Hallo, aufwachen, nun musst du mal was für deine Gesundheit tun …

Männer nehmen also schneller ab, doch es macht sie das Gleiche dick wie die Frau: Weizen, Zucker, Fertigprodukte, Stress und Bewegungsmangel. Halt. Da addiert sich oft noch eines dazu: Bier.

Oft werde ich gefragt, ob es überhaupt funktioniert, dass Frauen und Männer zusammen abnehmen? Jeder braucht, um langfristig abzunehmen, seine eigene »Lebensweise«. Aber: Die Grundregeln sind für alle gleich, für den Mann, für die Frau. Eine gute Diät verbietet nichts, liefert einfache Regeln, die man individuell umsetzen und auch brechen darf, sie schmeckt, macht satt, passt ins Leben und versorgt mit allen Nährstoffen, die der Körper braucht.

Männer wollen wissen, was in ihrem Körper abläuft. Wenn sie das verstehen, dann ändern sie auch etwas – wenn es schmeckt. Und wenn sie spüren, dass es gut tut, bleiben sie dabei. Man(n) muss wissen, *warum* Spiegeleier mit Speck weniger auf den Hüften landen als eine Schüssel Cornflakes mit Milch. Weshalb der Weichmacher in der Plastikverpackung dicker macht als die Sahne im Käse. Man muss wissen, wie der nörgelnde Chef, also

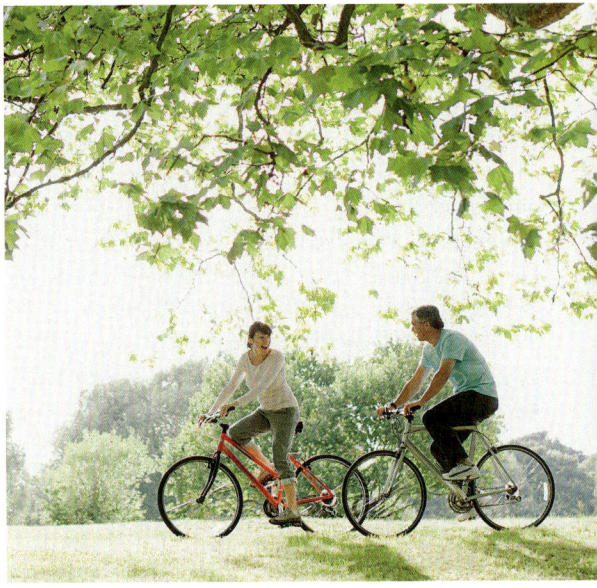

Zu zweit glückt das Abnehmen noch leichter.

Stress, mehr Kalorien auf den Hüften hinterlässt als ein Croissant. Und weshalb dieses keine Katastrophe ist, sondern mit der nächsten Mahlzeit, mit Fisch und Gemüse, wieder ausgeglichen werden kann. Ideal für den Mein-Ernährungswissen-ist-katastrophal-Mann: Tabellen, wo er anhand der Ampelfarben erkennt, woran er sich pappsatt essen kann (grün), ohne zuzunehmen. Und was er in kleinen Mengen genießen darf (rot).

Es gibt eine Diät, die bei Frauen nur selten wirkt, aber bei vielen, vielen Männern sofort und nachhaltig anschlagen würde: das Bier weglassen.

Natürlich können sie gemeinsam abnehmen. Zu zweit geht es leichter und es macht viel mehr Spaß. Das ist sehr wichtig. Heute wissen wir aus der Gehirnforschung: Hunger, Verzicht, Frust, schlechtes Gewissen, Unzufriedenheit; jedes negative Gefühl blockiert über die Stresshormone den Fettabbau. Deswegen muss eine Diät in erster Linie Spaß machen. Wir sollten nicht leben, um zu essen. Sondern wir sollten essen, um zu leben. Um gut und glücklich zu leben.

Auch das gilt für den Mann wie für die Frau: Regelmäßigkeit ist wichtig. Wer seine Pfunde langfristig loswerden will, braucht täglich 30 Minuten Ausdauertraining, ob auf dem Trampolin oder in den Laufschuhen. Und zweimal die Woche Muskeltraining, ob im Fitnessstudio oder mit dem Flexaband. Übrigens: Voll im Trend sind Sprints, die man in seine Walkingrunde einbaut. Kurz heftig bewegen bringt so richtig viel für den Fettstoffwechsel, für die Produktion der Hormone, die uns jung und dynamisch halten, wie HGH, DHEA, Testosteron. Auch bergauf zu laufen oder zu fahren wirkt »umsatzsteigernd«: Wählen Sie beim Radfahren eine hügelige Strecke oder legen Sie beim Walken zwischendurch einen kleinen Treppenlauf ein. Nichts wirkt so erfrischend, wie jeden Tag mindestens einmal ein bisschen außer Atem zu kommen!

33. Schlechtes Gewissen macht dick

Einfach mal wieder das essen, worauf man Lust hat … davon träumt jede zweite Frau. Heute weiß man: Nur ein Prozent aller Frauen ist zufrieden mit der Figur. Bereits 60 Prozent aller 15-jährigen Mädchen haben mindestens eine Diät hinter sich. Das schlechte Gewissen sitzt grundsätzlich mit am Tisch. Die Kalorientabelle und Verbotsliste im Kopf bleiben meist ein Leben lang gespeichert.

Dabei zeigen viele Studien, dass Menschen, die intuitiv das essen, wonach ihr Körper verlangt, einen niedrigeren Body Mass Index haben und seltener an Herz-Kreislauf-Erkrankungen leiden. Intuitiv essen heißt: Es gibt keine Verbote. Auch die Lust auf Schokopudding bedeutet keine Gefahr – vorausgesetzt, man nimmt sich ein bisschen Zeit für die Zubereitung, kocht ihn selbst mit Milch, Zartbitterschokolade, süßt mit Agavendicksaft und genießt ihn wohldosiert als Dessert. Denn wer bewusst und intuitiv isst, wer genießt, der hat ein gutes Körperbewusstsein. Sättigungssignale werden besser erkannt und man ist schneller satt. Kennt man unter dem »Fondue-Effekt«.

All-you-can-eat-Faktor: Seien Sie neugierig auf das, wonach Ihr Körper verlangt. Hören Sie wieder hin und spüren Sie, was Ihnen gut tut, ob Sie noch Hunger haben. Essen Sie nicht neben der Zeitungslektüre, dem Morgenmagazin im TV. Auch wenn Sie nicht jedes Mal extra den Tisch decken, nehmen Sie sich Zeit fürs Essen und genießen Sie jeden Löffel, jede Gabel …

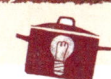

XXL-KNOWHOW

WER MIT SCHLECHTEM GEWISSEN ISST, knipst automatisch sein Urprogramm an und wechselt in den Stress-Stoffwechsel. Und das bedeutet: Der Körper drosselt die Verdauung und den Stoffwechsel, minimiert den Kalorienverbrauch, hortet das Fett, um sich gegen Angst, Sorgen und Gefahr zu wappnen. Alle Kraft liegt jetzt in den Muskeln und den Sinnesorganen, um schnell reagieren zu können. Das Fatale: Um unsere nervösen Nerven zu beruhigen, den akuten Stress zu kompensieren, haben wir noch mehr Hunger auf das, was wir uns eigentlich verbieten: den Schokoriegel, das Stück Pizza, den Muffin – denn nur GLYX-hohe Lebensmittel regen jetzt die Ausschüttung beruhigender Botenstoffe an. Wer immer mit schlechtem Gewissen isst, kommt aus dem dick machenden Kreislauf nicht mehr raus. Also: Entspannen, genießen und so Schlankhormone locken.

34. Eine gute Haltung macht schlank

Jede Haltung, die wir einnehmen, öffnet eine Schublade in unserem Drogenkofferchen Körper. Eine, die uns traurig und träge macht – oder eine, die uns selbstbewusst macht, entspannen lässt, Freude bringt. Wer mit hängenden Schultern, hängendem Kopf, gebeugter Körperhaltung (an Stöcken schlurfend …) durchs Leben geht, verliert immer mehr Energie, die Muskeln werden schlaff, die Fettzellen füllen sich und das Immunsystem hat keine Power, was sehr leicht kränkeln lässt.

Ihre Knochen, Ihre Muskeln, Ihre Tastorgane stehen mit dem Gehirn nicht einseitig in Verbindung. Wenn Sie sich aufrichten, die Schultern zurücknehmen, funken Nerven aus allen Teilen des Körpers ins Gehirn: Ich bin wer. Ich kann, was ich will. Wir richten uns auf, nehmen die Schultern zurück, weiten die Brust, wachsen… Auch wer sich bewegt, tut das effektiver, fröhlicher mit offener Haltung. Brust frei. Da tut sich was im Körper. Biochemisch. Das kann man messen. Wir atmen auf. Die Energie fließt. Das Zwerchfell drosselt die Atmung nicht länger durch eine gekrümmte Haltung. Diese Informationen nimmt das Gehirn unbewusst auf – und antwortet mit der Ausschüttung von Nervenbotenstoffen und Hormonen. Eine aufrechte Haltung lässt messbar den Testosteronspiegel ansteigen – unser Hormon der Dynamik und des Antriebes. Und jedes fröhliche Aufrichten drosselt zudem das Stresshormon Cortisol. Beides fördert Mut, Willenskraft und Beharrlichkeit – und stärkt das Immunsystem. Und beides macht uns schlank.

➤ **All-you-can-feel-Faktor:** Öffnen Sie Ihre Haltung immer wieder mal, nehmen Sie die Schultern zurück, lassen Sie den Atem tief wirken und lassen Sie das Gefühl einziehen. Und das Gefühl verändert dann Ihre Haltung.

35. Viereckiges Essen macht kugelrund

… sagt der Volksmund. Und diese Chemie steckt dahinter:

- **Glutamat** Wir essen den Geschmacksverstärker Glutamat – und brauchen eine weitere Portion. Er versteckt sich in Schnell-Menüs, Tütensuppen und Soßen hinter den E-Nummern 620 bis 625. Oder im »Hefeextrakt« in Chips »ohne Geschmacksverstärker«. Vermindert Leptin, das misst den Füllungszustand unserer Fettzellen. Leptinmangel führt unumgänglich zu Hunger.

- **Fruktose** als Zusatz in Marmelade, Süßem, Fruchtsäften und Getränken drosselt die Ausschüttung von Leptin, erhöht Ghrelin, führt in hohen Dosen zur Fettleber und wird deswegen auch Diabetikern nicht mehr empfohlen. Vorsicht auch vor Fruchtzucker, der sich als **Maisstärke** tarnt.

- **Versteckte Kohlenhydrate:** Essen Sie kein Fertigprodukt, auf dessen Zutatenliste an erster, zweiter oder dritter Stelle ein Kohlenhydrat steht: Egal ob Stärke, Dextrin, Fruchtzucker, Weizen, Glukosesirup, Zucker oder Honig. Dextrose, Fruktose, Maltose, Laktose … alles, was mit -ose endet, ist nichts anderes als Zucker.

- **Weichmacher (Phthalate)**, Plastikhormone in Verpackungen und Folien, beeinträchtigen wichtige Gewichtskontrollhormone wie Insulin und Leptin und verändern die Spiegel von Neurotransmittern wie Dopamin, Serotonin, Noradrenalin. Folge: Hunger, Gewichtszunahme.

- **Gehärtete Fette:** Daraus entstehen Transfettsäuren, die Entzündungen im Körper fördern. Und die machen dick.

- **Hormone:** Das 0,99-Euro-Sonderpreis-Huhn oder -Steak ist so billig, weil schnell gewachsen – mithilfe umstrittener hormoneller Wachstumsförderer, die unseren Hormonhaushalt so durcheinanderbringen, dass dem Mann ein Busen wächst, der Frau ein Schnurrbart – und beiden der Bauch.

- Auch **Aromastoffe** foppen den Körper, greifen in den Gehirnstoffwechsel ein. Wir essen künstliches Himbeeraroma (aus Zedernholz-Sägespänen!) und kriegen Hunger auf eine echte Frucht. Weil die aber nicht da ist, essen wir alles Mögliche andere.

- **Süßstoffe:** Der Körper lässt sich nicht täuschen, Schmecken wir »süß«, dann setzt das Gehirn alle seine Jetzt-kommt-Zucker-den-wir-verarbeiten-müssen-Programme in Gang. Schaut man sich das Belohnungszentrum des Gehirns an, stellt man fest: Echter Zucker kann das Gehirn s.ä.t.t.i.g.e.n., Süßstoffe nicht.

DIE KLITZEKLEINE VERBOTSLISTE

Wer meine Bücher kennt, weiß: Ich verbiete ungern etwas. Da halte ich nämlich gar nix davon. Nur: Man kann seine Meinung ja ändern. Und ich ändere sie genau für dieses Buch. Denn, wer All you can eat fürs Leben haben will – wer also genussvoll essen will, ohne dick zu werden –, der kann ja ruhig mal vier Wochen sich sieben Dinge verbieten lassen. Wenn ab Seite 70 im Buch 120 Dinge stehen, die man essen, die man genießen darf. Denn so kann man mal in seinen Körper hineinfühlen, was passiert, wenn man den Treibstoff ändert. Von Fusel auf Super.

Ich rate Ihnen schlicht und einfach, die folgenden vier Wochen die folgenden sieben Dinge zu meiden. Sie haben ja auf den letzten Seiten gelesen, warum. Aber wundern Sie sich nicht, wenn Sie sie danach gar nicht mehr mögen.

1. WEIZEN
(MODERNER WEICHWEIZEN)
(SEITE 24)

2. SOFTDRINKS
(SEITE 49)

3. VON ANDEREN VERARBEITETER ZUCKER (SEITE 48)

4. BILLIGE PFLANZENÖLE, GEHÄRTETE FETTE (SEITE 60)

5. WURST (SEITE 60)

6. SÜSSTOFFE
(AUSNAHME: AB UND ZU SELBST DOSIERTES, NATÜRLICHES STEVIA)
(SEITE 51 UND 54)

7. DAS LEBENSMITTEL MIT PERSÖNLICHEM SUCHTFAKTOR
(SEITE 28)

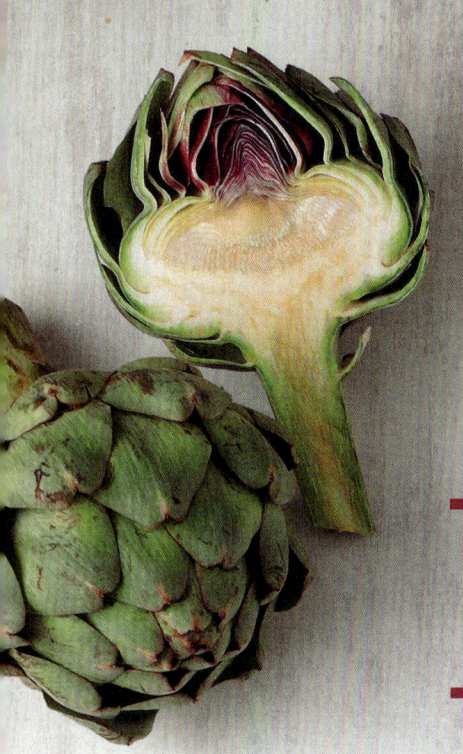

SUPERFOOD-ABC: DIE BESTEN FATBURNER DER NATUR

Functional Food, Lebensmittel, die helfen und heilen – davon kennt die Natur viel mehr als die Industrie. Morgens einen grünen Smoothie mit Chiasamen und Giersch trinken, Gojibeeren ins Müsli geben, den Frühstücksquark mit Hanfnüssen und mittags den Chicorée mit frischen Kräutern und Sesam anreichern. Mit gesunden naturbelassenen Ölen kochen, auf ausreichend Eiweiß aus Joghurt, Hülsenfrüchten, Nüssen, Samen, Fisch und (Wild-)Fleisch achten. Dann bekommt unser Körper die lebenswichtigen Vitamine, Mineralien, Bitterstoffe, essenziellen Fett- und Aminosäuren und Enzyme, die er braucht. Und All you can eat macht schlank. Ganz nebenbei.

Lauter All-you-can-eat-Fatburner

Adzukibohne Die rot-braunen Bohnen mit der kurzen weißen »Naht« gelten in China als Medizin. Man verdaut sie leichter als andere Bohnen, und bis sie gar sind, stehlen sie uns nicht so viel Zeit. Dafür verwöhnen sie uns mit besonders viel Eiweiß (rund 20 g pro 100 g Bohnen). Sie schmecken leicht süß, passen in die Suppe, in den Eintopf und ergeben mit Rosinen sogar ein Dessert. Tipp für den veganen, den Nur-Pflanzen-Teller: Kombiniert mit Vollkornreis versorgt die Bohne den Körper mit allen essenziellen Aminosäuren.

Agar-Agar Geliermittel aus Neptuns Reich. Hält lange satt, regt die Verdauung an, senkt das Cholesterin. Pflanzliche Alternative zu Gelatine.

Agaven-Dicksaft Hat einen niedrigen GLYX, aber nur der von der Blauen Agave. Zählt zu den all-you-can-eat-tauglichen Süßen, wie Rohrohrzucker, Akazienhonig, Apfel-/Birnen-Dicksaft, Melasse. Löffelchenweise genießen, mit Stevia kombinieren.

Algen Kein anderes Lebensmittel ist so reich an Vitalstoffen – und so arm an Kalorien. 100 Gramm liefern nur 35 Kalorien. Algen zügeln den Appetit, helfen gegen Übergewicht, gegen Stress, beschleunigen die Wundheilung, schützen vor Herzinfarkt und Krebs. Mal als Salat probieren: Wakame-Algen im Bioladen besorgen, 2 oder 3 Streifen Nori-Algen, in Zitronensaft und Walnussöl marinieren, mit geriebenem Ingwer und Teryaki würzen. Zum Superfood zählen auch: Afa-Algen, Kelp, Spirulina.

Amaranth Die kleinen Perlen aus den Anden liefern alle lebenswichtigen Eiweißbausteine und viel vom Knochenmineral Kalzium. Gepoppt fürs Müsli (Amaranth-Popcorn kann man im Topf mit Deckel ohne Fett selbst machen oder fertig kaufen). Gekocht lecker als Beilage, gemahlen wunderbar im Pfannkuchen (kombiniert zu Vollkornmehl). Das Getreide der Inkas ist zudem GLYX-niedrig.

Apfel Hemmt den Appetit, pampert die Nerven, schützt das Herz. Der Ballaststoff Apfelpektin hält lange satt, bindet unerwünschte Fette. GLYX-niedrig und reich an Vitamin C sind alte Sorten. Sie strotzen vor sekundären Pflanzenstoffen, die die Vitaminwirkung multiplizieren. Apfelschnitze aus der Hand helfen über den kleinen Hunger.

Artischocken Essen – und schlank werden! Ihr Inhaltsstoff Inulin wirkt als Ballaststoff und senkt erhöhte Blutzuckerspiegel. Und der Bitterstoff Cynarin senkt die Cholesterinwerte im Blut. Artischocken wirken harntreibend und kurbeln die Verdauung an. Einfach in Wasser kochen. Die Blättchen nacheinander abzupfen, an der Spitze festhalten und in Apfelessig mit Pfeffer und etwas Meersalz dippen – dann den zarten Teil genießen. Zum Schluss das »Heu« entfernen und das Herz auslöffeln. Mit einem Gläschen trockenem Weißwein zusammen ein Festmahl! Auch hier gilt: all you can eat.

Auberginen Liefern Serotonin, das wirkt gegen schlechte Laune. Fettschwammvermeidungsmaßnahme: Scheiben leicht mit Salz bestreuen, 20 Minuten Wasser ziehen lassen. Dann leicht ausdrücken und trocken tupfen.

Avocado Macht schlank! Ihre supergesunden Fettsäuren ölen die Haut von innen, schmieren die Zellwände, stärken die Nerven. Ein weiterer Zauberstoff heißt Mannoheptulose und senkt den Blutzuckerspiegel. Avocado essend fühlt man sich vital, konzentriert, wach. Halbieren, entkernen, salzen, pfeffern und mit ein wenig Balsamico und Olivenöl beträufelt als All-you-can-eat-Snack genießen.

Beeren-Superfood Beeren sind kleine Medizinbällchen. Sie bremsen das Altern, halten das Hirn fit, schützen vor Krebs, machen potent… Und um all das täglich zu haben, schwören immer mehr Menschen auf Exotik. Zu den Superfood-Beeren zählen Acai-Beere, Aronia-Beeren, Camu-Camu, Cranberry, Goji-Beere. Manchmal gibt es sie getrocknet – bitte auf Bio-Qualität achten. Oft gibt es sie als Nahrungsergänzung. Auch bei uns wachsen Superfood-Beeren: die Berberitze, die Acerola, die Blaubeere, die Holunderbeere, Kornelkirsche, Weißdornbeere.

Bitterschokolade 80 Prozent Kakaoanteil garantieren: Naschen ohne Nebenwirkung auf den Hüften. Eine neue Studie der University of California zeigt: (Bitter-)Schokoladen-Genießer sind dünner als Schoko-Abstinenzler. An kalten Tagen eine Tasse gute Laune: 2 Rippchen sanft schmelzen, Milch zugeben, gut umrühren und erwärmen. Oder ein Stückchen ins Müsli raspeln.

Blaubeere Schlankpillen der Natur, geizen mit Kalorien, prassen mit Vitalstoffen. Vitamin C kurbelt die Fettverbrennung an, kräftigt das Immunsystem. Und: Ihre Flavonoide (Farbstoffe) verstärken die Wirkung von Vitamin C auf das 20fache! An Blaubeeren darf man sich satt essen, und schlank und gesund. Faustregel: Je kräftiger die Farbe, desto mehr Pflanzenfarbstoffe, desto heilkräftiger die Beere. Drum ist die Blaubeere superheilkräftig. Mein Blaubeer-all-you-can-eat-Favorit: Naturjoghurt mit Akazienhonig und ein Schälchen Blaubeeren drin. Hmmm! Im Winter hilft die Eisfee, wenn man frische Beeren will.

Bohnen Fatburner aus der Schote. Viel Eiweiß, kaum Fett, niedriger GLYX (bis auf Dicke Bohnen!). Die ideale Schlank-Kombination. Die grüne Variante liefert zudem ein Glykoprotein, das den Blutzucker niedrig und das Insulin in Schach hält. Lecker auch mal als Solist mit Zwiebeln in einer großen Schüssel All-you-can-eat-Salat.

Buttermilch Fettarm, eiweißreich, viel Kalzium, Kalium, Magnesium, Zink: Das gibt Ihren Muskeln Power. Buttermilch also ruhig täglich als Shake mit Früchten genießen, oder einfach pur.

Champignons Pilze vergisst man so gerne als Eiweißlieferanten. Sie versorgen uns mit essenziellen Aminosäuren, B-Vitaminen für die Nerven, Kalium fürs Herz, dem Multivitamin D, Eisen und Zink. Geniale Zutat für eine All-you-can-eat-Pfanne: Pilze in Scheiben schneiden, mit einem dicken Bund Petersilie in der Pfanne in Olivenöl dünsten. So wenig braucht Glück. Lecker!!!!! Natürlich darf man abwechseln mit Egerlingen, Pfifferlingen, Shiitake-Pilzen, Steinpilzen, Austernpilzen, Kräuterseitlingen und anderen. Wer sich auskennt, geht in den Wald zum Pilzefinden: Braunkappe, Parasol, Krause Glucke …

Chiasamen Superfood. Regt die Verdauung an wie Leinsamen – putzt den Darm durch und entgiftet. Hält viel länger vor als Leinsamen und liefert noch mehr Omega-3s. Dazu: wertvolles Eiweiß, Unmengen Ballaststoffe, dreimal so viel Eisen wie Spinat und sechsmal so viel Kalzium wie Milch. Ist reich an Kalium und Magnesium und als Antioxidans noch dreimal wirkungsvoller als Blaubeeren. Ein Löffel davon im Greenie hält bis zum Mittag satt! Chia wirkt sich positiv auf den Insulinspiegel aus. Senkt den GLYX einer Mahlzeit. Chiasamen lässt man mindestens zehn Minuten quellen. Man kann ihn supergut ins Brot verbacken. Selbst gemachtes Chia-Gel hält sich im Kühlschrank 4 Wochen. Dafür 1 Teil Chia in 6 Teilen Wasser einweichen. Mindestens 10 Minuten quellen lassen.

Chicorée Ein toll schmeckender Vertreter für Bitterstoffe. Man schnipselt sich einfach einen Salat aus einer Staude Chicorée vor der All-you-can-eat-Mahlzeit, das bringt Magen und Darm schon mal auf Trab. Schlicht und einfach mit einer Essig-Senf-Öl-Salz-Pfeffer-Vinaigrette. Beim Einkaufen drauf achten: Je grüner die Spitzen, umso mehr gesunde Bitterstoffe (siehe Kasten).

EXTRA

BITTER REGT AN: Es kitzelt das vegetative Nervensystem, bringt den Stoffwechsel in Schwung, lässt Magen und Darm kräftig arbeiten. Bitterstoffe wirken leicht abführend, beugen Blähungen vor und hemmen Gärungs- und Fäulnisprozesse im Darm. Sie fördern auf sanfte Weise die Ausscheidung von Giftstoffen, von Wasseransammlungen. Und bitter macht, so zeigen viele Studien, schlank. Ganz nebenbei. Gute Bitterstofflieferanten: Artischocke, Brokkoli, Chicorée, Endivien, Feldsalat, Grapefruit, Kohlrabi, Radicchio, Rauke, Rosenkohl und Wildkräuter wie Löwenzahn, Gänseblümchen. Aus der Massenware werden Bitterstoffe immer mehr weggezüchtet, deshalb: Biogemüse kaufen, da sind die Stoffe noch drin. Oder aus Biosaatgut selbst ziehen!

Chili regt die Fettverbrennung im Körper an. Capsaicin heizt dem Stoffwechsel ein, erhöht die Körpertemperatur, regt den Grundumsatz bis zu 2,5 Prozent an. Deswegen rümpfen Fettzellen auch über die Pasta arrabbiata und die scharfe Tomatensuppe die Nase. Das Capsaicin der Chilischote kurbelt den Fettstoffwechsel an – und lockt über den Gaumen Endorphine. Die Glücksdrogen des Körpers. Chili-Öl sollte man immer zu Hause haben: 1 TL Chiliflocken oder 3 getrocknete rote Chilischoten zerkleinert in eine Viertelliterflasche (250 ml) geben. Mit 250 ml kalt gepresstem Olivenöl auffüllen und verschließen. An einem kühlen, dunklen Ort eine Woche ziehen lassen. Ab und zu schütteln.

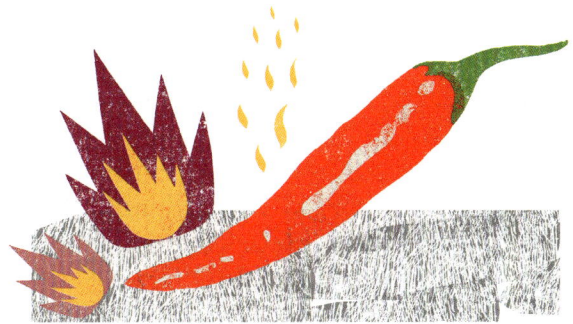

Chinakohl Etwas für Kohlverächter: Er hat den typischen Geschmack und die blähenden Eigenschaften bei seinen Vorfahren zurückgelassen. Liefert viel vom schlank machenden Vitamin C und viel Folsäure. In den Fatburner-Salat schnippeln.

Chufas Bitte entdecken! Seit ich die Erdmandeln das erste Mal in meinem Joghurt hatte, gehören sie zur Standard-GLYX-Ausstattung. Die süßen Knöllchen, auch Tigernüsse genannt, gibt's ganz oder in Flocken (im Reformhaus). Machen xunt süß! Und senken noch dazu den Blutzuckerspiegel. Die kleine gluten- und laktosefreie Wurzelknolle eines Zypergrases wirkt auch noch basisch und liefert jede Menge Ballaststoffe. Heißt: Sie ist reich an Mineralstoffen wie Kalium, Eisen, Magnesium, Zink, regt die Verdauung an. Erdmandeln haben 25 Prozent Fett, zum Großteil gesund, weil ungesättigt.

Dickmilch Mit Laktobazillen angesäuerte Milch. Gut bei Milchunverträglichkeit, weil Laktose zu Milchsäure abgebaut wird. Mit einer großen Portion Beeren, einem Löffelchen Akazienhonig ein wunderbares All-you-can-eat-Dessert. Im Supermarkt selten geworden, im Bioladen und Reformhaus meist erhältlich.

Dinkel Urgetreide und Schlankbeilage. Dinkel ist besonders eiweißreich, liefert viele essenzielle Aminosäuren. Ballaststoffe aus Dinkel blockieren das Fettspeicherhormon Insulin. Dinkel ist mit dem Weizen verwandt (Seite 80). Halbreif geerntet und dann geröstet, wird Dinkel zu Grünkern.

Beide haben einen niedrigen GLYX. Dinkel wie Reis gekocht unbedingt probieren im Salat mit Gemüse.

Ei »Das Ei ist eine geschissene Gottesgabe« – kennen Sie diesen Film? Unbedingt angucken. Und: Sämtliche Eier-Furcht ablegen. Eiweiß im Ei ist wertvoller als ein kleines Steak. Dotter und Eiklar liefern alle Aminosäuren (Eiweißbausteine), die der Mensch braucht, um das Immunsystem zu stärken, Muskeln aufzubauen, die Körperzellen zu reparieren, den Hormonhaushalt in Takt zu halten ... Das Vitamin A im Ei schützt die Haut. Vitamin E hält den ganzen Menschen jung, weil es freie Radikale fängt. Und ein Ei macht auch noch schön. Es liefert Biotin für feste Nägel und glänzendes Haar. Bevor die Kosmetikindustrie teure Haarpackungen verkaufte, tat es das Ei. Das Eisen im Ei bringt mehr Sauerstoff ins Blut, das macht wach und schenkt uns mehr Ausdauer. Und das Zink wappnet das Immunsystem und fördert die Libido. Was ist besser als ein Ei? Zwei Eier im Glas – mit Kräutern.

Erdbeere Besticht mit Lieblingskindheitsaromen und Minuskalorien. Erdbeeren essen und schlank werden – und auch noch schön. Ihre Pflanzenstoffe entschlacken den Körper von Giften, schwemmen Wasser aus, stärken das Bindegewebe und glätten so Cellulite. Erdbeeren haben viel Mangan. Damit produziert die Schilddrüse ihre Stoffwechselhormone, die uns mit Energie aufladen. Mein Lieblings-All-you-can-eat-Rezept: Erdbeeren in Scheiben schneiden, pfeffern, mit Balsamico beträufeln.

Essig 5000 Jahre altes Würzmittel. Superfood-Medizin! Essigsäure regt den Speichelfluss an, fördert die Verdauung, schenkt Energie, regt den Fettstoffwechsel an. Obstessig werden zudem zahlreiche Heilwirkungen zugeschrieben. Wirkt desinfizierend, pflegt den Darm. Übrigens: Essig reguliert den Insulinspiegel. Auch darum macht der Salat vor dem Essen schlank. Oder ein Stamperl Apfelessig mit Wasser verdünnt.

Feige Hält schlank – und fit. Jod aus Feigen gibt dem Stoffwechsel einen Kick. Der niedrige GLYX von 35 passt wunderbar in den Obstsalat. Nur getrocknete Feigen locken viel Insulin.

Fenchel Die Ballaststoffe binden Fett im Darm. Die Aromastoffe Kaempferol und Eugenol kurbeln den Zellstoffwechsel an, wecken fettabbauende Enzyme aus der Lethargie.

Fruchtsaft Frisch gepresste Säfte versorgen uns mit Vitaminen, Mineralstoffen und sekundären Pflanzenstoffen – belasten aber den Insulinhaushalt. Trinken Sie besser Saftschorle: 1 Teil Saft, 4 Teile Wasser. Wenn kaufen, dann Direktsaft. Von Fruchtnektaren sollten Sie die Lippen lassen.

Fruktose Fruchtzucker trickst das Insulin aus. GLYX 20. (Haushaltszucker hat 70). Allerdings sollten Sie auch Fruchtzucker nur selbst dosiert in Maßen genießen, weil sonst die Leber verfettet. Und er mehr Hunger macht. Siehe Seite 19.

Garnelen Ob man sie Crevette, Shrimps, Prawn, Nordsee- oder Riesengarnele nennt – ihr Eiweißgehalt ist hoch, der GLYX niedrig. Essen und schlank werden.

Geflügelfleisch ist fettarm und eiweißreich, liefert den Baustoff für die Muskeln. Das Fleisch von Hühnern, Puten und Straußen sowie das meiste wilde Geflügel (Fasan, Wachtel und Rebhuhn) ist besonders fettarm. Wer abnehmen will, verzichtet auf die Haut von Ente oder Huhn: Darin versteckt sich viel Arachidonsäure, die schlechte Eicos (Seite 60) lockt und außerdem dick macht.

Gemüsesäfte Prassen frisch gepresst mit Vitalstoffen, geizen mit Kalorien. Noch besser als Smoothie mit den Ballaststoffen.

Giersch Unkraut? Nicht im Mittelalter. Da galt er als Heilpflanze gegen Gicht, Arthritis und Rheuma. Wirkt heute noch krampflösend, entgiftend und blutreinigend. Die jungen Blätter taugen wunderbar als Salat – und passen hervorragend in den Greenie. Die älteren Blätter kocht man wie Spinat. Reich an Kalium, Vitamin C, Carotin, Eisen … Wächst überall am Wegesrand. Nicht den nehmen, wo auch Hündchen ihr Beinchen …

Gojibeere Die rote Schale der Glücksbeere birgt ein nobelpreisverdächtiges Päckchen an Vitalstoffen. Drum gilt sie in der Traditionellen Chinesischen Medizin als Heilmittel und Jungbrunnen. Eine Liste der unzähligen bioaktiven Gesundheitsstoffe, die wunderbar unseren Ess-Alltag aufpeppen, würde sich lesen wie der Beipackzettel einer Multimultimultivitalstoffpille. Die Gojibeere könnte in der Apotheke verkauft werden! Weil sie noch dazu superlecker ist, mischen wir sie ins Müsli.

Grapefruit Wenn Sie vor dem Essen eine halbe Grapefruit löffeln, senken Sie die Fettwerte im Blut, weisen das Insulin in seine Schranken, heizen mit Vitamin C und Bitterstoffen (Kasten Seite 72) den Fettpolstern ein. Achtung: Es gibt Wechselwirkungen mit Medikamenten. In dem Fall mit dem Arzt sprechen.

Gurke Für die Schönheit von innen: kaum Kalorien, dafür reichlich Mineralstoffe wie Kalium, Kalzium und Eisen. Gurken schwemmen Wasser aus dem Körper und fördern die Durchblutung. Schmeckt nicht nur im Salat, sättigt auch wunderbar im All-you-can-eat-Gemüse-Eintopf.

Haferflocken Hafer sorgt für Leistungskraft und niedrigen Cholesterinspiegel. Und der passt ins All-you-can-eat-Müsli, weil der Zuckerspiegel im Blut niedrig bleibt. Und: Haferflocken liefern mehr Eiweiß, Kalzium und Schlank-Fettsäuren als andere Getreidesorten.

Hanfnüsse Die kleinen Samen der Hanfpflanze gelten als Superfood, schmecken aromatisch nussig. Und versorgen den Körper optimal mit den Omega-3s. Erspart den Lebertran, die Fischöl-kapsel im Müsli … Hanfnüsse lassen die Muskeln wachsen, wichtig für die Fettverbrennung. Denn sie enthalten 22 Prozent hochwertiges Eiweiß und acht essenzielle Aminosäuren. Und zwar in der für uns am leichtesten aufnehmbaren Form. Passen ins Müsli, in den Kuchen, über den Salat … Auch Hanföl passt wunderbar in die All-you-can-eat-Küche.

Haselnuss Nur her damit: 78 Prozent gesunde Öl-säuren, dazu Faserstoffe, das Zellschutz-Vitamin E und Mangan, das den Energiehaushalt steuert!

Hefeflocken Wahre Vitamin-B-Wunder. Aber Hefe kann nicht nur wunderbar, sondern auch teuflisch sein. Für Veganer sind sie ein Segen. Viele Käse-produkte kann man mit Hefe nachbasteln. Menschen mit Candida sollten Hefe aber meiden. Am schwersten ist es für Hefe-Allergiker. Bäckerhefe, Bierhefe oder Hefeextrakt … wird zur Herstellung vieler Lebensmittel verwendet.

Hering Als Rollmops. Zwei reichen, schon deckt man für eine ganze Woche den Omega-3-Bedarf. Bremst Heißhunger, schlechte Laune und Entzündungen aus. Fisch sollte auch wegen der potenten

Fatburner Eiweiß und Jod häufig auf dem All-you-can-eat-Plan stehen. Für ungetrübten Fischgenuss: im Internet den stets aktualisierten Einkaufsrat-geber für Fisch und Meeresfrüchte von Greenpeace oder WWF nachschlagen. Adresse Seite 170.

Honig Lässt Wunden schneller heilen als jede Salbe. Er süßt mit Mineralien, Vitaminen, Enzy-men und antibiotischen Stoffen. Der schön helle, nach Blüten schmeckende Akazienhonig hat einen niedrigen GLYX, lockt Insulin nicht so stark wie Zucker und hält das LDL-Cholesterin in Schach. Kaltgeschleuderte, heimische Sorten wählen.

Ingwer Die asiatische Heilwurzel verbessert die Durchblutung, kräftigt das Herz und heilt Entzündungen, regt außerdem den Fettstoffwechsel an. Ingwer hilft Magen und Darm bei der Verdauung und wirkt auf beide beruhigend. Schlank-Tipp: Ingwerwasser trinken. Rezept Seite 85. Wenn's mal ganz schnell gehen soll: frisch geraspelten Ingwer mit heißem Wasser übergießen.

Joghurt ist gesund, macht schlank, hält jung und wird mit Beeren gespickt zum süßen Traum, herzhaft mit Kräutern, Senf oder Zitrone vereint zum köstlichen Partner für Gemüsestreifen. Joghurt ist eines der Top-Lebensmittel der All-you-can-eat-Ernährung, weil er täglich genossen Jugend schenkt (darum werden die Menschen auf dem Balkan, die ihn erfunden haben, so alt!) – und den Darm saniert, unser wichtigstes Immunorgan.

Kaffee Zwei Tassen pro Tag – auch als Cappuccino und Milchkaffee: kein Problem. Studien zeigen, dass Koffein die Fettverbrennung antreibt. Einfach die doppelte Menge Wasser dazu trinken (obwohl Kaffee nicht entwässert, wie manche behaupten). Vorsicht: Bei manchen Menschen steigert Kaffee den Appetit, bei anderen gehört zum Kaffee das süße Stückchen.

Kakao Wer Schokolade wie die Mayas trinkt, sprich reines Kakaopulver ohne Zucker, der bleibt schlank: Das ursprüngliche Getränk war nämlich gar nicht süß. Einfach reines Kakaopulver in heißem Wasser oder Milch auflösen.

Kartoffel Kaut man die Kartoffel, zerfällt sie in lauter kleine Zuckermoleküle. Deswegen hat die Kartoffel einen hohen GLYX. Sie funktioniert in der 1-2-3-Formel als italienische Portion: zwei kleine Pellkartöffelchen. Oder als All-you-can-eat-Joker: eine große Portion Pellkartoffeln mit Kräuterquark. Superfood ist die Kartoffel aber nur, weil wir sie so gerne essen – und weil sie basisch ist.

Käse Liefert schlank machendes Kalzium. In der Abnehmphase von Natur aus fettarmen Käse wählen, am besten bio wegen gesünderer Fettsäuren. Gegen ein kleines Stückchen rahmigen Genuss nach dem Essen ist nichts einzuwenden.

Kohl Egal ob grün, weiß, rot, Brokkoli, Blumen- oder Rosenkohl, das medizinische und kulinarische Allroundtalent passt in jeder Sorte wunderbar in die All-you-can-eat-Küche.

Kokosnuss Gilt als Superfood, stärkt die Immunkraft, wirkt antibiotisch, senkt Cholesterin – und entgiftet den Körper. Liefert viel Selen. Das schützt vor Krebs und lockt Psychohormone, die fröhlich und so auch schlank machen. Verwöhnt uns auch mit B-Vitaminen für die Nerven! Können Sie gerne snacken! Auch mal Kokosmehl verwenden. Kokosöl, naturbelassen, nicht gehärtet darf ruhig auch mal eingesetzt werden. Mal! Auf Seite 168 finden Sie einen leckeren All-you-can-eat-Kokosschaum.

Korianderkraut Gegen Gifte im Körper ist ein spezielles Kraut gewachsen: Koriander ist die Ausleitungspflanze schlechthin. Seine sekundären

Pflanzenstoffe lindern auch Magen-Darm-Beschwerden oder chronische Entzündungskrankheiten. Ideal im Koriander-Pesto: 50 g Walnüsse mit 1 Bund Koriander, 3 Knoblauchzehen, 100 ml Olivenöl und 50 g geriebenem Parmesan, 2 TL Zitronensaft, Meersalz und Pfeffer aus der Mühle grob zerkleinert in einen leistungsstarken Mixer geben und zum Pesto verarbeiten. In ein sauberes Glas geben und im Kühlschrank lagern, obenauf immer eine dünne Schicht Olivenöl geben.

Leinöl Seine Omega-3-Fettsäuren halten die Zelle jung. Und sie locken gute Eicosanoide, Gewebehormone, die jede Zelle schützen. Leinöl senkt das Diabetes-Risiko und schützt das Herz. Ein Muss: täglich ein Löffelchen. Auch mal als (leicht abführende) geschrotete Leinsamen genießen.

Leinsamen wirkt dank seiner Schleimstoffe leicht abführend. Und schützt mit seinen Omega-3s Hirn und Herz. Der frisch geschrotete, wirkungsvolle Samen hält leider nur für kurze Zeit im Kühlschrank. Daher immer wieder frisch schroten. Leinsamen ist reich an Omega-3-Fettsäuren. Gehört ins gesunde Müsli, passt in den Greenie, wenn man keine Chiasamen hat.

Linsen Die Hülsenfrucht ist das Fleisch der Vegetarier. Mit viel Eiweiß, wenig Fett, niedrigem GLYX und einer Extraportion Ballaststoffe halten Linsen lange satt. Als Suppe, Eintopf oder Gemüsebeilage genossen, schenken sie viele xunt-Stoffe wie Eiweiß und Nukleinsäuren (lassen Muskeln wachsen), Glykoproteine (senken den Blutzucker), Seifenstoffe (schützen vor Krebs). Getrocknete Hülsenfrüchte am besten über Nacht einweichen. Für Eilige gibt's Hülsenfrüchte vorgekocht und ohne Zusatzstoffe aus der Dose.

Lupine Das Soja des Westens. Kalorienarm, fettarm, laktose- und cholesterinfrei, gensauber liefert der Samen der Wildblume 50 Prozent hochwertigstes Eiweiß, superviele Mineralien und Ballaststoffe. Lupinenproteine senken den Cholesterinspiegel und die Triglyceride. Ihr Mehl passt ins Brot, in Kekse, in Eis. Man kann sie zu Quark aufbereiten und zu Lupinenschnitzel. Vorsicht, Kreuzallergien: Wer Erdnüsse oder Soja nicht verträgt, hat auch mit der Lupine Probleme.

Maitake Der japanische »Tanzpilz«, so heißt er übersetzt, ist in Japan als Speisepilz sehr beliebt. Der Superfood-Pilz reguliert den Blutzucker, beugt Insulinresiszenz vor. Hilft beim Abnehmen, beugt Krebs vor… In Japan kann man ihn frisch essen. Hier gibt's getrockneten Bio-Maitake.

Milchschaum Macht aus Milch mehr, auch optisch! Prima Nascherei für den Süßhunger: Heiße oder kalte Milch aufschäumen, mit Zimt, Kakao, Kokos oder Vanille würzen, wie ein Dessert löffeln.

Nüsse 20 bis 30 g täglich sind Superfood-Medizin. Ungesalzen und unfrittiert, versteht sich. Nüsse sind gut fürs Herz und schonen die Hüften. Sie liefern gesunde Fette, schlank machendes Eiweiß, Ballaststoffe, Vitamine, Spurenelemente und Krebsschutzstoffe. Nüsse haben zwar viele Kalorien, aber der Körper kann Nüsse gar nicht ganz abbauen, und daher bleiben viele Kalorien in den Nusszellen eingesperrt. Besonders gesund ist die Walnuss mit ihren vielen Omega-3-Fettsäuren. Auch mal Mandelmilch im Müsli oder Kaffee probieren! Schäumt gut, schmeckt süß-nussig und macht Zucker überflüssig.

Olivenöl Schutz für Herz und Hüften. Denn das Olivenöl besteht zu 75 Prozent aus der einfach ungesättigten Ölsäure. Die verschont die Fettdepots. Hochwertig (extra vergine) zügelt es den Appetit. All-you-can-eat-Trick: immer vor dem Essen genießen.

Portulak Mit Zitronen-Olivenöl-Vinaigrette einfach lecker. Heißt auch Kuba-Spinat oder Gewöhnliches Tellerkraut. Nah verwandt ist er mit Postelein. Das Winter-Salatgemüse macht null Arbeit, schmeckt mild und ist superxunt. Niedriger Nitratgehalt, reich an Vitamin C, Magnesium, Kalzium und Eisen… Passt in den Greenie!

Quark Guter Eiweißlieferant, besser als Joghurt. Schmeckt gut, ist mehr als gesund: Quark mit Kräutern und Leinöl.

Quinoa Wunderbare Weizenalternative. Sein hochwertiges Eiweiß liefert alles, was der Körper braucht. Das Schlank-Getreide hat einen niedrigen GLYX von 35. Und es ist eine glutenfreie Getreidealternative für Menschen, die an Zöliakie leiden.

Radieschen & Rettich Reinbeißen und schlank werden. Versorgen mit Kalzium, Vitamin C, Kalium, Magnesium, Eisen und Enzymen. Ätherische Öle

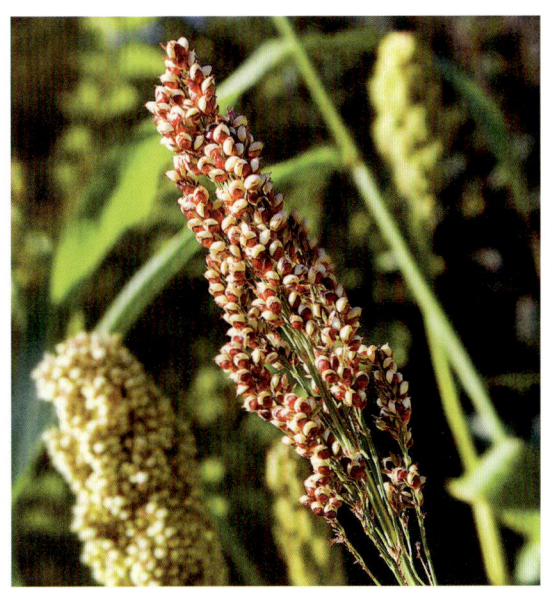

Quinoa war das heilige Korn der Inkas.

bringen die Verdauung in Schwung und schwemmen Wasser aus dem Körper. All-you-can-eat-Tipp: Gehört in den Vorspeisen-Salat.

Reis Natürliches »light«-Superfood. Bevorzugen Sie Naturreis und Parboiled-Reis: mehr Vitalstoffe, niedrigerer GLYX.

Roggenbrot Sauerteig-Roggenbrot ist ein Schlankbrot, weil es einen niedrigen GLYX hat. Es ist bekömmlicher als andere Brote, weil mit Natursauerteig hergestellt. Bitte immer fragen, ob auch wirklich nur Roggen drin ist.

Rotwein Resveratrol heißt der Zauberstoff, der die Blutgefäße von Weintrinkern jung hält. Ein Glas Wein pro Tag passt auch ins All-you-can-eat-Leben. Kann auch Weißwein sein, der enthält aber weniger Resveratrol. Ob rot oder weiß, bitte nur trockene Sorten wählen.

Salz Man meidet das reine Industriesalz (NaCl) und verwendet Meer- oder Kristallsalz, weil diese über 80 Mineralstoffe enthalten.

Schisandra-Beere Der Star der Chinesischen Medizin schenkt Energie oder beruhigt, je nachdem was unsere Seele, unser Körper gerade braucht. Hilft gegen Depressionen, Reizbarkeit, Vergesslichkeit. Putzt die Blutgefäße durch, verlängert das Leben. Gibt's bei uns getrocknet in Bio-Qualität.

Sesamsaat Die Samen pflegen wie Nüsse die Nerven mit essenziellen Fettsäuren, Vitamin B und Magnesium. Ein Löffelchen fürs Müsli, über den Brokkoli, im Salat …

Shirataki-Nudeln Die traditionellen japanischen Nudeln werden aus der Konjakwurzel (ein Aronstabgewächs) hergestellt. Sie enthalten weniger Kohlenhydrate, sind glutenfrei. Gibt's im Asia-Shop.

Sobanudeln Die japanischen Buchweizennudeln schmecken besonders nussig. Leider enthalten sie oft Weizen, es gibt sie aber auch zu 100 % aus Buchweizen. Eine gute Alternative zu Dinkel- und Hartweizenpasta.

Soja (Milch, Joghurt, Tofu) Liefert wertvolles Eiweiß, schützt vor Krebs und Osteoporose. Wer keine Kuhmilch verträgt, hat in Sojamilch einen idealen Ersatz, Seidentofu ersetzt Joghurt und Quark. Aber Achtung: Wer unter einem hormonabhängigen Krebs (Brust, Prostata) leidet, muss mit Soja vorsichtig sein, ebenso wer Schilddrüsenhormone einnimmt.

Sonnenblumenkerne Schützen das Herz und blockieren die Cholesterinaufnahme schon im Darm. Wenn man das Aroma der Kerne verstärken will, kann man sie ohne Fett kurz auf niedriger Stufe in der Pfanne anrösten. Super zu Pilzen, zu Salat, über den Joghurt!

Spargel Die frischen Stangen sind nicht nur eine Delikatesse, sondern auch ein Gesundgemüse. Die Aminosäure Asparagin und Mineralstoffe, vor allem ganz viel Kalium, entwässern das Gewebe, was man deutlich an der harntreibenden Wirkung nach dem Essen merkt. Und: Spargel liefert nur 18 Kalorien pro 100 Gramm. Wirklich eine All-you-can-eat-Stange, ob weiß oder grün. Wenn weiß: die abgeschälten Anteile nicht wegwerfen, sondern im Kochwasser noch ein wenig auskochen und den Sud schlürfen.

Sprossen Die Keimlinge von Getreide, Hülsenfrüchten und Ölsamen genießt man als Eiweiß- und Vitaminpower pur in Suppen, Salaten, Müsli, Wok- oder Eiergericht. Dickes Plus: Der Keimprozess reduziert den Fettgehalt der Samen, gleichzeitig erhöht sich der Eiweißanteil. Gibt's fertig zu kaufen oder als Selbstgezogenes von der Fensterbank.

Stevia Das Honigblatt ist ja als Lebensmittel endlich legal. Die alternative indianische Süße süßt ohne Kalorien. Darum würde ich Stevia immer mit echtem Süß kombinieren (Seite 51). Stevia kann man wunderbar mit Früchten vereinen. Oder es hilft, wenn einem das Löffelchen Vollrohrzucker im Kaffee oder im Tee nicht ausreicht. Bitte nur die grünen Blätter verwenden. Nicht das chemische weiße Pulver.

Tee, grün Der Teeaufguss aus den unfermentierten Blättern des Teestrauches fördert die Verdauung, entgiftet die Leber und hilft dem Organismus, Fette und Abfallprodukte abzubauen. Japanische Forscher stellten fest, dass Catechine aus Grüntee bei Mäusen die Speicherung von Fett im Körper und in der Leber hemmen – und den Energieverbrauch steigern. Um die volle Detox-Wirkung zu entfalten, muss der Tee acht Minuten ziehen. Grünen Tee

Weizengrassaft (siehe Seite 80) ist ein Frühlingsgarten zum Trinken!

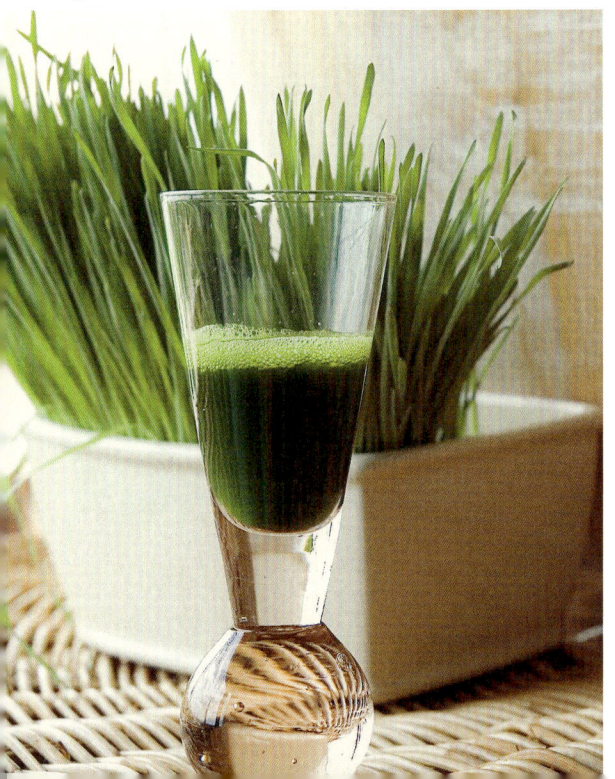

nicht mit kochendem, sondern nur mit auf 70 bis 80 Grad abgekühltem Wasser aufgießen. All-you-can-eat-Faktor: einfach genial!

Tee, weiß Wird aus den ungeöffneten, seidig beflaumten Blattknospen des Teestrauchs gemacht und gilt als der allerbeste, allerfeinste – und allerteuerste Tee der Welt. Man braucht aber nur eine kleine Menge pro Tasse. Gerade entdeckt: Weißer Tee unterstützt den Fettabbau. Und: Weißer Tee programmiert sogar unsere Gene auf schlank. Er verhindert, dass sich aus Präadipozyten, das sind Vorläuferzellen der Fettzellen, die potenten Fettzellen entwickeln. Und die paar, die doch heranwachsen, lagern deutlich weniger Fett ein. So was gehört natürlich auf den All-you-can-eat-Einkaufsplan.

Tiefkühlgemüse und -obst Keine Angst vor der Tiefkühlfee: Die ist nämlich Profi, behandelt Gemüse und Obst sanft. Tiefgefrorenes, ansonsten nicht verarbeitetes oder gewürztes Gemüse und Obst enthält noch viele Vitalstoffe und ist eine gute Alternative, wenn es schnell gehen muss. Es ist auf jeden Fall besser als »frisches« Obst oder Gemüse, das lange transportiert wurde und danach noch lange auf dem Marktstand in der Sonne und zu Hause dann im Korb herumliegt.

Topinambur Kennen Sie nicht? Dann sollten Sie gleich mal ein paar Knollen bei der Gemüsefrau oder beim Gemüsemann holen. Topinambur liefert das Kohlenhydrat Inulin, das den Blutzucker senkt, satt macht und beim Abnehmen hilft. Im Herbst statt Kartoffeln servieren, zubereitet werden sie genauso. Auch als Chips. Man kann sie aber auch einfach gut mit der Gemüsebürste unter kaltem Wasser abbürsten und dann ganz fein hobeln. Passt wunderbar in einen grünen Salat und schmeckt schön knackig und nussig.

Urweizen: Einkorn, Dinkel, Kamut, Emmer sind genetisch noch nicht so stark verändert wie das Gluten im modernen Weichweizen. Menschen, die unter Glutenunverträglichkeit leiden, können oft Produkte aus Urweizensorten essen, ohne dass allergische Reaktion auftreten. Urweizen wird meist biologisch angebaut, enthält einen hohen Anteil an Proteinen, Mineralstoffen, wie Magnesium, Zink sowie Selen und Vitamin B_1, B_2, B_6 und Vitamin E. Produkte aus Urweizen sättigen sehr lange und liefern viel Energie. Unbedingt mal probieren: Dinkel-»Reis«, Kamut-Spaghetti, Einkorn-Flocken, toskanische Emmer-Suppe …

Weizengrassaft Superfood! Passt wunderbar in den Smoothie und ist wie Frühling zum Trinken. Der Saft aus den jungen Trieben enthält 60-mal mehr Vitamin C als Orangen, 50-mal mehr Vitamin E als Spinat, 11-mal mehr Kalzium als Rohmilch und noch vieles mehr. Weizengras zählt außerdem zu den chlorophyllhaltigsten Pflanzen der Erde. Das grüne Farbpigment der Pflanzen vitalisiert, hilft, Körperzellen zu regenerieren, stärkt die Abwehrkräfte, fördert die Blutbildung, sorgt für eine gute Verdauung, entgiftet, schützt vor Krebs, und es lässt uns sogar angenehm duften. Fatburner – und grüne Medzin.

Wildblumen und Wildkräuter wirken basisch, entgiften und entschlacken, zum Beispiel in einer Brunnen- oder Gartenkressesuppe, Kerbelsuppe, Sauerampfersuppe, Bärlauchsuppe. Sie liefern Ballaststoffe, Vitamine, Mineralstoffe – und viele andere gesund haltende Zauberstoffe, die in Pflanzen stecken, von Aroma bis Farbe (etwa Chlorophyll, siehe Weizengrassaft oben). Sie laden jede unserer Körperzellen mit Energie auf und schützen uns vor Krankheiten. Wildblumen wie Löwenzahn, Gänseblümchen & Co enthalten noch alle Bitterstoffe, die aus Gewächshaussalaten längst rausgezüchtet wurden (Kasten Seite 72).

Wild Mager, ungedopt, stressfrei aufgewachsen, mit Kräutern und Gräsern verwöhnt – enthält es mehr glücklich und gesund machende Omega-3-Fettsäuren als Fleisch von Tieren aus Stallhaltung. Wildschwein, Hase, Fasan, Rebhuhn und Wildente sind besonders mager. Wildfleisch liefert dem Körper zudem gut verwertbares Eiweiß, Eisen, Zink, Selen und viele Vitamine aus der B-Gruppe. Damit's noch besser schmeckt: Wacholderbeeren, Piment, Pfefferkörner, Sternanis und Gewürznelken im Mörser grob zerdrücken. Mit Lorbeerblättern und Thymian in eine Teefiltertüte füllen und mit Küchengarn zubinden. So lassen sich die Gewürze leicht aus dem Rehragout oder Hasenpfeffer wieder herausnehmen.

Zimt Heizt dem Stoffwechsel ein und vertreibt Lust auf Süßes. Zimt beugt außerdem nachweislich zu hohem Insulinspiegel, Übergewicht und Diabetes vor. Siehe auch Seite 52, 77.

Zitronengras Ersetzt die Abnehmpille: Das asiatische Gewürz regt den Stoffwechsel an. Der Aromastoff Limonen macht schlank. Schmeckt als Tee – und als Gewürz, dafür längs aufschlitzen und nach dem Kochen herausnehmen oder sehr fein schneiden.

Zwiebel ist reich an Antioxidanzien, unterstützt den Körper bei der Krebsprophylaxe, schützt vor Diabetes, verdünnt das Blut, lässt Pfunde schmelzen und bekämpft Entzündungen. Wie Knoblauch enthalten Zwiebeln Sulfide, die ihre antibakterielle Wirkung mithilfe von Schwefel entfalten. Sie wirken wie ein natürliches Antibiotikum. Eine Untergruppe der Sulfide, die Saponine, stärken zudem das Immunsystem. Rote Zwiebeln enthalten zweimal so viele Antioxidanzien wie ihre gelben und weißen Artgenossen.

SCHLANK IM ALL-YOU-CAN-EAT-URLAUB

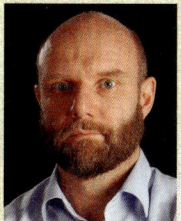

Was tun, wenn man vom Arzt verwarnt wird, weil man 30 Kilo zu viel hat und die Blutwerte ein kurzes Leben weissagen? Man schnappt sich den GLYX-Kompass mit 900 Lebensmitteln und fährt in den Urlaub an ein All-you-can-eat-Buffet nach Djerba. Wie Jürgen Egeling, 46, IT-Fachmann, dem Sie dieses Buch verdanken.

Warum haben Sie ausgerechnet im All-inclusive-Urlaub eine Diät angefangen?

Das war nicht geplant. Ich wog 125 Kilo, hatte hohe Blutfettwerte und schluckte seit Jahren Pillen gegen Bluthochdruck. Dann sagte mein Arzt auch noch: »Jetzt haben Sie Diabetes Typ 2. Sie müssen unbedingt abnehmen, sonst brauchen Sie noch mehr Pillen, müssen bald Insulin spritzen.« Ich sagte: »Geben Sie mir die Pillen.« In der Apotheke erfuhr ich, dass eine Tagesration 5 Euro kostet. Ging zum Arzt zurück und sagte: »Ich probier's.« Er empfahl mir die GLYX-Diät, erklärte mir das Prinzip. Das war die schlechteste Investition seines Lebens. Der Urlaub war gebucht. Ich wollte trotzdem loslegen. Auch unter verschärften Bedingungen, unter den Augen meiner ganzen Familie. Ich glaubte aber nicht daran, dass das klappt: essen, so viel man will, und Gewicht verlieren. Im Hotel gab's keine Waage. Zu Hause dann die Überraschung: glatte 6 Kilo weniger!

Und das an üppigen Buffets?

Ja, ganz einfach: Ich hatte den GLYX-Kompass dabei. Da wird jedes Lebensmittel nach seinem ernährungsphysiologischen Wert gekennzeichnet. Gut ist grün, Mittelprächtiges gelb und Ungünstiges rot. Ich hab mir von den üppigen Buffets nur das Beste geholt. Jede Menge Grünes, ganz wenig Gelbes und vom Roten habe ich nur genascht.

Kann man den Bergen von deftigen und süßen Leckereien widerstehen?

Aber ja. Ich hatte nie das Gefühl, auf etwas zu verzichten. Morgens ließ ich mir Eier lecker zubereiten, dazu nahm ich etwas Roggenbrot. Mittags und abends holte ich mir Salat, Gemüse, herrlichen Fisch und Scampi, gegrilltes Hühnchenfilet, es schmeckte wunderbar. Zum Nachtisch gab's Obst. Meine Kinder langten natürlich kräftig zu bei den süßen Sachen. Da gab es so Mini-Krapfen, die fand ich auch toll. Aber ein kleines Stück davon hat mir schon genügt. Es ist seltsam, wenn man sich anders, gesünder, ernährt, verändert sich der Geschmack. Man mag vieles einfach nicht mehr.

Wie ging es nach dem Urlaub weiter?

Ich bin dabeigeblieben. In den folgenden drei Monaten purzelten weitere 15 Kilo. Insgesamt habe ich in drei Jahren 36 Kilo verloren. Meine Hosengröße ist von 44 auf 32 geschrumpft. Medikamente brauche ich keine mehr. Ich bin total fit, mache viel Sport. Früher hätte ich höchstens einen Liegestütz hinbekommen, heute schaffe ich 40. Ich jogge, mache Krafttraining. Das alles tut mir sehr gut. Es stärkt das Selbstbewusstsein. Und das macht glücklich.

Danke für dieses wundervolle Gespräch …

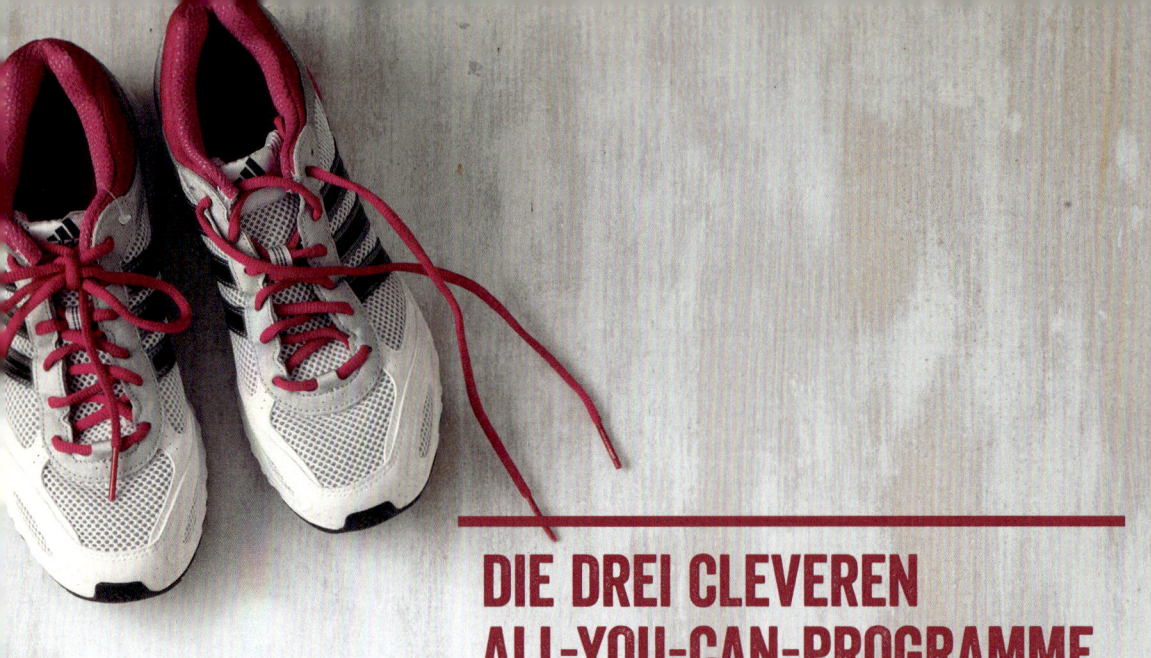

DIE DREI CLEVEREN
ALL-YOU-CAN-PROGRAMME

Nur jeder Zehnte bewegt sich genug. Alle anderen riskieren halt, dass sie schnell krank, alt, dick, unglücklich werden. Ja, ist so. Bewegen ist süße Medizin für den Körper und die Seele. Und die Kraft der Vibration vertreibt Fettmoleküle. Allerdings nur, wenn die Entgiftunsorgane nicht überfordert sind. Wer abnehmen will, muss gleichzeitig detoxen. Mit Bitter, mit Basenvollbad, mit Brummen ... Und die einzig richtige Antwort auf den Dickmacher Stress ist: Atme tief und regelmäßig! Mehr dazu im kleinen Relax-Programm.

Fett verbrennen, entgiften, entspannen: Das machen Sie also ganz einfach mit den folgenden drei kleinen Programmen:

All-you-can-burn-Programm

Seit 30 Jahren beschäftige ich mich nun mit der Gesundheit und mit einfachen Gesundheitsrezepten – die wenig Zeit kosten, weil ich selbst keine habe. Die in den Alltag integrierbar sind. Freilich werden sie immer ausgefeilter, besser ... es gibt ja Menschen, die mit dem Alter klüger werden. Und ins Buch kommt nur, was ich klug und gut finde. Also: Wer all you can eat macht, braucht freilich auch ein All-you-can-burn-Rezept. Und das ist einfach.

Gehen Sie raus laufen oder walken Sie, tun Sie das täglich. Eine halbe Stunde lang. Keine Zeit? Sie haben jeden Tag 48 halbe Stunden, also können Sie ein Achtundvierzigstel Ihrer Zeit in Bewegung investieren. Das kann jeder. Und wer sich, seinen Körper ein wenig länger behalten will, endlich dynamisch sein will, sich gut fühlen will, fröhlich sein will, leistungsfähig, kreativ ... der sollte das tun. Schlicht und einfach 30 Minuten in Bewegung investieren. Dann tut er nämlich auch gleichzeitig was gegen Übergewicht, Arthrose, Alzheimer, Diabetes, Herzkrankheiten, Schlaganfall, Demenz, Faltentiefe, Cellulite, Rheuma, Migräne, Rückenprobleme, Inkontinenz ...

Bitte ab und zu Sprints einbauen. Ins Laufen, Walken oder auf dem Trampolin … Sich ein bisschen verausgaben. Dann ist das Training intensiver. Der Körper produziert mehr Wachstumshormon, das Fett abbaut, Muskeln aufbaut, jede Zelle jung hält.

Kleines Wundertuch: Mini-Trampolin

Auf dem Trampolin trainiert man Ausdauer und Muskulatur gleichzeitig – von Kopf bis Fuß, durch Überwindung der Gravitationskräfte. Man regt den Lymphfluss an (entgiften muss man sowieso), die Kreativität, baut Muskeln auf, Fett ab und kriegt eine dicke Portion gute Laune.

Und wenn schlechtes Wetter ist, man keinen Park in der Nähe hat, kein Kindermädchen … na, für diese Fälle steht einfach das Mini-Trampolin (1,02 Meter Durchmesser, Klappbeine) zu Hause. Auf dem braucht man dann auch nur 20 Minuten zu trainieren, weil es effektiver ist als joggen. Darauf kann man wippen, walken, joggen, hüpfen, twisten, tanzen … Wer zwanzig Minuten auf dem Trampolin zu ungefähr 130 bpm (beats per minute) tanzt, fordert das Glück für den Tag auf. Studien zeigen: Man fühlt sich weniger angestrengt und kann mehr Leistung bringen. Bitte, bitte einfach mal ausprobieren – Sie sollten niemals nur Worten glauben, sondern auch Ihrem Körper.

Draufsteigen, wippen, walken, laufen, hüpfen, fliegen. Es ist so einfach, macht so viel Spaß – und es gibt nichts Effektiveres im Kampf gegen die überflüssigen Pfunde, im Ringen um mehr Kondition. Eine Multimedizin: Da es das Immunsystem stärkt und den Lymphfluss anregt, lindert Trampolinspringen chronische Krankheiten. Es hilft zum Beispiel bei Hautproblemen, Asthma, Migräne, Rückenschmerzen und Arthrose. Es räumt im Blut auf: Der Insulinspiegel sinkt, die Blutfettwerte verbessern sich. Der Blutdruck normalisiert sich. All das schützt vor Herzinfarkt und Schlaganfall.

Untrainierte und Übergewichtige starten mit einer Minute am Stück – natürlich darf man diese ruhig häufiger am Tag einplanen. Geübte können mit 3 Minuten beginnen, und wer fit ist, startet mit 5 Minuten. Nun hängt man alle zwei Tage eine weitere Minute an, bis man 20 Minuten am Stück trainieren kann. Anfangs verlässt man die Matte nie ganz, sondern hält immer Kontakt mit einem Fuß. Später darf man ruhig auch hüpfen.

Doppelt schwingen: Wer Lust hat, setzt noch eins drauf und kombiniert die Schwingungen von Hanteln mit denen des Trampolins. Dafür braucht man Schwungmasse-Hanteln (XCO), mit Quarzkügelchen oder Granulat gefüllte Röhren. Die bringen Dynamik ins Training. Und Straffheit in die Oberarme. Gleichzeitig schonen sie die Gelenke: Denn sie aktivieren Muskeln, die einen die Bewegung abbremsen lassen, bevor man das Gelenk überstreckt. Außerdem trainieren sie auch tiefere Bauch- und Rückenmuskeln. Man verbrennt 30 Prozent mehr Fett als ohne Hanteln.

➤ All-you-can-burn-Faktor: Schwungmassehanteln auf dem Trampolin sind die klügste Art, Benefit aus 20 Minuten Training zu ziehen. Ein gutes Trampolin ist auf das Gewicht zugeschnitten; gibt's für 50-Kilo-Abnehmer genauso wie für 150-Kilo-Abnehmer (Bezugsquelle steht auf Seite 171). Natürlich hab ich auch über das Training auf dem Mini-Tramp ein Buch geschrieben (Seite 169).

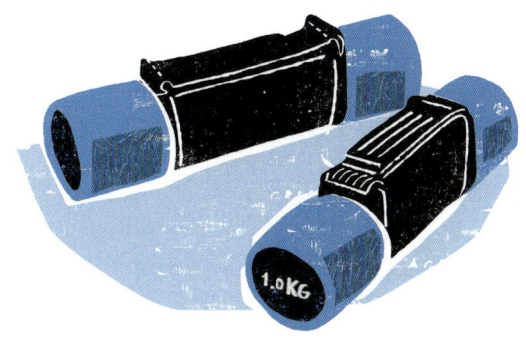

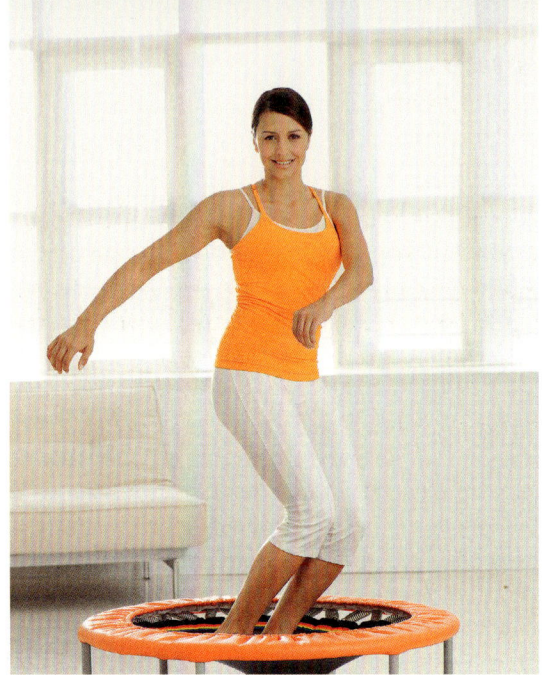

Knie hoch! Das macht auch richtig schöne Beine.

Jetzt lernen Sie 4 einfache Übungen fürs Trampolin. Steigen Sie ohne Schuhe und Socken aufs Mini-Tramp. Bevor Sie mit den Übungen starten, fünf Minuten warm machen: Wippen, walken, laufen Sie einige Minuten – in dieser Reihenfolge. Arme mitnehmen nicht vergessen! Achten Sie auf Ihre Haltung und bauen Sie eine Grundspannung von den Zehenspitzen bis zum Kopf auf. Sie dürfen beim Wippen auch gerne leicht twisten. Die Arme schwingen immer mit.

Für die folgenden kleinen Übungen nehmen Sie die Schwungmasse-Hanteln in die Hand und machen die Übungen abwechselnd so etwa ein bis zwei Minuten lang am Stück. Trainieren Sie insgesamt 20 Minuten. Gerne mit Lieblingsmusik. Am Schluss 2 Minuten ausschwingen. Dann erst runter von der Gute-Laune-Wippe.

1. Flügelschlag: Die Arme auf Schulterhöhe zur Seite strecken. Die Handflächen zeigen nach unten. Nun abwechselnd die Hanteln vor dem Körper kreuzen, dann wieder nach hinten führen. Beim Kreuzen ist mal die linke Hand über der rechten und dann umgekehrt. Das Schwingen der Masse muss deutlich hörbar sein. Das zeigt: Der gesamte Körper hilft mit. Das schont auch die Gelenke. Wenn die Technik stimmt, öffnet und schließt man dazu die Beine wie beim »Hampelmann«.

2. Twist: Twisten Sie zuerst locker auf dem Trampolin, verdrehen Sie dabei ruhig den Unterkörper gegen den Oberkörper. Heben Sie jetzt die Arme über den Kopf und schwingen Sie die Hanteln über dem Kopf von einer Seite zur anderen. Die Bewegung ist richtig, wenn Sie die Füllmasse deutlich hören.

3. Hampelmann: Mit den Beinen nur federn: mit parallel gestellten Beinen, die Knie sind leicht angewinkelt, der Rumpf ist fest. Mit den Armen den klassischen »Hampelmann« machen – die Hände zuerst an die Oberschenkel, dann schwungvoll über dem Kopf zusammenführen und so weiter. Sicherheits-Abstand zwischen den Hanteln halten, damit Ihre Hände nicht aneinanderprallen. Hören Sie die Füllmasse der Hanteln? Dann stimmt der Schwung. Ist die Bewegung fließend, dann zusätzlich Beine öffnen und schließen.

4. Kniehub: Laufen Sie mit hohem Kniehub auf dem Trampolin und setzen Sie die Hanteln ein. Lassen Sie die Arme aus den Schultern mitschwingen. Die Ellenbogen bleiben dabei fest. Erst das linke Knie heben und den rechten Arm, dann umgekehrt, immer im Wechsel.

All-you-can-detox-Programm

Wer nicht entgiftet, kann auch nicht abnehmen. Die Entgiftungsorgane sind mit all dem Sondermüll, den das Fettgewebe in den Stoffwechsel schickt, völlig überfordert. Die sorgen dann dafür, dass das Fett mit seinem Gift auf den Hüften bleibt.

Fettlösliche Gifte wie POPs (*persistent organic pollutants*, langlebige organische Schadstoffe), Insektizide, Pflanzenschutzmittel, Dioxin, Schwermetalle ... reichern sich nämlich in unseren Fettgeweben an. In den Zellwänden, im Nervensystem, im Gehirn, auf den Hüften.

Und Sie, ja, Sie jammern, dass Sie müde sind, keine Energie haben, die Haut grau ist, der Waagenzeiger unbeweglich. Tja, kein Wunder: Trägheit ist ein Mittel, mit dem der Körper das Abnehmen stoppt, um den Organismus vor der Giftflut zu schützen. Und die endet manchmal sogar in chronischer Müdigkeit.

Also: Einfach mal wieder entgiften. Das weckt. Das macht fröhlich. Das macht eine wunderschöne Haut. Das macht gesund. Und das macht schlank. Tun Sie das bitte auch während Ihrer All-you-can-eat-Diät. Keine Diät funktioniert ohne Entgiftung.

Auch hier: 30 Jahre Wissen auf ein paar Zeilen zusammengefasst. Zu einem Detox-Unterstützungsprogramm. Und wer mal richtig ausgiebig detoxen will, der besorgt sich das kleine Büchlein von mir (Seite 169). Hier sehen Sie jetzt erst einmal die 6 kleinen Detox-Wunder:

1. Greenie: die grüne Medizin. Detox pur. Ein Greenie schmeckt lecker, macht schön, hält jung, schenkt Energie und versorgt jede Zelle mit lebenswichtigen Vitalstoffen – so dass wir satt sind. Uns nicht mehr ständig auf die Nahrungssuche machen. Ein Gemüsekorb zum Trinken, je kräftiger die Farbe, desto vital. Der Mixer hat die Zellen aufgeschlossen, so dass wir voll in den Genuss der grünen Detox-Medizin kommen (siehe Interview Seite 40). Das Chlorophyll (Blattgrün) von Salatblättern, Gurke, Rauke, Selleriegrün, Lauch, Kresse ... ist ein Super-Antioxidans und entschärft Schwermetalle. Sekundäre Pflanzenstoffe schützen vor Krebs und verlangsamen die Zellalterung, bringen die Darmbesiedlung auf Vordermann. Das leckere Grün liefert jede Menge Bitterstoffe (siehe unten) und all die Mineralstoffe und Pflanzenstoffe, die den Körper schön basisch machen. Mehr im Interview Seite 20, Rezepte ab Seite 107.

2. Basenvollbad: magisches Wohlfühl-Ritual.
Unser Detox-Liebling Nummer 2: das Basenbad mit Basenpulver, das Mineralstoffe enthält wie Magnesium, Kalzium, Eisen, Zink, Mangan. Weil es entspannt, weil es streichelt, weil es samtweiche Haut schenkt – und natürlich auch entgiftet. Die müde und krank machenden Säuren aus Körper, Muskeln und Gewebe begeben sich Richtung Badewasser, solange das basisch ist. Nennt man Konzentrationsausgleich oder osmotisches Prinzip. Ein pH-Wert von über 8 entzieht auch Pilzen die Grundlage, die mögen es zwischen 3,5 und 5,5.

Sie dürfen also ruhig 2- bis 3-mal die Woche in der Badewanne abtauchen, denn so ein Basenvollbad entfettet die Haut nicht. Im Gegenteil, es regt die Selbstfettung der Haut an, auch die Durchblutung und hilft gegen Cellulite und Hautunreinheiten, unterstützt die Wundheilung. Und viel Schädliches verschwindet aus dem Körper und im Abfluss.

Tipp: Heißes Würz-Ingwerwasser trinken, vor dem Baden. Das beschleunigt die Lösung von Säuren. Das Rezept: 1 Liter Wasser mit 2 Scheiben frischem Ingwer, ¼ TL Kreuzkümmel, ½ Teelöffel Fenchelsamen würzen und 10 Minuten kochen. Kurz vor Schluss 3 Basilikumblätter zugeben.

3. Bitter macht die Leber froh. Bitterstoffe aus Gemüse, Salaten, Kräutern und Tees gehören neben gesundem Eiweiß, basischen Mineralstoffen und Ballaststoffen zur Detox-Grundausstattung. Weil sie exzellente Appetitzügler sind, den Säure-Basen-Haushalt des Körpers harmonisieren, Stoffwechsel und Verdauung anregen, entwässern, die Ausscheidung von Giftstoffen fördern – und eine neue Leber schenken (siehe auch Seite 72). Eine Drei-Wochen-Bitterstoffkur regeneriert alle Verdauungsorgane.

Natürlich bitter: Artischocken, Kohlrabi, Endivien, Brokkoli, Rosenkohl, Radicchio und Chicorée enthalten noch viel von den Bitterstoffen namens Glucosinolate. Wildpflanzen: Bärlauch, Brunnenkresse, Brennnessel, Löwenzahn, Rucola, Wasserlinsen, Sauerampfer, Kerbel, Kapern schmecken super in Suppe und Salat. Eine halbe Grapefruit oder auch mal einen Granatapfel (wen die Kerne nicht stören) vor der Hauptmahlzeit essen oder grünen Tee trinken. Als Dessert: ein Stück Bitterschokolade. Würzen mit Beifuß, Bockshornklee, Eberraute, Estragon, Korianderkraut, Kurkuma (Gelbwurz), Majoran, Oregano oder Salbei.

Bitter passt gut in die Detox-Suppen (siehe ab Seite 110) und in den Greenie.

4. Detox-Brummen: erleichtert die Seele, entgiftet die Zellen. Bewusstes, intensives Atmen hilft beim Entgiften von Körper und Seele. Spüren Sie mal bewusst Ihrem Atem nach, begleiten Sie ihn wachsam durch den Körper. Sie werden merken, dass sich automatisch alles lockert, die Muskeln, das Zwerchfell, Verspannungen. Und jede Zelle jubiliert, weil der Müll, der schon längst überquillt, endlich raus gebracht wird.

Starten Sie jeden Morgen mit dem Detox-Brummen in den Tag. Mit einem Buch auf dem Unterbauch. Tief einatmen, so dass sich der Unterbauch mit

Luft füllt, das Buch sich hebt. Und beim Ausatmen muss es oben bleiben. Hmmmmmm, langsam und gleichmäßig Luft aussummen – bis nix mehr an Luft drin ist im Bauch. Das machen Sie fünf Minuten lang. So helfen Sie Ihrem Körper, Schlacken loszuwerden.

5. Heißes Wasser trinken. Viel trinken schwemmt wasserlösliche Gifte aus dem Körper. Zwei bis drei Liter stilles Mineralwasser oder gutes Leitungswasser, über den Tag verteilt getrunken, unterstützen die Nieren, regen die Verdauung und den Stoffwechsel an. Das funktioniert noch besser, wenn man das Wasser 10 Minuten lang abkocht und heiß trinkt. Probieren Sie es einfach mal aus. Heißes Wasser schmeckt richtig aromatisch und tut gut!

Wer mag, kann auch ein paar Ingwerscheiben oder ein kleines Stückchen Zimtstange mitkochen. Am besten füllen Sie es in eine extra reservierte Thermoskanne und trinken immer wieder mal eine Tasse davon.

6. Ölziehen. Eine ganz einfache, aber ungemein wirkungsvolle Art, morgens die fettlöslichen Gifte dem Waschbecken zu überlassen, ist das Zungenschaben – und das anschließende Ölziehen. So geht's: Morgens 1 EL Bio-Pflanzenöl (Olive, Sonnenblume, Sesam oder Erdnuss) im Mund ein paar Minuten durch die Zähne hin und her ziehen, kauen, so lange, bis es weißlich wird, dann ausspucken. Danach den Mund gut ausspülen und gründlich die Zähne putzen. Das wirkt auch heilend auf die Mundflora und ist damit gut für die Zähne. Toller Nebeneffekt: macht die Zähne auch schön weiß.

Das Waschbecken danach immer gut sauber machen, damit die Gifte auch wirklich auf Nimmerwiedersehen verschwinden.

Ein Basenbad entgiftet doppelt: durch das Basenpulver und durch das Loslassen.

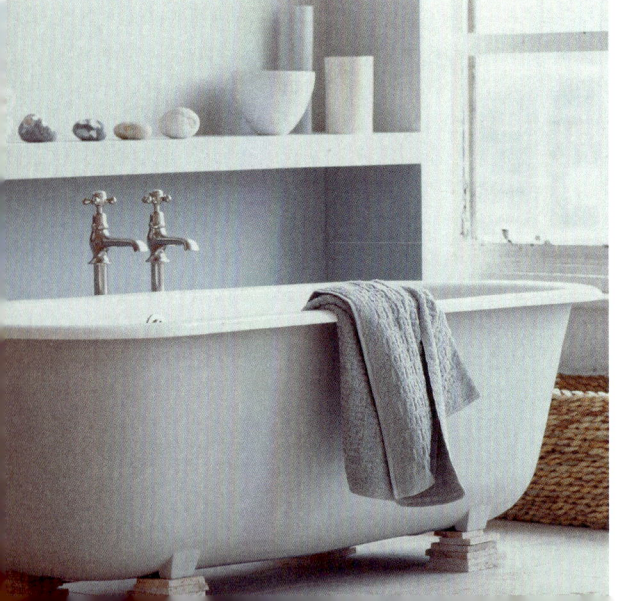

All-you-can-relax-Programm

Sie wissen mittlerweile: Stress wirkt auf die Hüften wie ein Familienbecher Eis. Und hat er uns erst einmal im Griff, regiert er unser Leben. Er taucht ständig auf: mit dem Wecker, mit dem Anblick unseres Nachbarn, der Schlagzeile in der Zeitung, dem umkippenden Kaffee, mit dem Stau, dem Kollegen, dem Computervirus, mit Dauer-Grübeln ... Ständig schießt er in unseren Körper, raubt uns die Luft, schrappt an den Nerven, stoppt die Fettverbrennung. Und zwingt uns, einen Riegel zu essen, ein Keks, eine Pizza, eine Praline, einen Softdrink runterzuschütten ... Zucker packt den Stress in Watte. Kurzfristig.

Wir müssen also gucken, wie wir uns selbst so pampern, dass der Stress nicht ständig in unseren Körper fährt. Das ist Basisarbeit. Funktioniert mit Bewegung: 30 Minuten Bewegung täglich schenken uns Stressresistenz. Und wir müssen gucken, dass – wenn er einmal in uns gefahren ist, dieser Dämon der Neuzeit – wir ihn austreiben. Das geht ganz einfach: mit dem Atem. Mit einer Atem-Achtsamkeits-Übung.

Auch hier wieder 30 Jahre Wissen in eine kleine Übung zusammengefasst. Wer mehr wissen will: Gibt ein spannendes Büchlein. Mit dem Yogix. (Siehe Seite 169). Hier eine Übung.

Der Body-Proof

Die kleine Bewegungsmeditation bringt Sie ganz schnell und unglaublich einfach endlich mal dort hin, wo Sie viel öfter sein sollten: in Ihren Körper. Ins Hier und Jetzt. Sie entstresst wunderbar, baut Stressresistenz auf – und schult in Körperwahrnehmung. Bewegen Sie sich – und tasten Sie im Hier und Jetzt jede Körperregion atmend und aufmerksam auf Verspannungen ab, das schenkt Ruhe und Gelassenheit. Das funktioniert wunderbar auf dem Trampolin oder beim Laufen! Machen Sie das ein paar Minuten. 5 oder 10 – je nach Lust und Stress.

1. Stehen. Stellen Sie sich aufrecht hin. Atmen Sie durch die Nase tief in den Bauch. Fühlen Sie am höchsten Punkt Ihres Kopfes ein imaginäres Seil, das Sie in Richtung Himmel streckt. Die Schultern leicht nach hinten nehmen. Die Körperspannung sanft aufbauen.

2. Gehen. Nun gehen Sie los ... Atmen Sie tief in den Bauch hinein und ganz lang aus, und spüren Sie, wie sich mit jedem Atemzug die Bauchdecke leicht hebt und senkt.

3. Atmen. Jetzt atmen Sie in den kleinen linken Zeh hinein. Weiter bis in den großen linken Zeh. Spüren Sie, was da vor sich geht in den Zehen. Fühlen sie den Boden? Sind sie kalt oder schön warm? Wird alles gut durchblutet?

4. Fahrt aufnehmen. Sie können jetzt losjoggen, auch auf dem Trampolin. Wandern Sie mit dem Atem und den Gedanken weiter. Schicken Sie Ihren Atem und Ihre Aufmerksamkeit in den Vorfuß, in die Ferse ... in die Wade ... in das Bein ... hoch bis zur Leiste. Spüren Sie die Durchblutung, Wärme, und vor allem, ob irgendwo eine Spannung auftaucht. Alles geht leichter.

5. Durchscannen. Spüren Sie so Ihren ganzen Körper: rechter Fuß bis Leiste, Becken und Bauchraum, Po, unterer Rücken und Wirbelsäule. Brustkorb, Schulter, Arme ... Nacken, wie verspannt ist denn der? Kopf, Gesicht. Ist der Kiefer angespannt, die Augen, die Stirn ...? Spüren Sie den höchsten Punkt des Körpers.

6. Fühlen. Zum Schluss fühlen Sie noch mal den Körper als Ganzes. Schicken Sie ihm, jedem Muskel, jeder Zelle, ein Dankeschön, dass sie immer für Sie da sind. Und schütteln Sie sich von oben bis unten ganz locker durch.

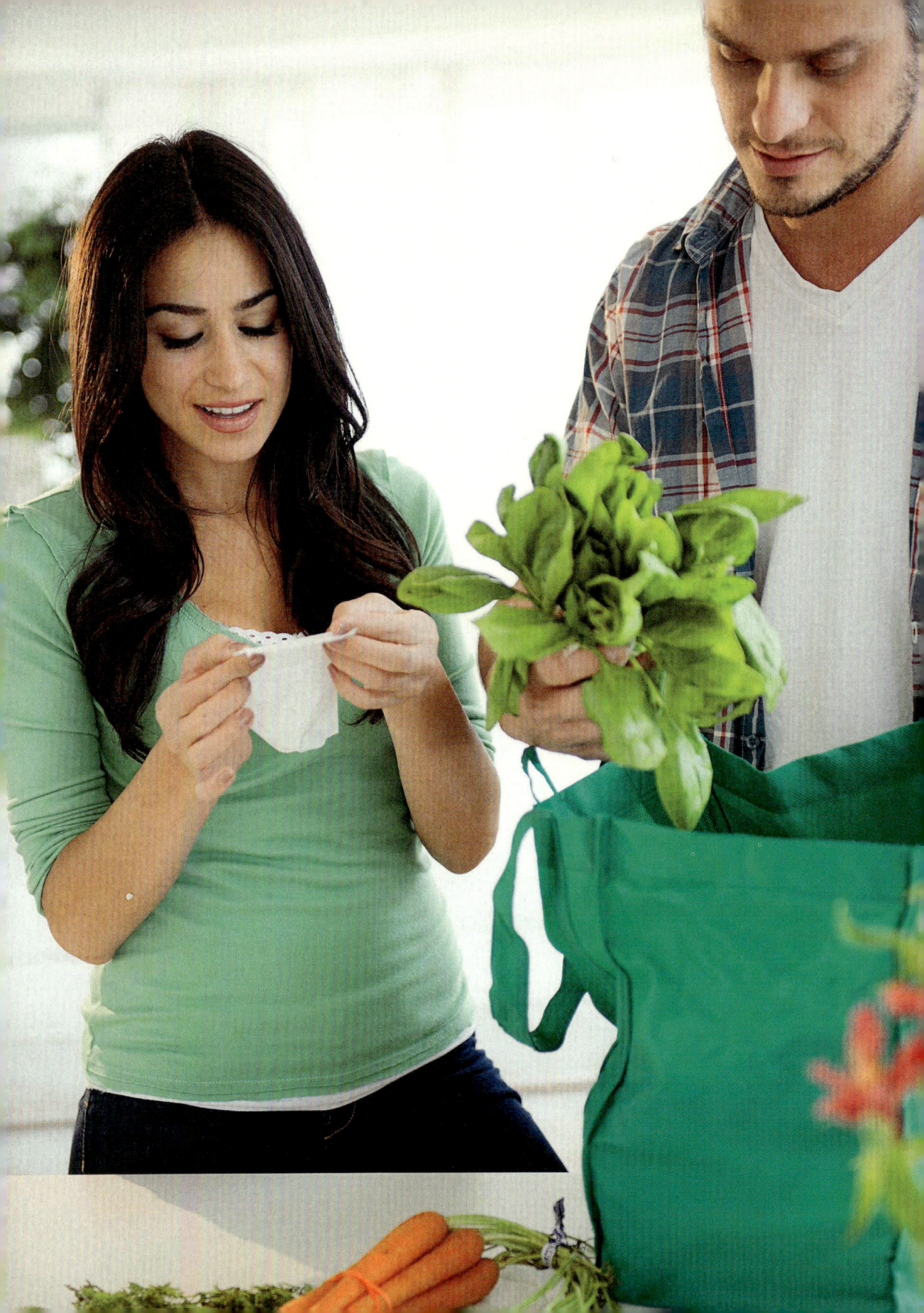

REIN IN DIE NEUE JEANS: DIE ALL-YOU-CAN-EAT-KÜCHE

Schon in wenigen Wochen können Sie viel für sich tun und ein ganz neuer Mensch werden – durch Entstressen, Entgiften, Bewegen und indem Sie gut essen! Starten Sie mit zwei Suppentagen, picken Sie die Rezepte, die Sie mögen, die Ihnen gut tun, aus dem All-you-can-eat-Rezeptbaukasten: Da finden Sie Frühstücke, Snacks, Hauptsachen, Desserts, Smoothies, Quickies ... Lassen Sie es sich schmecken!

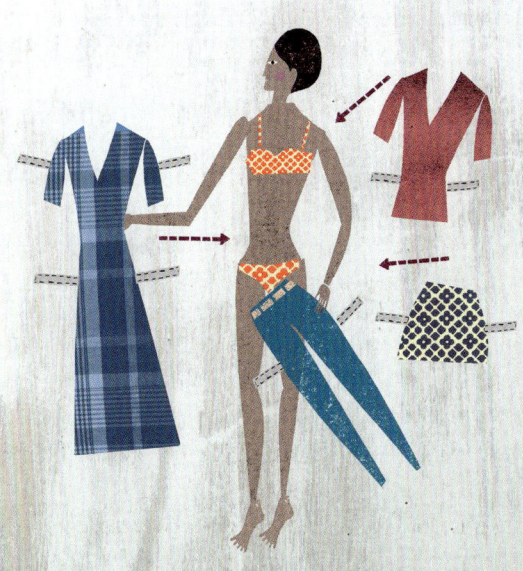

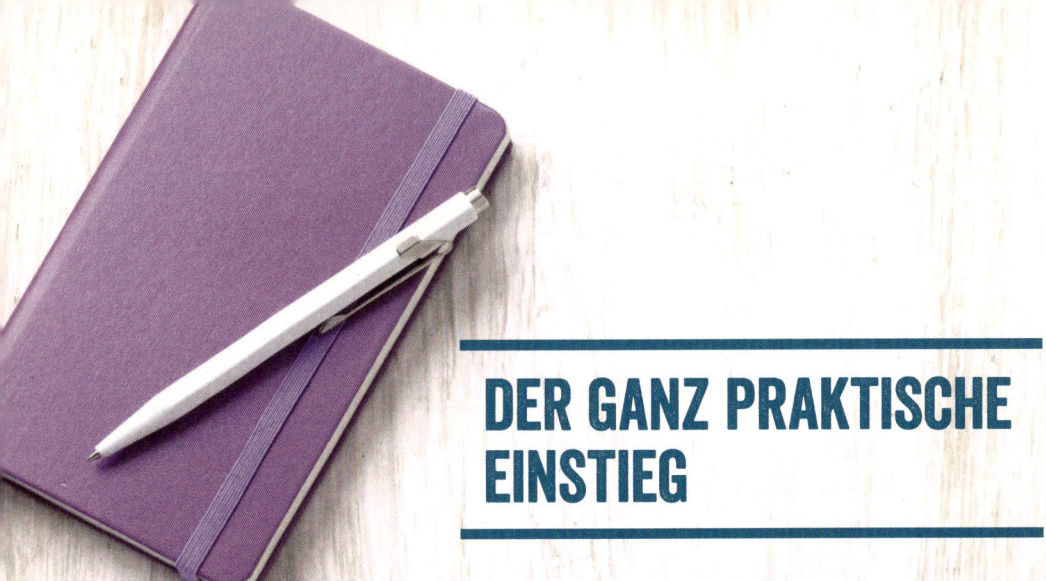

DER GANZ PRAKTISCHE EINSTIEG

11 All-you-can-eat-Grundregeln für einen guten Start

1 Beginnen Sie mit zwei Fatburner-Suppentagen: Entlasten Sie zwei Tage lang Ihren Stoffwechsel, kommen Sie erst mal aus dem Heißhungerkreislauf raus. Die ersten zwei Tage sollten Sie nichts anderes zu sich nehmen als Wasser, Tees, den Greenie und warme Suppe, die Sie auch im Thermo-Maxxl (Bezugsadresse siehe Seite 110) mit sich nehmen können. Die basischen Suppen-Rezepte finden Sie auf Seite 84. Davon sollten Sie essen, so viel Sie können. Zur Abwechslung auch mal püriert. Je mehr, desto besser. Außerdem finden Sie auf Seite 87 das kleine Detox-Programm für jeden Tag.

2 So, nun dürfen Sie vier Wochen all-you-can-eaten. Mit dem Rezepte-Baukasten ab Seite 100. Es dauert nur wenige Tage, und Sie spüren, wie gut Ihnen das tut. Und binnen vier Wochen bekommen Sie auch ein Gefühl für Lebensmittel, die Sie schlank und fröhlich machen, die Ihnen die neu errungene Leichtigkeit des Seins erhalten.

3 Natürlich Sport: Wer abnehmen will, muss sich bewegen. Idealerweise morgens, nüchtern, draußen im Licht. Wer morgens nicht kann, läuft oder hüpft abends. Auch das verbrennt Fett. Auf Seite 83 finden Sie das All-you-can-burn-Programm.

4 Bitte entgiften: Trinken Sie genug Wasser (gerne auch heiß!), mixen Sie sich grüne Medizin, steigen Sie ab und zu in die Basenbad-Wanne, schaben Sie morgens das Gift von der Zunge – und probieren Sie ruhig mal aus, ob Ölziehen nicht auch das Richtige für Sie ist. Kurz, schmerzlos, wirkungsvoll. Detox-Anleitung: Seite 84.

5 Nicht stressen lassen: Auf Seite 87 finden Sie das All-you-can-relax-Programm. Ein kleines Zauberprogramm, das den Stress schon mal ein wenig ausbremst. Eine Übung, die in jeden Alltag passt.

6 Wählen Sie aus dem Rezepte-Baukasten drei Mahlzeiten: ein Frühstück (ab Seite 116), eine leichte Mahlzeit (ab Seite 107) und eine warme Mahlzeit (ab Seite 123). Die beiden Letzteren können Sie mittags oder abends essen, wann Sie wollen. Eine warme Mahlzeit sollte immer sein. Man hat nämlich festgestellt, wer täglich etwas Warmes isst, leidet seltener unter Heißhunger.

7 Nicht hungern: Nicht jeder kann fünf Stunden Esspausen aushalten. Wer nervös wird, findet Snacks für Hungertypen auf Seite 115. Sie dürfen nicht hungern! Das tut weder Seele noch Körper gut. Für Salat, Gemüse gibt es keinerlei Mengenbeschränkung. Die Eiweißportion dürfen Sie auch getrost aufstocken: mehr Fisch, mehr Geflügel, mehr Milchprodukte. Das ist sogar wichtig, wenn Sie viel wiegen und viel Hunger haben. Obst bitte an die Mahlzeit anhängen, zum Frühstück oder als Dessert, zum 1-2-3-Jokern. Zwischendurch-Ideen ohne Kohlenhydrate finden Sie auf Seite 115.

8 **Mut zur Abwechslung:** Die Rezepte vermitteln ein Gefühl für »richtiges Essen«. Wählen Sie aus dem Baukasten, was Ihnen schmeckt, was Sie vertragen. Die einzige Voraussetzung: Sie müssen abwechseln. Essen Sie nicht jeden Tag das Gleiche. In der 1-2-3-Tabelle (Seite 98) finden Sie Lebensmittel zum Austauschen oder um eigene Gerichte zu zaubern. Aber das lesen Sie ja gleich.

9 **Unverträglichkeiten berücksichtigen:** Modernen Weichweizen lassen Sie ja schon weg. Und Ihr Lieblingslebensmittel, das Sie suchtartig essen, ja auch (siehe Seite 28). Wenn Sie weitere Lebensmittel aus den Rezepten nicht vertragen, dann lassen Sie diese weg, ersetzen sie durch gleichwertige – oder Sie picken sich aus dem Baukasten einfach ein anderes Rezept heraus.

10 **Freude teilen:** Wir haben die Rezepte auf doppelte Portion ausgelegt. Wenn Sie als Single ein 2-Personen-Rezept kochen, dann frieren Sie die andere Hälfte ein – oder essen sie am nächsten Tag. Vielleicht brauchen Sie ja auch mehr, um satt zu werden. Zu zweit hat man natürlich doppelt so viel Spaß. Die Gerichte kann man auch für die ganze Familie kochen. Oder wenn Freunde kommen. Multiplizieren Sie einfach die Zutatenmengen mit der Anzahl der Personen.

11 **Schlampertag gehabt – gleichen Sie aus:** Machen Sie einfach weiter. Legen Sie einen NoCarb-Abend oder ein NoCarb-Frühstück ein. Nichts ist eine Katastrophe, alles kann man mit der nächsten Mahlzeit ausgleichen. Vielleicht sogar einfach mal Vitalstoffen pur: mit einem Eiweißshake.

EXTRA

SIE KÖNNEN AUCH ESSEN GEHEN …

BEIM GRIECHEN: Bauernsalat oder Artischockenböden mit Tsatsiki, Fischplatte, im Ofen gebackenen Schafkäse in Tomatensauce – alles ohne Panade und Brot. Fleischgerichte – ohne Kartoffeln, Reisnudeln, Brot. Gebratene oder gegrillte Aubergine und Zucchini. Dazu trockenen Rotwein.

BEIM ITALIENER: gemischte Vorspeisen aus Gemüse, Pilzen, Meeresfrüchten. Salat mit Parmesan. Tomatensuppe. Kein oder wenig Brot dazu essen. Pizza ist tabu. Nudel-Joker (Seite 131) darf man einsetzen. Auch gut: Fisch vom Grill, Saltimbocca. Dazu ein trockener Weißwein. Nachtisch: Früchte, Sorbet. Espresso mit wenig Zucker.

BEIM INDER: Verzichten Sie auf die frittierten Vorspeisen. Halten Sie sich an die Hauptspeisen. Ob Currygerichte, Tofu-Gemüse, Tintenfisch, Huhn, rote Linsen – alle sind Fatburner. Mit einer kleinen Portion Basmati-Reis all-you-can-eat-tauglich. Wenn Sie ein Gemüsegericht essen, dann bestellen Sie ein Lassi (Getränk aus Joghurt) dazu.

BEIM DEUTSCHEN: Als Vorspeise eine Suppe wie Bouillon oder Tomatensuppe. Einen großen Salat, selbst mariniert mit Olivenöl und Essig. Als Hauptgericht Wild, Geflügel oder Fisch wählen, immer ohne Panade. Auch Spiegeleier oder Omelett. Mit einer großen Portion gedünstetem Gemüse, zwei kleinen Kartöffelchen oder einer kleinen Portion Reis. Dazu: Wasser, trockener Wein.

BEIM CHINESEN, VIETNAMESEN, THAILÄNDER: Asiaten kochen »light«. Essen Sie ein Gemüse-, Hühner-, Garnelen- oder Tofugericht mit wenig Reis. Rot zeigt die Ampel bei Frühlingsrollen und süß-sauren Saucen. Bitten Sie, das Glutamat wegzulassen. Trinken Sie grünen Tee, so viel Sie wollen.

BEIM JAPANER: Ideales Fatburner-Restaurant. Miso-Suppe, sauer eingelegtes Gemüse, Algen, roher Fisch, Geflügel, Ei, ein bisschen Reis …

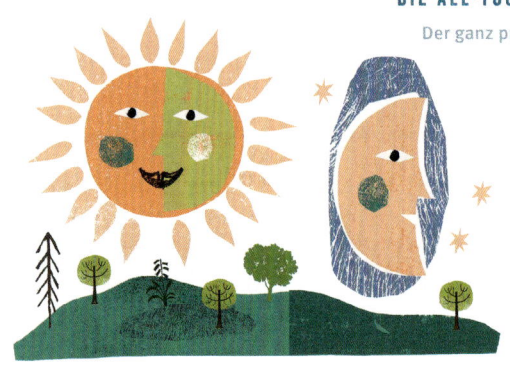

Ihr All-you-can-eat-Tag

So kommen Sie mit viel Energie und ohne Hunger durch jeden Tag!

Jeden Morgen grüne Medizin

Eine halbe Stunde vor dem Frühstück, das Sie vielleicht dann gar nicht mehr brauchen: Trinken Sie einen Greenie. Er hilft nicht nur den Körper entgiften, sondern er versorgt ihn mit all den Heilstoffen, die Grün zu bieten hat. Macht satt: Körper, Geist und Seele. Vor allem wenn Superfood drin ist wie Giersch, Löwenzahn, Feldsalat, Chicorée – und Chiasamen. Rezepte ab Seite 107, Interview Seite 45. Mit einem guten Mixer kostet das drei Minuten, die das Leben um Jahre verlängern. Den Umfang von Bauch und Hüften reduzieren.

NoCarb-Frühstück

Wer morgens die Kohlenhydrate weglässt, Eier im Glas mit Kräutern isst, bleibt im Fettverbrennungsmodus. Bis die Nudeln auf der Mittagskarte stehen. NoCarb-Rezepte finden Sie ab Seite 118. Sie können auch Brot oder Müsli frühstücken (Seite 101) und die Kohlenhydrate dafür abends weglassen.

Vor dem Essen: Gemüse

Ideale Vorspeise, die Sie immer vor jede Mahlzeit schieben können: eine große Schüssel Salat. Die Fatburner-Vinaigrette finden Sie auf Seite 105. Oder Sie essen einen Teller mit Rohkost. Ein Rezept für Gemüsestreifen mit Dip finden Sie auf Seite 114. Natürlich können Sie auch eine Fatburner-Suppe (Seite 110) vorher löffeln.

Gesunde Mittagsversorgung

Wenn Sie mittags nicht zum Kochen kommen oder keine Zeit hatten, sich den Thermo-Maxxl, die Salat-Box zu füllen: In der Salattheke im Supermarkt, in der Bio-Ecke, findet man geputzte Mischungen. Am besten steht das eigene Fatburner-Dressing (Seite 105) im Büro. Als sättigendes Eiweißtopping eignen sich Mozzarella, Schafkäse, Räucherfisch, Thunfisch (Dose), Tofu, Bio-Schinken oder gekochte Eier. Aus frischem Obst (gibt's oft auch geschnitten) und Quark lässt sich in Minutenschnelle ein Früchtequark zaubern. Vollkornbrötchen plus frisches Gemüse plus Käse oder Sojaaufstrich ergeben ein leckeres Sandwich.

Lieber einen Imbiss vom Metzger? Statt Leberkäs oder Bratwurst ein halbes Brathähnchen oder ein Schnitzel plus Krautsalat kaufen. Hähnchenhaut oder Panade entfernen und das pure Fleisch mit dem Salat genießen. Für eine kalte Brotzeit: Roastbeef, Schinken oder Geflügelwurst, Eier, geräucherter Fisch mit einem Vollkornbrötchen.

Dinner-Cancelling? Fällt aus!

Das Abendessen weglassen macht schlank. Allerdings ist das nicht sehr fröhlich. Besser NoCarb: Essen Sie nur Eiweiß plus Vitalstoffe. Fisch plus Gemüse. Geflügel plus Salat. Die NoCarb-Rezepte im Baukastensystem sind extra gekennzeichnet. So haben Sie mit einem kleinen Trick eine 16 Stunden dauernde insulinfreie Fastenphase (siehe Seite 54). Sie sinken nachts in ein Insulintief, das lockt das Wachstumshormon. Das baut Fett ab und Muskeln auf. Tun Sie das aber höchstens dreimal die Woche, weil sich der Körper sonst dran gewöhnt und der Effekt abnimmt. Ideal ist es, wenn Sie das mit dem Frühstück abwechseln.

Lust auf Dessert?

Unsere leckeren Desserts tragen nicht auf, machen aus einer NoCarb-Mahlzeit auch nur eine 1-2-3-Mahlzeit! Die Rezepte finden Sie ab Seite 162.

Die ganze Woche gesund essen

Was Sie zu Hause haben sollten

Das besorgen Sie sich, wenn Sie es in Absprache mit Ihrem Arzt für nötig halten, aus der Apotheke: Vitamin- und Mineralstoff-Präparate, Omega-3-Kapseln (wenn Sie nicht mindestens zweimal die Woche Seefisch essen). Bei starkem Übergewicht kann ein Eiweißpräparat sinnvoll sein (mit möglichst wenig Kohlenhydraten, ohne Aroma- und Süßstoff). Aber bitte nur, bis das Gewicht unten ist. Wenn Sie eine Mahlzeit ausfallen lassen, mixen Sie 20 bis 40 Gramm in einen Shake und essen dazu Gemüse oder Obst. Das dürfen Sie aber nur, wenn Sie jede Stunde Ihr Glas Wasser trinken (siehe Seite 43). Überlebenswichtig: ein guter, kraftvoller Mixer für Ihren Greenie. Bezugsadressen für Eiweiß, Mixer und eine praktische Einkaufszettelhilfe stehen auf Seite 171.

Keine Zeit zu kochen?

Da bin ich Meister. Ein Packerl Gärtnerinnengemüse (geputzt) aus der Tiefkühltruhe mit einem Fisch (entschuppt) aus der Tiefkühltruhe gibt mit 'ner Chilischote und Olivenöl und Kräutern in wenigen Minuten ein wunderbares Wok-Gericht. Fisch, Gemüse, Geflügel, Obst gibt es küchenfertig zubereitet, auch ohne Sauce. Wechseln Sie aber ab mit frischen Produkten, die bieten einfach noch ein bisschen mehr Gesundheit. Ein Fisch in der Pfanne kostet Sie fünf Minuten, ein Stück kurz gebratenes Fleisch oder Tofu nicht viel mehr. Zeitlose finden im Rezeptteil die Extra-Quickies (Seite 144).
Sie können auch einen Quark löffeln, Joghurt oder körnigen Frischkäse mit Obst oder Gemüse. Oder Sie rühren sich einen Eiweißdrink (siehe oben).

Ein Hoch auf die Resteküche

Wenn beim Kochen Gemüse übrig bleibt, schnippeln Sie es in den Salat oder zaubern Sie daraus Rohkoststreifen mit Dip. Essen Sie es am nächsten Tag oder frieren Sie es ein.

Auf Vorrat

Ihr eigenes Brot backen: Das ist ein Erlebnis. Probieren Sie es aus. Und genießen Sie es mit allen Sinnen. Stecken Sie Zeit in Ihr Essen – dann, wenn Sie sie haben. Und genießen Sie, wenn Sie keine Zeit haben. Beides macht Freude. Mehr All-you-can-eat-Vorrat ab Seite 101.

Bio frisch geliefert

Im Internet finden Sie unter dem Suchwort »Bio-Kiste« Höfe und Läden in Ihrer Nähe, die einmal pro Woche eine Kiste Lebensmittel zu Ihnen nach Hause liefern: Milch- und Sojaprodukte, Nudeln, Brot, Käse, Wurst, Fleisch, Obst und Gemüse der Saison – alles, was Sie aussuchen. Das spart viel Zeit. Rechnen Sie einfach mal den Wert der Kalorie aus. Wie viel Gesundheit bringt eine Kalorie mit? Wie viel längeres Leben? Wie viel Fröhlichkeit? Dann ist die Bio-Kalorie auf einmal ganz, ganz billig.

Zum Essen eingeladen

Dem Gastgeber vorher Bescheid sagen, dass man nicht alles essen will. Es kränkt viel mehr, wenn jemand zaghaft im Essen herumstochert. Am Buffet kann man sich sowieso was rauspicken. Natürlich kann man auch alle »Disziplin« vergessen und alles genießen. Am nächsten Tag ausgleichen (Seite 14).

EXTRA

KÜMMERN SIE SICH UM IHRE HUNGRIGE SEELE. Wenn Sie traurig sind, gefrustet, genervt, gestresst, machen Sie bitte etwas anderes als Essen. Dieses Programm »Negatives-Gefühl-nur-essen-hilft« in Ihrem Kopf müssen Sie langsam löschen. Lenken Sie sich ab, mit einem Anruf, auf dem Trampolin oder mit unseren mentalen Übungen ab Seite 87. Spüren Sie die Ursache für negative Gefühle auf. Überlegen Sie, was Sie aktiv dagegen tun können.

XXL-KNOWHOW

KONTROLLE – EIN BISSCHEN: Mehr als ein Kilo die Woche nehmen Sie nicht ab. Das aber soll Fett sein, keine Muskeln. Ob das so ist, erzählt Ihnen die Bioimpedanz-Analysewaage. Sobald Sie Muskeln abbauen, essen Sie zu wenig, kriegt Ihr Körper zu wenig Eiweiß ab – oder zu wenig Bewegung. Sofort ändern! Jedes Kilo Muskeln weniger verändert den Stoffwechsel über Monate hinweg. Zu Ihrem Nachteil!

Noch ein bisschen Mengen-Lehre ...

Die richtigen Mengen finden ist keine Zauberei. Wenn Sie ganz unsicher sind, dann wiegen Sie einfach mal die Beilagen ab, wie viel Menge sind 40 Gramm Nudeln, 40 Gramm Brot, 125 Gramm Linsen, 125 Gramm Beeren ... Das sind die Mengen, die den Insulinspiegel so gut wie gar nicht tangieren. Das brauchen Sie für die 1-2-3-Formel (siehe nächste Seite). Ansonsten reicht ganz einfach Ihr Gefühl. Und Ihre Aufmerksamkeit, die Sie beim Essen ins Bin-ich-schon-satt?-Beobachten stecken. Hier noch ein paar Extra-Tipps.

Wie viel Kohlenhydrat-Beilage?

Das finden Sie gleich am Anfang mal für sich heraus. Schieben Sie die Beilage – Kartoffel, Brot, Nudel und Co – an den Tellerrand und gucken Sie, wie viel Sie davon brauchen, um satt zu werden. Das ist oft weniger, als man denkt. Ansonsten hält man sich an die Mengenangaben in den Rezepten oder in der Tabelle auf Seite 98.

Nudel-Fans ...

... müssen überhaupt nicht verzweifeln. Probieren Sie einfach mal die hellen Vollkornnudeln (italienisch: Pasta integrale). Sie schmecken genauso gut. Nudeln aus Hartweizengrieß haben ebenfalls einen niedrigen GLYX. Die dürfen Sie ja essen, ist kein Weichweizen drin! Außer: Sie vertragen sie nicht. Ruhig auch mal Dinkel ausprobieren, Kamut-, Amaranth- oder Soja-Nudeln. Siehe Superfood-ABC ab Seite 70. Und Pasta-Joker Seite 70.

Auch Obst enthält Kohlenhydrate

Essen Sie nicht mehr als zwei Portionen am Tag. Am besten zu einer Mahlzeit. Oder im Greenie. Zwischendurch höchstens ein paar Apfelschnitze oder ½ Portion Beeren. Wenn Sie morgens zum Frühstück Obst essen, dann kombinieren Sie für die 1-2-3-Formel die doppelte Portion Eiweiß dazu. Und einen Greenie als Vitalstofflieferant.
Wenn Sie nur saures Obst essen (Beeren, Äpfel, Birnen, Zitrusfrüchte), dann liefern die so wenig Kohlenhydrate, dass der Insulinspiegel kaum belastet wird. Und Sie können ruhig noch 3 EL Müsli dazu kombinieren oder ein Roggenbrot. Saures Obst zählt bis 125 Gramm als Vitalstofflieferant (Spalte 3 der Tabelle von Seite 98).

Schoko-Lust

Will die Schokolade nicht aus Ihrem Kopf? Dann lassen Sie sich einen Riegel Bitterschokolade auf der Zunge zergehen – oder stecken Sie Zeit in Ihre eigene kleine Süßigkeit (Rezept Seite 56). Alles, in das man Zeit gesteckt hat, darf man ruhig genießen. Natürlich gilt für Schokolade nicht gerade die All-you-can-eat-Dosis.

Nicht vergessen: all you can eat!

Damit man auf seine sättigenden 2 bis 3 Kilo am Tag kommt, darf jede Mahlzeit mindestens 600 Gramm liefern, proppevoll mit Vitalstoffen. Natürlich zählt auch die Vorspeise, die Suppe, der Salat, der Smoothie dazu. Und natürlich isst man nicht, bis einem schlecht wird, sondern achtet auf sein Körpergefühl: darauf, wann man satt ist. Man darf natürlich auch etwas auf dem Teller lassen. Das sollte man sogar trainieren. Können wenige!

Wichtig: Trink-Regeln

Auf dem Nachttisch steht ein Krug mit Wasser. Vor dem Aufstehen mindestens 0,2 Liter davon trinken – das sorgt für eine geregelte Verdauung! Trinken Sie tagsüber dann jede Stunde 0,2 Liter Wasser. Stilles Wasser fördert das Entgiften. Es kann ruhig aus dem Wasserhahn kommen. Mit einem guten Filter, der regelmäßig gereinigt beziehungsweise ausgetauscht wird, gehen Sie auf Nummer sicher. Sie können tagsüber das Wasser auch mit frischem Zitronensaft oder Minzeblättchen oder Ingwer aromatisieren. Gerne auch heiß (Seite 62)! Oder Sie bereiten sich weißen oder grünen Tee (Seite 79). Meiden Sie alle Getränke, die Zucker enthalten – mit hohem GLYX: Limonaden, Cola-Getränke, Saftgetränke. Verzichten Sie auf Bier (hoher GLYX) und Hochprozentiges. Ein Gläschen trockenen Wein können Sie getrost trinken. Und natürlich grüne Smoothies ohne Ende (Seite 45 und ab 107).

Essigwasser und andere Stoffwechseltricks

Es gibt ein paar Kniffe, mit denen regen Sie den Stoffwechsel an, nehmen ab, ganz nebenbei. Dazu gehört die Posca aus dem alten Rom, sprich: das Glas Essigwasser, gemischt aus 1 Teil Wein- oder Apfelessig und 4 Teilen Wasser, das Sie vor dem Essen trinken. Olivenöl in der Vorspeise, im Salat oder in der Suppe (erst zum Schluss zugeben). Die Chilischote im Essen, die halbe Grapefruit davor. Die Chiasamen im Greenie. Und dieser selbst.

XXL-KNOWHOW

DER REST IST FORM(EL)SACHE. Halten Sie sich an die folgende 1-2-3-Formel. Mithilfe der Tabelle auf Seite 98/99 können Sie auch selbstständig kombinieren. Die Rezepte sind jeweils gekennzeichnet mit folgenden Symbolen:

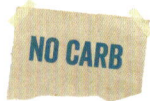

Wie 1-2-3 geht, steht auf der nächsten Seite.

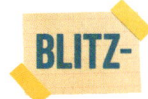

Die NoCarb-Formel lautet: Sie essen so viel Sie wollen von Eiweißlieferant und Vitalstoffbringer – sprich von Spalte zwei und drei – außer Obst. Auch hier gucken Sie, dass die Menge stimmt, der Magen gut gefüllt ist. Gehen Sie davon aus, dass der Körper nur dann gut Fett verbrennt, wenn Sie keine Kohlenhydrate essen. Er braucht kohlenhydratfreie Fastenphasen. Phasen! Ganz weglassen wäre unnatürlich, entspricht nicht unserem Stoffwechsel. Auch der Steinzeitmensch hat sich neben all den Gazellen, Wildschweinen, Fasanen, Fischen auch von Wildgetreide, Wurzeln und Früchten ernährt.

Es reicht, wenn Sie mal abends oder mal morgens die Kohlenhydrate weglassen. Gemüse, außer stärkereiches, fällt dabei immer unter NoCarb. Machen Sie das vier- bis fünfmal die Woche im Wechsel! Mal morgens, mal abends. Dann hat der Körper 16 Stunden lang Zeit, sich mit den Fettpolstern zu beschäftigen. Die NoCarb-Vignette bei einem Rezept bedeutet, dass dieses maximal 20 Gramm Kohlenhydrate enthält, die das Fettverbrennungs-Knöpfchen nicht umlegen.

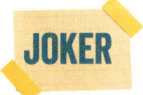

Die **Blitz-Rezepte** von Seite 115 sind zusätzliche kohlenhydratfreie, aber vitalstoffreiche Snack-Ideen für alle, die zwischendurch der Hunger packt.

Die GLYX-niedrigen **Pasta-Joker** auf Seite 132 dürfen zum Einsatz kommen, wenn Sie mal riesige Lust auf einen Berg Kohlenhydrate haben.

Die 1-2-3 Formel

Anleitung: Ein All-you-can-eat-Teller hat in der Regel so 600 Gramm. Die Menge, die, vermischt mit dem Speichel, dann so viel ergibt, dass sie den Magen so dehnt, dass er dem Gehirn signalisiert: »Das reicht mir.« Das reicht aber a) nicht immer und b) nicht jedem. Deswegen kann man seine Portion nach der 1-2-3-Formel selbst vergrößern. Man beginnt bei der 3: mit den Füll- und Vitalstoffen. Beim Salat, beim Gemüse. Wenn man da 200 Gramm draufpackt, darf man 100 Gramm mehr nehmen von den Eiweißlieferanten wie Huhn, Fisch, Käse, Ei, Quark, Soja. Spielen Sie mit den Mengen, nach ein paar Tagen spüren Sie, was Ihr Körper braucht.

Nur die Kohlenhydratportion ist begrenzt. Wer stark übergewichtig ist, darf auch die Kohlenhydratmenge (Spalte 1 in der Tabelle auf Seite 98/99) erhöhen, aber erst, wenn er den Teller aus Spalte 3 und Spalte 2 aufgefüllt hat.

- Orientieren Sie sich an der Menge Kohlenhydrate **1**. Wählen Sie dazu die doppelte Menge an Eiweiß **2** und die dreifache Menge Füll- und Vitalstoffe **3**. Als Basis haben wir die Menge an Kohlenhydraten genommen, die den Insulinspiegel nicht herausfordert. 40 g Brot, 80 g Pellkartoffeln, 100 g gekochte Nudeln oder gekochter Reis (Rohgewicht ca. 40 Gramm) und 125 Gramm Obst und Hülsenfrüchte. Wer nicht wiegen will, achtet auf die optischen Verhältnisse. Beispiel:

  1 100 g gekochte Hartweizennudeln
  2 200 g Garnelen
  3 300 g aus Spalte 3: Feldsalat, Tomaten, Sprossen, 2 EL Olivenöl, 20 g Sonnenblumenkerne

- Das Gar-Gewicht beziehungsweise die optische Menge der Beilagen ist Grundlage der Formel. Beispiel: 40 g Nudeln roh ergeben 100 g gekochte Nudeln, 40 g roher Reis 100 g gekochten.
- Innerhalb einer Kategorie dürfen Sie kombinieren. Beispiel 300 g Füll- und Vitalstoffe: 2 Tomaten und 1 Stück Gurke. Oder 100 g Kohlenhydrate: ½ Banane mit 2 EL Müsli.

- Wichtig: Obst zählt doppelt, als Kohlenhydratlieferant und auch als Vitalstofflieferant.
- Tiefgekühltes und frisches Gemüse (siehe Seite 98!) sind in der Menge gleichzusetzen.
- Der Eiweißgehalt ändert sich, je nachdem ob Sie ihren Teller vegetarisch auffüllen oder nicht. Gut wäre, wenn Sie sich im Mittel an Ihre Eiweißformel von Seite 42 halten. Pi-mal-Daumen reicht wirklich der Blick auf den Teller. Im Fall der Fälle, bei vielen Kilos zu viel oder bei Vollzeit-Vegetariern, bitte mit einem guten Eiweißpulver ausgleichen (Seite 43)! Wenn man mal etwas ohne Eiweißlieferant isst, dann bitte ein Glas Proteinshake dazu kombinieren.
- Trick für Vegetarier: Biologische Wertigkeit von Eiweiß erhöhen durch Kombination von Kartoffel und Ei oder Milchprodukt, Ei und Milchprodukt, Hülsenfrüchte und Milchprodukt. Für Veganer: Um dem Körper viel Eiweiß zu liefern, Mais und Bohnen kombinieren. So kann das Eiweiß besser aufgenommen werden.
- Wer noch hungrig ist, nimmt erst von den Vitalstofflieferanten, dann von Eiweiß – die Kohlenhydrat-Beilage nur eventuell.
- Wer mal eine ganz große Portion Pasta will, macht das mit dem Pasta-Joker von Seite 131. Sie essen von der Spalte 1 der Tabelle auf Seite 98/99 eine riesige Portion. Dann kombinieren Sie das mit mageren Eiweißlieferanten aus der Spalte 2 und nur pflanzlichen Ölen. Klar darf von Spalte 3 dazu, so viel Sie wollen.
- Mit Vorspeise, Gemüsesaft, Smoothie, Suppe und Nachspeise ein wenig spielen, so dass Sie auf genügend Füllstoff und auch Eiweiß kommen. Sie wirklich satt werden. Der grüne Smoothie sollte eh in Ihr Leben einziehen!
- Zucker, Honig & Co als Gewürz einsetzen. Ein Löffel pro Mahlzeit ist erlaubt. Eventuell kombinieren mit Stevia, weil das kein Insulin lockt, aber nur in Kombi mit echtem Süß »artgerecht« ist (siehe Seite 51).

1-2-3 KOMBINIERT

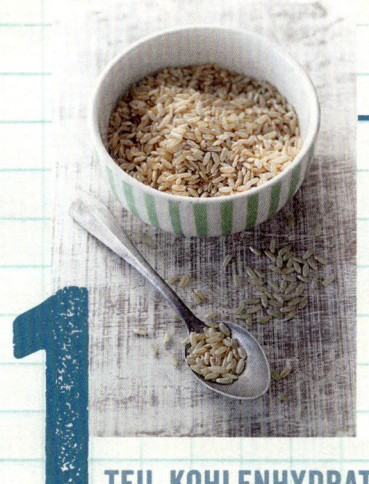

1 TEIL KOHLENHYDRATE WIE REIS, NUDELN, KARTÖFFELCHEN

2 TEILE EIWEIß, WIE FISCH, FLEISCH, MILCHPRODUKTE, TOFU, EI

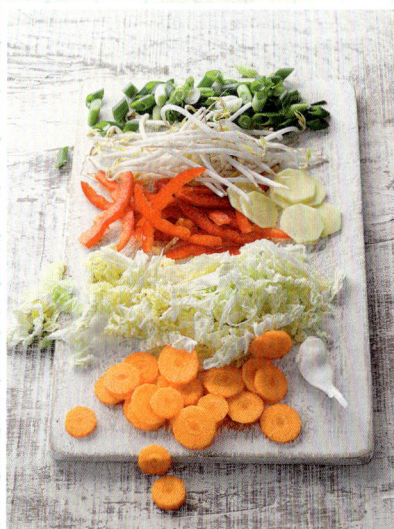

3 TEILE VITALSTOFFE: GEMÜSE, SALAT, PILZE, SPROSSEN, GLYX-NIEDRIGES OBST, DAZU GEWÜRZE, ÖLE, SAMEN, NÜSSE

DIE GROSSE 1-2-3-TABELLE

1 BEILAGEN
Kohlenhydratlieferanten

Brot
40 g, 1 kleine Scheibe
Essener-Brot, Roggensauerteigbrot, Pumpernickel,
Brot aus Getreiden wie Emmer,
Einkorn, Dinkel, Hafer, Soja
(ohne modernen Weichweizen)

Flocken & Co
40 g = ca. 4 EL
Hafer-, Gersten-, Dinkelflocken,
Haferkleie, Reisflocken, Chu-
fas (Seite 73), Quinoa-Pops/
Amaranth-Pops/-Flocken

Reis & Körner
40 g roh = 100 g gekocht
Naturreis, Reis parboiled,
Quinoa, Amaranth, Einkorn,
Dinkel, Kamut, Mais

Nudeln
40 g roh = 100 g gekocht
Pasta al dente (Hartweizen
oder Kamut), Dinkelnudeln,
Glasnudeln (aus Mungobohnen),
Soja-Nudeln (können Sie auch
in doppelter Menge genießen!)

Kartoffeln & Co
Portion = 80 g
Pellkartoffeln, festkochend,
aufgewärmte Kartoffeln (resis-
tente Stärke = Ballaststoffe),
Topinambur

Hülsenfrüchte
1 Portion = 125 g
weiße Bohnen, TK- oder
frische Erbsen, Kichererbsen,
Kidneybohnen, Linsen, Adzuki-
bohnen, Sojabohne, Sojanudeln!
*Hülsenfrüchte (und auch Nudeln
daraus) liefern ihr Eiweiß gleich
mit. Wer will, kann mit einem
Eiweißlieferant aus Spalte zwei
aufstocken. Veganer und Vegetarier können auch einfach mit
der dritten Spalte auffüllen.*

Obst, zwei Portionen am Tag
GLYX-niedrig
1 Portion = 125 g
*Achtung, Sonderrolle: zählt
gleichzeitig auch als Vitalstofflieferant! Lockt kaum Insulin! Darum darf man etwas Honig dazu
kombinieren oder 3 EL Müsli:*
Apfel, Birne, Beeren, frische
Feige, Granatapfel, Guave,
Sauerkirschen, Kumquats,
Zitrusfrüchte, Nektarine, Pfirsich, Pflaume, Quitte, Rhabarber

GLYX-hoch
1 Portion = 125 g
Ananas, Banane, Melone,
Papaya & Co, kleine Stücke
genießen, mit GLYX-niedrig-
Obst kombinieren.

Mit süß würzen
Rohrohrzucker, Apfel-, Birnen-,
Agaven-Dicksaft, Honig, Stevia.
*Ein Löffelchen Honig, Zucker,
Sirup schadet nicht. Wer mehr
braucht, kombiniert mit Stevia.*

2 EIWEISS

Sauermilchprodukte
ca. 150 bis 250 g
Kefir, Molke, Buttermilch,
Dickmilch, Joghurt, Quark
(10 oder 20% Fett) …

Käse
ca. 40 bis 125 g
Frischkäse, Hartkäse (Edamer,
Gouda …), körniger Frischkäse,
Mozzarella, Weichkäse (Camem-
bert, Romadur …), Ricotta, Feta,
Ziegenkäse

Milchproduktalternativen
ca. 150 bis 200 g
Sojadrink, Soja-Joghurt, Tofu
natur, Seidentofu, Räuchertofu,
Tempeh, Mandelmilch, Hafermilch, Lupinen-Tofu, Lupinen-
geschnetzeltes

Aufschnitt
ca. 40 bis 100 g
Putenbrust, Geflügelwurst mager,
Kochschinken, Rauchfleisch,
Lachsschinken, Rindfleischsülze,
Truthahnfleischpastete mager,
Truthahnmortadella

Geflügel & Wild
ca. 150 bis 200 g
Ente, Fasan, Hase, Hirsch,
Huhn (ohne Haut), Pute
(ohne Haut), Rehrücken,
Rehkeule, Wildschwein

Fleisch
ca. 150 bis 200 g

Kalbsfilet, Kalbskotelett, Kalbsschnitzel, Lammfilet, Rinderfilet,
Roastbeef, Rinder-Tatar

Fisch
ca. 150 bis 200 g

Brasse (Dorade), Bückling,
Flunder, Flussbarsch, Rotbarsch,
Forelle, Hering, Kabeljau, Karp-
fen, Lachs, geräucherter Lachs,
Makrele, Sardinen, Schellfisch,
Scholle, Schwertfisch, Seelachs,
Seeteufel, Seezunge, Steinbutt,
Thunfisch, Tintenfisch, Zander

Meeresfrüchte
ca. 100 bis 150 g

Austern, Garnelen, Hummer
(Lobster), Jakobsmuscheln
(ohne Koralle), Krabben, Krebse
(Edel-, Flusskrebse), Langusten,
Meeresfrüchtecocktail, Mies-
muscheln, Venusmuscheln

Eier
à 50 bis 60 g

gekochte Eier, Spiegeleier, Eier
im Glas, Rühreier …

Eiweißpulver
1 EL = 10 g Eiweiß

ein gutes Eiweißpulver, ohne
Kohlenhydrate, ohne Zusatz-
stoffe wie Süß-, Farb- und
Aromastoffe (siehe Seite 43)

3 FÜLL- & VITALSTOFFE

Grüner Smoothie: Zutaten
Sprossen, Blattgemüse,
Blattgrün, Kräuter, Wildkräu-
ter (Seite 40), Fruchtgemüse,
Chiasamen oder Leinsamen und
glyxniedriges Obst

Obst, zwei Portionen am Tag
glyxniedrig, 125 g
*Lockt kaum Insulin! Darum darf
man da ruhig etwas Honig dazu
kombinieren oder 3 EL Müsli.*
Apfel, Birne, Beeren, frische Feigen, Granatapfel, Guave, Sauerkirschen, Kumquats, Zitrusfrüchte, Nektarinen, Pfirsich,
Pflaumen, Quitten, Rhabarber

Sprossen
Sprossen von Alfalfa, Bambus,
Bockshornklee, Radieschen,
Getreide, Soja, Linsen, Mungo-
bohnen

Gemüse, GLYX-niedrig
Artischocke, Aubergine, Avo-
cado, Blattsalate, Bleichsellerie
(Stangen- oder Stauden-),
Blumenkohl, Brokkoli, Chicorée,
Chinakohl, Fenchel, Frühlings-
zwiebeln, Grünkohl, Knollen-
sellerie, Kohlrabi, Lauch, Löwen-
zahn, Mangold, Möhren (roh),
Oliven, Pak Choi, Paprika,
Portulak, Postelein, Radicchio,
Radieschen, Rettich, Roma-

nesco, Rosenkohl, Rotkohl,
Rucola, Salatgurke, Sauerkraut,
Spargel, Spinat, Weiße Rübe
(Navet), Weißkohl, Wirsing,
Zucchini, Zwiebel

Gemüsemischungen (TK), ohne Würzsauce
mediterrane Gemüsemischung,
Asia-Wokgemüse, Bauern-
gemüse, Gärtnerinnengemüse

Kräuter zum Würzen
von der Fensterbank – und
wilde: Bohnenkraut, Brenn-
nessel, Estragon, Giersch,
Liebstöckel, Majoran, Minze,
Oregano, Petersilie, Salbei,
Schnittlauch, Thymian, Ysop,
Zitronenmelisse, Zitronengras …

Pilze
Austernpilze, Champignons,
Egerlinge, Kräuterseitlinge,
Morcheln, Pfifferlinge, Shiitake,
Steinpilze …

Nüsse und Samen
Bucheckern, Cashewnüsse,
Chiasamen, Erdnüsse, Hasel-
nüsse, Kokosraspel, Kürbiskerne,
Leinsamen, Macadamianüsse,
Mandeln (süß), Mohnsamen,
Paranüsse, Pekannüsse, Pinien-
kerne, Pistazienkerne, Sesam,
Sonnenblumenkerne, Walnüsse

Pflanzenöle
Leinöl, Rapsöl, Olivenöl, Nussöle

Sonstiges
Gemüsebrühe, Gemüse-Chips,
Gemüseflocken

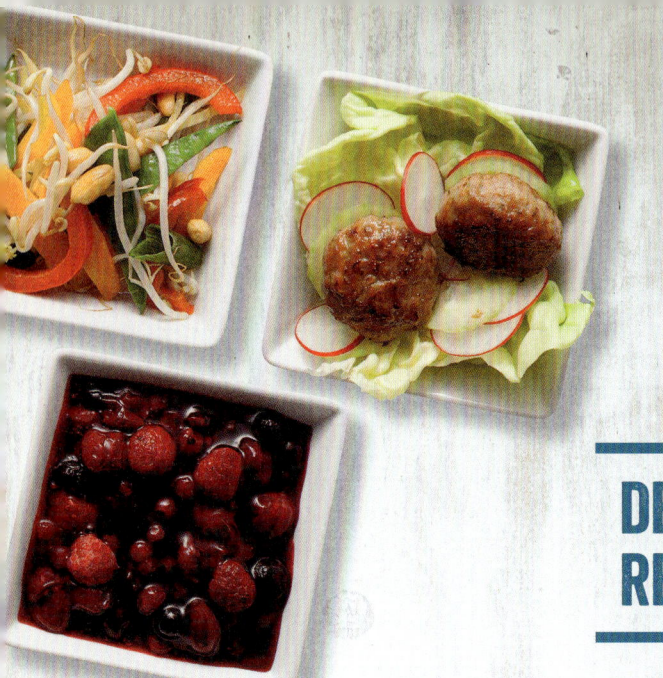

DER ALL-YOU-CAN-EAT-REZEPTBAUKASTEN

IHR ALL-YOU-CAN-EAT-VORRAT

Rezepte zum Rauspicken: Wir haben neben vielen neuen und ein paar exotischen Rezeptideen auch typische Lieblingsrezepte auf all you can eat getrimmt. Nicht nur Fitness-Salat und Minestrone. Es gibt das Wiener Schnitzel genauso wie ein Hirschragout und Fleischpflanzerl. Wir servieren außerdem im All-you-can-eat-Modus: Pizza, gefüllte Paprika, Rouladen, Nudelsalat, Strammer Max … und freilich auch jede Menge Vegetarisches.

Kleine Helfer über Notzeiten. Am Wochenende gezaubert – und, wenn keine Zeit ist, aus dem Vorratsschrank geholt: Pesto und Sugo arrabbiata für den Pasta-Joker, ein Fruchtaufstrich für das schnelle Eiweißbrot mit Quark am Morgen – oder die herzhafte Variante: der Bohnenaufstrich. Auch das Superfood-Müsli mit Beeren und Quark ist ein unkomplizierter All-you-can-eat-Start in den Tag. Und natürlich gibt es eine wunderbare Fatburner-Vinaigrette, die im Kühlschrank steht und die Ich-bin-satt-Hormone lockt. Sie können sich auch am Arbeitsplatz einen All-you-can-eat-Vorrat anlegen: für die Mittagspause, wenn Sie mal nicht beim Italiener gegrillte Gemüse essen gehen können. Auf unser Eiweißbrot passt prima der Fruchtaufstrich, das Nussmus, der Bohnenaufstrich. Das Superfood-Müsli lässt sich schnell mit einem Naturjoghurt anrühren. Und die Fatburner-Vinaigrette für den Pausensalat sollten Sie eh immer dahaben. Auch die Antipasti von Seite 113 halten sich im Büro-Kühlschrank etwa eine Woche.

SONNEN-EIWEISSBROT

Für 1 Kasten à 20 Scheiben:

300 g Quark | 3 EL Wasser | 3 Eier (Größe M) | 3 EL Sojamehl | 100 g gemahlene Mandeln | 100 g geschroteter Leinsamen | 2 EL Haferkleie | 2 EL Dinkelvollkornmehl | 1 Päckchen Weinstein-Backpulver | 1 TL Meersalz | 1 TL getrocknete italienische Kräuter | 4 getrocknete Tomaten | 4 entsteinte schwarze Oliven | 2 EL Sonnenblumenkerne

Zubereitung: 30 Minuten **Gehzeit:** 15 Minuten **Backzeit:** 40–50 Minuten
Pro Portion (ca. 40 g): 3 g E, 4 g F, 1 g KH

1 In einer großen Schüssel Quark, Wasser und Eier verrühren.

2 Sojamehl, Mandeln, Leinsamen, Haferkleie, Dinkelmehl, Backpulver, Salz und die italienischen Kräuter in einer zweiten Schüssel mischen. Unter die Quark-Ei-Masse heben und mit den Händen sehr gut durchkneten. Dann den Teig abdecken und 15 Minuten bei Zimmertemperatur gehen lassen.

3 Backofen auf 170 °C (Umluft 150 °C) vorheizen.

4 Tomatenfilets und Oliven unter warmem Wasser waschen, mit Küchenpapier trocken tupfen und würfeln. Zum Teig geben und gleichmäßig verkneten.

5 Den Teig auf zwei mit Backpapier ausgelegte Kastenformen verteilen. Die Oberfläche mit etwas lauwarmem Wasser bestreichen und die Sonnenblumenkerne aufstreuen.

6 Die Brote auf der mittleren Schiene 40 bis 50 Minuten backen.

Abwechslung: Statt Sonnenblumenkernen können Sie auch mal Kürbiskerne, Leinsamen oder einen Mix nehmen.

SUPERFOOD-MÜSLI

Grundmischung für ca. 15 Portionen (600 g):

100 g Dinkelflocken | 100 g Roggenflocken | 50 g Haferflocken | 50 g Haferkleie | 25 g Flohsamenschalen | 50 g getrocknete Gojibeeren | 50 g frisch geschroteter Leinsamen | 50 g Hanfnüsse | 25 g Walnüsse | 50 g Erdmandeln (Chufas) | 25 g Kürbiskerne | 25 g Sonnenblumenkerne

Zubereitung: 10 Minuten
Pro Portion (3 EL): 6 g E, 7 g F, 16 g KH

1 Dinkel-, Roggen- und Haferflocken in einer Schüssel mit der Haferkleie, den Flohsamenschalen, Gojibeeren, Leinsamen und Hanfnüssen mischen.

2 Walnüsse, Erdmandeln und Kürbiskerne grob hacken. Zusammen mit den Sonnenblumenkernen in einer Pfanne ohne Fett bei mittlerer Hitze unter ständigem Rühren leicht anrösten, bis sie aromatisch duften.

3 Abkühlen lassen, dann unter die Flockenmischung geben.

4 In einem dicht schließenden Glas am besten im Kühlschrank aufbewahren.

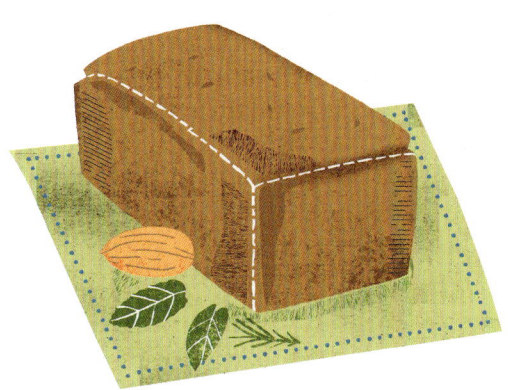

SUGO ARRABBIATA

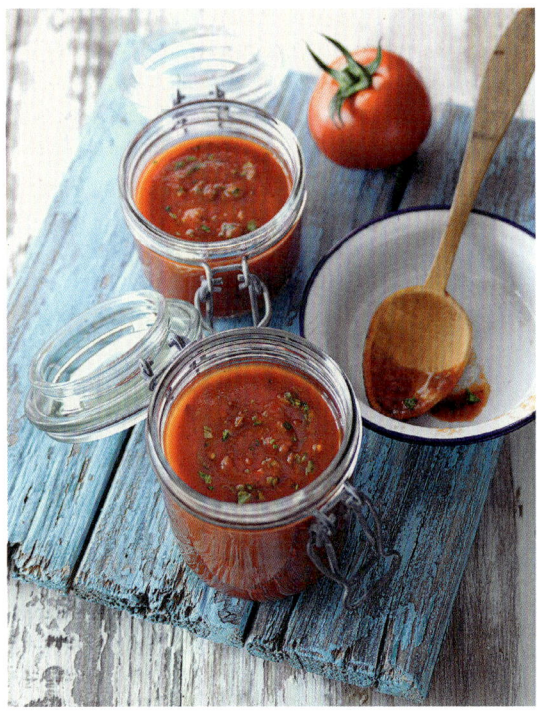

Für zwei Gläser:

1 kg vollreife Tomaten (ersatzweise 2 Dosen à 500 ml geschälte Tomaten) | 3 kleine rote Chilischoten | 2–3 Knoblauchzehen | 2 Stängel frischer Oregano | 1 Stängel frischer Zitronenthymian | 3 Stängel Petersilie | 1 EL Olivenöl extra vergine | 2 EL Tomatenmark | 1–2 EL Rotweinessig | Meer- oder Kristallsalz | Pfeffer aus der Mühle

Zubereitung: 40 Minuten
Pro Portion: 5 g E, 6 g F, 14 g KH

1 Die Tomaten am Stielansatz mit einem scharfen Messer kreuzweise einschneiden. Mit kochendem Wasser überbrühen und häuten. Dann vierteln und das Kerngehäuse mit einem Löffel herausheben. Das Fruchtfleisch (oder die Dosentomaten) im Mixer pürieren.

2 Die Chilis putzen, halbieren und waschen. Für mehr Schärfe die Kerne belassen, für einen milderen Sugo die Kerne ganz oder zum Teil entfernen.

3 Den Knoblauch schälen und ebenfalls fein würfeln. Den Oregano, den Zitronenthymian und die Petersilie abbrausen und trockenschütteln, die Blättchen abzupfen und fein wiegen.

4 Das Olivenöl in einem Topf erhitzen. Knoblauch und Chilis darin unter Rühren glasig dünsten. Die pürierten Tomaten, das Tomatenmark, Oregano, Zitronenthymian und Petersilie zufügen, umrühren, mit Rotweinessig, Salz und Pfeffer würzen.

5 Kurz aufkochen, dann etwa 20 Minuten bei milder Hitze ohne Deckel sanft einköcheln lassen. Dabei hin und wieder umrühren.

6 Die Soße noch heiß in kleine, saubere Schraubdeckelgläser füllen, diese sofort verschließen und auf den Deckel stellen. So abkühlen lassen. Der Sugo hält sich im Kühlschrank zwei bis vier Wochen.

Einfrieren: Sie können die Arrabbiata auch portionsweise in kleine Gefrierdöschen geben und einfrieren.

PESTO GENOVESE

PESTO ROSSO

Für 1 Glas (ca. 300 ml, 10 Portionen):
1 großer Topf Basilikum (80 g Blätter) | 2 Knoblauchzehen | 4 EL Pinienkerne | 2 EL Frischkäse | 2 EL frisch geriebener Parmesan | 6 EL Olivenöl | Meer- oder Kristallsalz | Pfeffer aus der Mühle

Zubereitung: 10 Minuten
Pro Portion (1 EL = 25 g): 2 g E, 9 g F, 2 g KH

1 Die Basilikumstängel abschneiden, abbrausen und trockentupfen, die Blätter abzupfen. Den Knoblauch schälen und grob hacken.
2 Basilikum und Knoblauch zusammen mit den Pinienkernen, dem Frischkäse und dem Parmesan im Mixer pürieren. Das Olivenöl nach und nach zugeben und weiter mixen, bis ein sämiges Pesto entsteht.
3 Mit Salz und Pfeffer würzen, nochmals kurz durchmixen und mit einem sauberen Löffel probieren, eventuell mit Salz und Pfeffer nachwürzen.
4 Das Pesto in ein kleines, sauberes Glas füllen und im Kühlschrank aufbewahren. Bleibt bis zu vier Wochen frisch.

Einfrieren: Geben Sie das Pesto mit einem Teelöffel portionsweise in Eiswürfelformen und frieren es ein. Zum Genießen einfach einen Pestowürfel herausdrücken und in einem EL heißer Gemüsebrühe oder im vorgewärmten Teller auftauen lassen.

Grün, grün, grün: Statt Basilikum können Sie auch Bärlauch, Löwenzahnblätter oder Rucola verwenden.

Für 1 Glas (ca. 300 ml; 14 Portionen):
1 Glas getrocknete Tomaten in Olivenöl (340 g) | 3 Knoblauchzehen | 4 EL Pinienkerne | 4 EL frisch geriebener Parmesan | Meer- oder Kristallsalz | Pfeffer aus der Mühle | Auf Wunsch zum Schärfen: Harissa (Chilipaste mit Gewürzen, vor allem Kreuzkümmel)

Zubereitung: 10 Minuten
Pro Portion (1 EL = 30 g): 2 g E, 15 g F, 1 g KH

1 Ein Sieb auf eine Schüssel stellen. Die Tomaten hineinschütten, gut abtropfen lassen, das Öl auffangen. Inzwischen den Knoblauch schälen und grob würfeln. Anschließend die Tomaten grob schneiden.
2 Die Pinienkerne in einer trockenen Pfanne goldgelb anrösten. Zusammen mit dem Parmesan, Tomaten und Knoblauch sowie 8 EL des aufgefangenen Öls im Mixer pürieren. Mit Salz und Pfeffer würzen. Wer's scharf liebt, würzt vorsichtig mit etwas Harissa.
3 Das Pesto in ein kleines, sauberes Glas füllen und im Kühlschrank aufbewahren. Bleibt bis zu vier Wochen frisch.

Aufs Brot: Das Pesto eignet sich auch hervorragend als pikanter Aufstrich aufs Eiweißbrot (siehe Seite 101).

Picobello: Damit das angebrochene Pesto nicht verdirbt, die Oberfläche glattstreichen, eine etwa 5 mm hohe Schicht Öl aufgießen. Einzelne Portionen immer mit einem frischen Löffel entnehmen.

FRUCHTAUFSTRICH

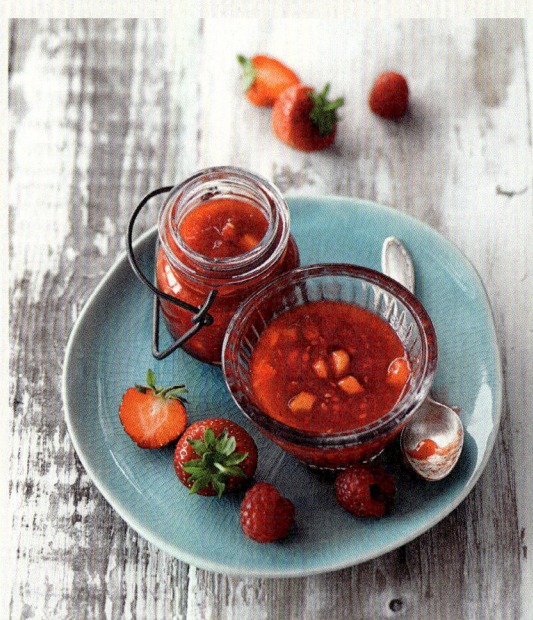

Für 10 Portionen à 30 g:

125 g Beeren (z. B. Erdbeeren, Johannisbeeren, Himbeeren) | 1 kleiner Pfirsich oder 1 kleine Nektarine (ca. 125 g) | 60 g flüssiger Akazienhonig | 1–2 TL Zitronensaft | 1 Prise Naturvanille (Reformhaus) | gestrichener TL Agar-Agar (Reformhaus)

Zubereitung: 25 Minuten
Pro Portion (1 EL = 30 g): 0 g E, 0 g F, 7 g KH

1 Die Beeren kurz abbrausen, vorsichtig trocken tupfen und verlesen. Pfirsich oder Nektarine kurz mit heißem Wasser übergießen, abschrecken und die Haut abziehen.

2 Alle größeren Obstsorten in kleine Stückchen schneiden, mit dem Honig, dem Zitronensaft, der Vanille und dem Agar-Agar in einem kleinen Topf vermischen. Unter Rühren erhitzen, aber nicht kochen, anschließend 10 Minuten quellen lassen.

3 Die Masse in kleine Twist-Off-Gläser abfüllen. Ist im Kühlschrank ca. 10 Tage haltbar.

Quickie: Ganz schnell geht's mit tiefgekühlten Beeren oder Fruchtmischungen: Obst auftauen lassen, dabei den Auftausaft mit verwenden.

Quarkie: Für einen süßen Quarkaufstrich 100 g Magerquark mit 150 g Fruchtaufstrich (Rezept oben) gut vermischen, kalt stellen. Zum Frühstück 2 EL davon auf eine Scheibe Vollkornbrot streichen.

Süß-Trick: Wenn Sie frische und getrocknete Früchte, etwa frische Pflaumen mit Dörraprikosen, kombinieren, können Sie die Menge an Süßungsmittel reduzieren.

Wunderbare Alternativen

- Johannisbeeren, Himbeeren und Erdbeeren mit Ahornsirup und Vanille
- Aprikosen mit Sauerkirschen oder Stachelbeeren, Honig und Ingwer
- Rhabarber mit Erdbeeren oder Himbeeren, Vollrohrzucker, Orangenschale
- Birnen mit Holunderbeeren, Birnendicksaft und Zimt

NUSSMUS

Für 10 Portionen à 15 g:
100 g Haselnüsse oder geschälte Mandeln | 2–3 EL Nussöl | 1 EL flüssiger Akazienhonig | 1 gehäufter TL Kakao | 1 Prise Meer- oder Kristallsalz | ½ TL Zimt

Zubereitung: 10 Minuten
Pro Portion (1 EL = 15 g): 1 g E, 9 g F, 2 g KH

1 Die Haselnüsse/Mandeln im Mixer pürieren. Dabei nach und nach das Öl zugeben, bis die Konsistenz cremig ist. Einige Minuten bei hoher Geschwindigkeit weiter mixen.

2 Dann den Honig, den Kakao, das Salz und den Zimt zugeben und nochmals gut durchmixen. Das Nussmus in ein kleines Twist-Off-Glas füllen und im Kühlschrank aufbewahren. Haltbarkeit: 3–4 Wochen.

BOHNENAUFSTRICH

Für ein Glas (ca. 6 Portionen):
100 g weiße Bohnen (Dose) | 1 EL Olivenöl | 1 Stängel Basilikum | ½ Bund Schnittlauch | ½ kleine Zwiebel | Meer- oder Kristallsalz | Pfeffer aus der Mühle | 1 TL Zitronensaft

Zubereitung: 10 Minuten
Pro Portion: 1 g E, 2 g F, 2 g KH

1 Die roten Bohnen abgießen. In ein hohes Gefäß geben, Olivenöl zugeben und mit dem Stabmixer pürieren.

2 Das Basilikum und den Schnittlauch abbrausen und trocken tupfen. Basilikumblättchen abzupfen und fein hacken, Schnittlauch in Röllchen schneiden. Die Zwiebel schälen, klein würfeln. Alles unter das Bohnenpüree mischen.

3 Mit Salz, Pfeffer und Zitronensaft würzen. In ein kleines Schraubglas füllen. Hält sich bis zu fünf Tagen im Kühlschrank.

SATT-VINAIGRETTE

Für etwa 250 ml (10 Portionen):
100 ml Weißweinessig | 5 TL scharfer Senf | Meer- oder Kristallsalz | schwarzer Pfeffer aus der Mühle | 100 ml kaltgepresstes Olivenöl | 20 ml Nussöl | 20 ml Leinöl

Zubereitung: 5 Minuten
Pro Portion: 0 g E, 12 g F, 0 g KH

1 Essig, Senf, Salz und Pfeffer in einer Schüssel mit dem Schneebesen gründlich verquirlen. Nach und nach die Öle dazugießen und alles zu einer dick-cremigen Sauce schlagen.

2 Die Vinaigrette in eine Flasche füllen, mit dem Schraubdeckel gut verschließen und im Kühlschrank aufbewahren. Sie hält sich 10 bis 12 Tage. Vor Gebrauch gut schütteln.

Verwendung der Vinaigrette: Für eine kleine Schüssel Salat nehmen Sie 2 ½ EL Vinaigrette. Diese können Sie vor dem Anrichten noch mit fein geschnittenen Zwiebeln, Knoblauchzehen und Kräutern verfeinern. Neben Blattsalaten wie Kopfsalat, Romana, Radicchio oder Eichblatt kann man nach Belieben noch frische Gemüse wie Tomate, Gurke, Radieschen, Rettich, Paprika und Frühlingszwiebeln hineinschnippeln.

SIMONES FRISCHE TAGLIATELLE

Simone Weider, GLYX-Trainerin, führt mit ihrem Mann zusammen eine Praxis für Komplementärmedizin. Sie nehmen sich jeden Mittag eine Stunde Zeit, für ihre Familie zu kochen. »Das ist uns heilig.« Am Tisch sitzen drei Generationen und täglich nicht nur die eigenen Kinder. Viel Spaß haben die Kinder mit den selbst gemachten Nudeln. Am Abend den Teig vorbereiten, über Nacht ruhen lassen, dann hat man was für mittags. Die passen super zu unseren Pestos (Seite 103). Simone Weider: »Dinkel ist der ideale Ersatz für Weizen. Mit ihm kann man wunderbar Pasta machen. Er hat genügend Gluten (Klebereiweiß), um sogar ohne Ei, also ganz vegan, Nudeln herzustellen. Da braucht es nur noch Wasser und etwas Geduld. Meine Handnudelmaschine ist klein und einfach. Günstig in der Anschaffung und leicht zu putzen. Pastamaschinen nie mit Wasser reinigen, sie fangen sonst zu rosten an. Nur mit Mehl und einem Tuch abreiben. Es soll kein Salz in den Nudelteig, die Nudeln werden dadurch schnell brüchig. Mit den Mehlsorten darf man ruhig spielen. Für gefüllte Nudeln wie Ravioli oder Tortellini feines Mehl nehmen, Bandnudeln, die Biss haben sollten, vertragen auch etwas

Dinkelgrieß. Kinder lieben bunte Nudeln: einfach mit Gemüsesaft einfärben, etwa 110 ml Rote-Bete-Saft auf 250 g Mehl, dann aber kein weiteres Wasser dazugeben.«

Auf Seite 171 finden Sie eine Bezugsadresse für eine handliche und günstige Nudelmaschine.

Für sieben 1-2-3-Portionen (à 40 g):
250 g Dinkelmehl (Typ 630) | Meer- oder Kristallsalz

Zubereitung: 20 Minuten **Ruhezeit:** mindestens 1 Stunde **Kochzeit:** 1–2 Minuten
Pro Portion: 8 g E, 1 g F, 23 g KH

1 Das Mehl sieben, in die Mitte eine Mulde drücken. 110 ml Wasser hineingeben. Mit den Händen kräftig durchkneten, bis der Teig eine geschmeidige, aber feste Konsistenz hat. Bei Bedarf etwas mehr Wasser oder Mehl zugeben. Den Teig zur Kugel formen, in Frischhaltefolie wickeln. 1 Stunde im Kühlschrank ruhen lassen, besser über Nacht.

2 Nach dem Ruhen den Teig mit dem Nudelholz hauchdünn ausrollen und mit einem scharfen Messer in etwa 30 cm lange und 1 cm breite Streifen schneiden. Oder mit der Nudelmaschine zu Tagliatelle verarbeiten.

3 Die Nudeln auf einem bemehlten Stück Backpapier 10 Minuten antrocknen lassen oder auf einem Nudelständer professionell für den Vorrat trocknen lassen.

4 In einem großen Topf gesalzenes Wasser zum Kochen bringen. Die Nudeln im sprudelnden Wasser 1–2 Minuten bissfest garen.

Glutenfrei: 120 g Buchweizenmehl, 40 g Kichererbsenmehl, 120 ml Wasser (für 5 Portionen à 40 g). Verarbeiten wie beschrieben.

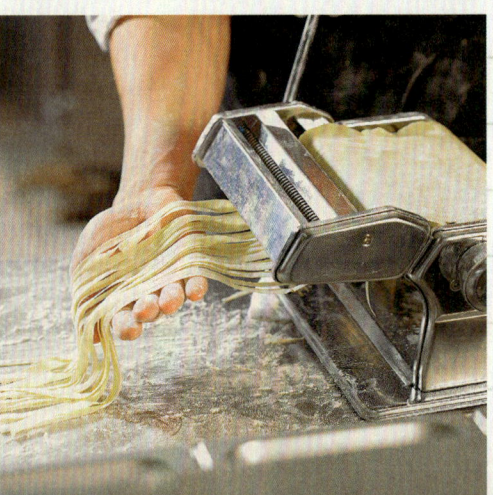

VITALSTOFFE PUR: GREENIES, SMOOTHIES, SUPPEN UND SNACKS

- Das Wichtigste in Ihrem künftigen Leben ist **der Greenie** oder grüne Smoothie. Er versorgt Sie mit so viel Vitalstoffen, dass Sie sich zum ersten Mal wieder richtig satt fühlen, von innen heraus, körpersatt, seelensatt, geistsatt sozusagen. Denn nichts ist potenter als grüne Blätter – im Mixer aufgeschlossen. Im Winter Kohlblätter, Spinat & alles was noch so Grünes im Treibhaus wächst. Im Frühling geht's ab in die Natur: für Brennnessel, Giersch, Klee, Lindenblätter, Apfelbaumblätter … Das ist die grüne Medizin der Zukunft. Trinken Sie 30 Minuten vor dem Frühstück die Lebensversicherung für 70 Billionen Körperzellen. Mehr dazu siehe Seite 40 und 20. Machen Sie sich gleich eine größere Portion. Der Greenie hält sich im Kühlschrank 2 bis 3 Tage. Hinein kommen nur rohe Zutaten, das gilt auch für Nüsse, Kerne, Öle, die ungeröstet sein sollten.

- Wenn Sie mal Abwechslung brauchen oder sich mit dem Greenie so gar nicht anfreunden wollen, dann mixen Sie sich den **Zellschutzcocktail,** der seit 15 Jahren die Glyxler glücklich macht. Auch Beeren sind potente Körper-Seelen-Geist-Satt-macher. Besonders in der Kombination mit Eiweiß, Leinöl und Hefeflocken. Das Rezept finden Sie auf Seite 109.

- Die **basischen Suppen** holen einen an den ersten beiden Tagen aus der Heißhunger-Insulinfalle. Das wäre zumindest ideal. Ist aber Ihre Entscheidung. Auch für Suppen gilt selbstverständlich: all you can eat.

- Weiter finden Sie hier: **Gemüsestreifen und Chips** zum Vitalstoffsnacken. Einen feinen Kräuterquark mit Leinöl, Antipasti zum Aufgabeln zwischendurch und Gazpacho für heiße Tage. Und viele schnelle **Snacks**.

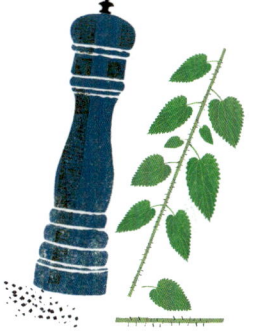

HERZHAFT-FRUCHTIGER GREENIE

Für 4 Portionen à 300 ml:
1 EL Chiasamen oder Leinsamen | 1 Apfel | 1 kleine Gurke | 1 Chicorée (160 g) | 2 Handvoll Brennnessel (80 g) oder Feldsalat | 1 Handvoll Chinakohl | ½ Bund Koriander | Saft von 1 Zitrone | ½ TL Kurkuma | 1 große Prise Zimt | Meer- oder Kristallsalz | Pfeffer aus der Mühle

Zubereitung: 10 Minuten
Pro Drink: ca. 3 g E, 1 g F, 9 g KH

1 Chiasamen-Gel herstellen (Seite 72) oder Leinsamen mit 50 ml Wasser bedeckt über Nacht einweichen.

2 Den Apfel waschen, mitsamt dem Kerngehäuse vierteln, Stiel und Blütenansatz entfernen. Das Gemüse putzen. Die Gurke und den Chicorée grob schneiden. Brennnesseln, Chinakohl und Koriander verlesen, abbrausen. Alle Zutaten außer Salz und Pfeffer mit 250 ml Wasser in den Mixer geben.

3 Auf kleiner Stufe starten, dann auf höchster Stufe cremig pürieren. Bei Bedarf noch etwas Wasser zugeben. Mit Salz und Pfeffer abschmecken. In zwei Gläser füllen – Singles bringen eines dem Nachbarn. Oder trinken es im Laufe des Tages selbst.

BURKHARDS GRÜNER TURBO

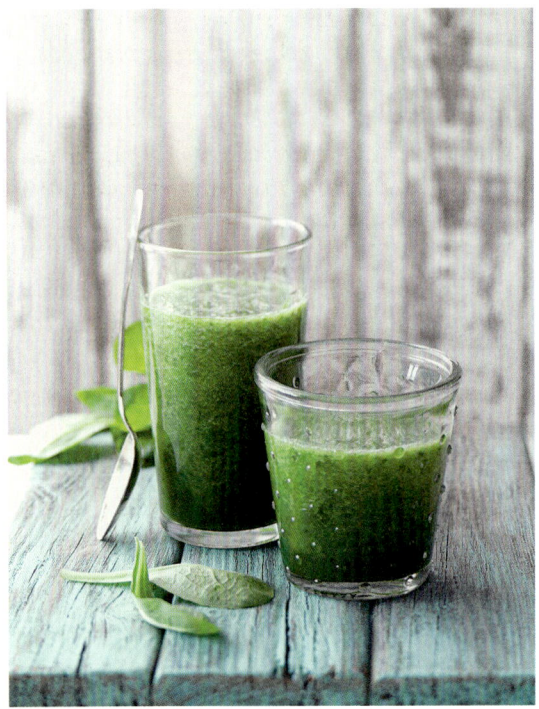

Für 4 Portionen à 300 ml:
1 EL Chiasamen | 1 Apfel | 1 Birne | 2 Scheiben frische Ananas | $^1/_3$ Salatgurke | 2 Handvoll Giersch (160 g) oder Feldsalat oder Babyspinat | 1 kleine Hand voll Brennnesselblätter (40 g) oder Spitzkohlblätter | 1 Prise Cayennepfeffer
Für die Garnitur: 1 Stängel junger Giersch oder Feldsalat-Pflänzchen

Zubereitung: 10 Minuten **Einweichzeit:** 2 Std.
Pro Portion: 2 g E, 1 g F, 14 g KH

1 Die Chiasamen in 50 ml Wasser 2 Stunden lang einweichen. Oder ein Gel herstellen wie auf Seite 72 beschrieben.

2 Apfel und Birne waschen und vierteln. Stiel und Blütenansatz entfernen, Kerngehäuse belassen. Die Ananas von der Schale befreien. Die Gurke waschen. Alles in kleine Stücke schneiden und in den Mixer geben.

3 Giersch, Feldsalat oder Spinat waschen, putzen und abtropfen lassen. Mit Brennnessel oder grob zerkleinertem Spitzkohl in den Mixer geben. Chiasamen samt Einweichwasser und den Cayennepfeffer dazugeben.

4 350 ml Wasser hinzufügen. Kurz auf kleiner Stufe starten und dann alles auf höchster Stufe cremig pürieren. Konsistenz und Geschmack prüfen. Nach Belieben etwas Wasser oder Cayennepfeffer hinzufügen.

5 Für die Deko den Stängel Giersch in den Smoothie stecken oder mit einem Feldsalat-Pflänzchen garnieren. Frisch servieren und gut gelaunt genießen.

Winter-Vitalstoffe: Auch im Winter müssen und sollten Sie nicht auf frisches Grün verzichten. Jetzt gibt es: alle Kohlsorten, Portulak, Spinat, Mangold, Radieschengrün, Fenchelgrün, Feldsalat, Möhrengrün, Brunnenkresse, Rucola.

Frühlingserwachen: Raus ins Grüne und nach Lust und grüner Laune mitnehmen: Giersch, Brennnessel, Klee, Löwenzahn, Sauerampfer, Bärlauch, Vogelmiere, Lindenblätter, Haselnussblätter, Birkenblätter, Brombeer-, Himbeer-, Johannisbeer- und Weißdornblätter.

Greenie-Küchenkräuter: Petersilie, Thymian, Pfefferminze, Basilikum, Dill, Estragon, Koriander, Majoran, Oregano, Salbei, Rosmarin, Schnittlauch, Zitronenmelisse.

Gemüse, olé: Man kann mit Avocado, Zucchini, Paprika, Sellerie, Fenchel, Radieschen, Rettich und Sprossen experimentieren. Was der Gemüsemarkt gerade hergibt: Putzen, zerkleinern, rein in den Mixer. Hauptsache Abwechslung, denn jede Pflanze hat eine ganz spezielle Komposition von Wirk- und Vitalstoffen.

Kombiniere: Obst! Probieren Sie den Greenie auch mal mit Aprikose oder Pfirsich, mit einer kleinen rosa Grapefruit und einer Banane, einem Stück Melone oder Papaya.

Immer gemischt mit grünen Blättern. Auch Trockenfrüchte, eingeweicht, geben eine süße Note. Bevor Sie fragen: Es schmeckt herrlich! Zum Beispiel: Chinakohl-Birne-Sprossen. Avocado-Orange-Feldsalat. Mango-Karottengrün-Spinat. Feldsalat-Himbeer. Birne-Erdbeer-Spinat. Löwenzahn-Brombeer-Gurke. Apfel-Mangold-Banane. Papaya-Orange-Spinat.

Omega-3: Wer will, kann statt Leinsamen auch 2 EL Walnüsse, Sonnenblumen- oder Kürbiskerne reintun. Und dazu 1 EL Leinöl.

FRUCHTIGER ZELLSCHUTZ-COCKTAIL

Für 2 Portionen à 300 ml:
250 g frische oder tiefgekühlte gemischte Beeren | 1 kleine rosa Grapefruit | 1 Bio-Zitrone | 200 ml Buttermilch oder Kefir, Joghurt, Sojadrink | 2 TL Leinöl | 4 TL Hefeflocken | 2 TL Agavendicksaft | 1 Prise Zimt

Zubereitung: 10 Minuten
Pro Drink: ca. 7 g E, 8 g F, 26 g KH

1 Frische Beeren verlesen. TK-Beeren im Mixer antauen lassen. Grapefruit und Zitrone auspressen, den Saft über die Beeren gießen. Nach Belieben noch etwas Schale von der Bio-Zitrone zugeben. Deckel drauf und alles in Sekundenschnelle fein zerkleinern.

2 Dann Buttermilch (oder den anderen Eiweißlieferanten) reingeben. Leinöl, Hefeflocken, Agavendicksaft und Zimt dazu und nochmals alles kurz und kräftig durchmixen.

3 Die Hälfte in ein großes Glas gießen, mit einem dicken Trinkhalm servieren. Nach Belieben mit einem Blättchen Minze garnieren. Den Rest in den Kühlschrank geben.

Wunderbare Varianten:

- Birnen-Orangen-Mix: 1 reife Birne schälen, vierteln, vom Kerngehäuse befreien und klein schneiden. Mit dem Saft von 1 Orange und ½ Zitrone im Mixer fein pürieren. 200 ml kalte Buttermilch, 2 TL Leinöl, 4 TL Hefeflocken, 2 EL Sanddorn-Vollfrucht mit Honig und ¼ TL Zimt dazu, 10 Sekunden kräftig durchmixen. Fertig!

- Pfirsich-Ingwer-Lassi: 1 großen reifen gelbfleischigen Pfirsich oder 1 große Nektarine waschen, halbieren, Stein raus und Hälften klein schneiden. 1 haselnussgroßes Stück Ingwerwurzel fein würfeln. Beides in den Mixer geben, dazu kommen: Saft von 1 Limette, 2 TL Leinöl, 4 TL Hefeflocken, 2 EL Sanddorn-Vollfrucht mit Honig und 200 g kalter Naturjoghurt. Alles fein zermusen. Mit 100 ml Mineralwasser auffüllen, kurz mischen – und genießen!

- TIPP: Statt der Buttermilch kann man auch Kefir oder Sojadrink verwenden.

- TIPP: In den Zellschutzcocktail passt auch wunderbar 1 EL Eiweißpulver.

ASIA-DETOX-SUPPE

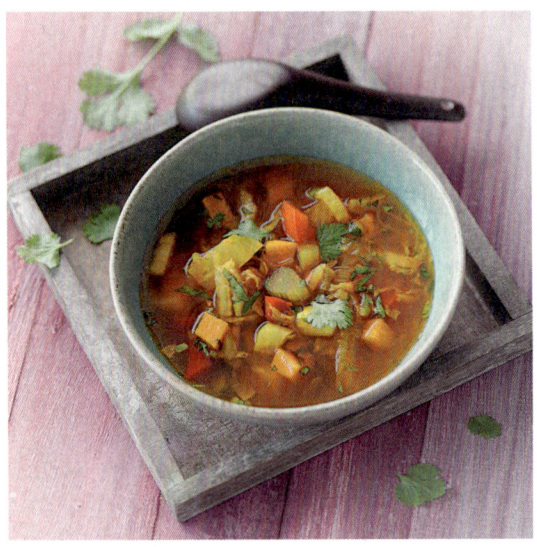

Für 4 Portionen:

½ Zwiebel | 1 Knoblauchzehe | 1 Petersilienwurzel | 1 kleine Stange Lauch | ½ kleine Süßkartoffel | ½ rote Paprikaschote | ½ kleiner Kopf Chinakohl | ½ Knolle Fenchel | ½ Bund Petersilie | ½ Bund Koriandergrün | 1 daumengroßes Stück Ingwer | 1 rote Chilischote | 1 Stange Zitronengras | 1 EL Sesamöl | 1 TL Paprika (edelsüß) | 1 l Gemüsebrühe | 1 TL Kurkuma | 2 TL frischer Zitronensaft | Meer- oder Kristallsalz | Pfeffer aus der Mühle

Zubereitung: 35 Minuten
Pro Portion: 4 g E, 3 g F, 18 g KH

1 Die Zwiebel und den Knoblauch schälen und fein hacken. Die Petersilienwurzel unter fließendem Wasser sauber bürsten, in Würfel schneiden. Den Lauch der Länge nach aufschlitzen, unter fließendem Wasser auch innen gründlich säubern, dann in Ringe schneiden. Die Süßkartoffel, die Paprika, den Chinakohl und den Fenchel putzen und waschen. Kartoffel, Paprika und Fenchel in Würfel, Chinakohl in Streifen schneiden.

2 Die Petersilie und den Koriander abbrausen, die Blättchen abzupfen und fein wiegen. Den Ingwer schälen und in Würfelchen schneiden. Die Chili halbieren, entkernen, waschen und in ganz feine Streifen schneiden. Das Zitronengras putzen, waschen und in ca. 2 cm lange Stücke schneiden.

3 In einem weiten Topf, am besten einem Schmortopf mit Deckel, das Sesamöl erhitzen. Zwiebeln, Knoblauch, Ingwer und Chili 1 Minute darin andünsten. Dann das Gemüse dazugeben, mit Kurkuma und Paprika bestreuen und bei mittlerer Hitze unter Rühren 3 Minuten anbraten.

4 Den Topfinhalt mit der Gemüsebrühe ablöschen. Das Zitronengras zugeben und aufkochen. Dann zugedeckt bei kleiner Hitze etwa 15 bis 20 Minuten gar köcheln lassen. Kurz vor Ende der Garzeit die Hälfte der Petersilie einstreuen.

5 Die Suppe vom Herd nehmen, mit Zitronensaft, Salz und Pfeffer abschmecken. Zum Servieren die Suppe mit der restlichen Petersilie und dem Koriander garnieren.

FATBURNER-SUPPE

Für 4 Portionen:
1 kg frisches, gemischtes Suppengemüse (Möhren, Brokkoli, Sellerieknolle, Stangensellerie, Petersilienwurzel, Lauch) | 1 Bund Petersilie | 2 Lorbeerblätter | 4 Wacholderbeeren | Meer- oder Kristallsalz | 2 EL Olivenöl | Pfeffer aus der Mühle | frisch geriebene Muskatnuss

Zubereitung: 60 Minuten
Pro Portion: 5 g E, 8 g F, 11 g KH

1 Das Gemüse putzen, unter fließendem Wasser bei Bedarf bürsten, anschließend klein schneiden. Die Petersilie abbrausen und samt den Stängeln grob hacken.
2 In einen Topf 1 Liter kaltes (!) Wasser füllen. Gemüse, Petersilie, die Lorbeerblätter, die Wacholderbeeren und etwas Salz hineingeben. Aufkochen, dann die Hitze reduzieren und auf kleinster Flamme weitere 40 Minuten zugedeckt köcheln lassen.
3 Die Lorbeerblätter herausnehmen und die Suppe mit dem Pürierstab zu einer Schaumsuppe veredeln. Das Olivenöl zugeben, die Suppe mit Salz, Pfeffer und Muskatnuss abschmecken.

Immer wieder... über den Tag verteilt eine Portion warm löffeln. Das hilft dem Körper beim Entgiften.

Vielfalt: Ersetzen Sie 500 g Suppengemüse durch andere Gemüsesorten, wie Fenchel, Tomaten, Spinat, Zucchini, Kohlrabi. So können Sie den Geschmack variieren, ebenso mit Kräutern und Gewürzen, etwa Oregano, Majoran, Kreuzkümmel, Koriandersamen, Piment ...

KRÄUTERQUARK

Für 1 große Portion:
250 g Magerquark | 2 TL Leinöl | ½ Bund Schnittlauch | 2 Frühlingszwiebeln | 4 Radieschen | ½ Minigurke | 1 kleine Knoblauchzehe | Meer- oder Kristallsalz | Pfeffer aus der Mühle | 1 EL Petersilienblättchen

Zubereitung: 10 Minuten
Pro Portion: 35 g E, 8 g F, 16 g KH

1 Den Quark in eine Schüssel geben, das Leinöl darüber träufeln.
2 Den Schnittlauch und die Frühlingszwiebeln putzen, waschen, Schnittlauch und das Grüne der Frühlingszwiebeln in feine Röllchen schneiden, die weißen Teile der Zwiebeln würfeln. Die Radieschen putzen, waschen und in dünne Scheibchen schneiden. Die Minigurke waschen, von den Kernen befreien und sehr klein würfeln. Den Knoblauch schälen.
3 Alles unter den Quark heben, ein paar Radieschenscheiben für die Garnitur aufheben, Knoblauch schälen und dazupressen, gut mischen. Mit Salz und Pfeffer abschmecken. Mit Radieschen und gewaschenen Petersilienblättchen garnieren.

Kleine Erfrischung: Das »glibberige« Innere der Gurke wird für den Kräuterquark entfernt, weil dieser sonst zu flüssig wird. Es hindert Sie aber niemand daran, die köstlich-kalte Gurkenseele zu vernaschen.

Dazu passt: Natürlich passen zum Quark auch weitere frische Kräuter wie Liebstöckel, Borretsch, Kerbel, Dill, Basilikum, Schnittknoblauch ...

GEMÜSECHIPS

Für ca. 100 Gramm:
1 kg kleine, feste Auberginen | Meer- oder Kristallsalz | 2 EL Olivenöl | 2 TL getrocknete Kräuter der Provence | Paprika rosenscharf | Pfeffer aus der Mühle

Zubereitung: 20 Minuten
Backzeit: 70–90 Minuten
Pro Portion: 3 g E, 6 g F, 6 g KH

1 Die Auberginen putzen, waschen, längs halbieren und die Hälften mit einem sehr scharfen langen Messer oder auf dem Profi-Gemüsehobel in 2–3 mm dünne Scheiben schneiden. In eine Schüssel geben, mit etwas Meersalz bestreuen und mit den Händen etwas vermischen. 10 Minuten ruhen lassen, um Feuchtigkeit zu entziehen.

2 Den Backofen auf 100 °C (Umluft 80 °C) vorheizen. Das Olivenöl in einer Schale mit den Kräutern, Paprika, etwas Salz und Pfeffer mischen. Die Auberginen vorsichtig in ein Sieb geben und kurz mit Wasser abbrausen. Auf Küchenpapier auslegen und trocken tupfen. Dann von beiden Seiten mit etwas Kräuter-Gewürz-Öl bestreichen und auf ein mit Backpapier ausgelegtes Blech geben.

3 Die Auberginenstreifen im Ofen auf der mittleren Schiene 70 bis 90 Minuten backen, bis sie knusprig goldbraun sind. Auf einem Gitter abkühlen lassen und anschließend in eine Blechdose füllen. Die Chips halten sich etwa 3 bis 4 Wochen.

Bunter Chipsteller: Sie können auch aus anderen Gemüsesorten Chips backen, beispielsweise aus Topinambur, Zucchini, Roten Beten, Pastinaken und Möhren (Vorsicht, die beiden Letzteren haben einen hohen GLYX, also lieber weniger nehmen).

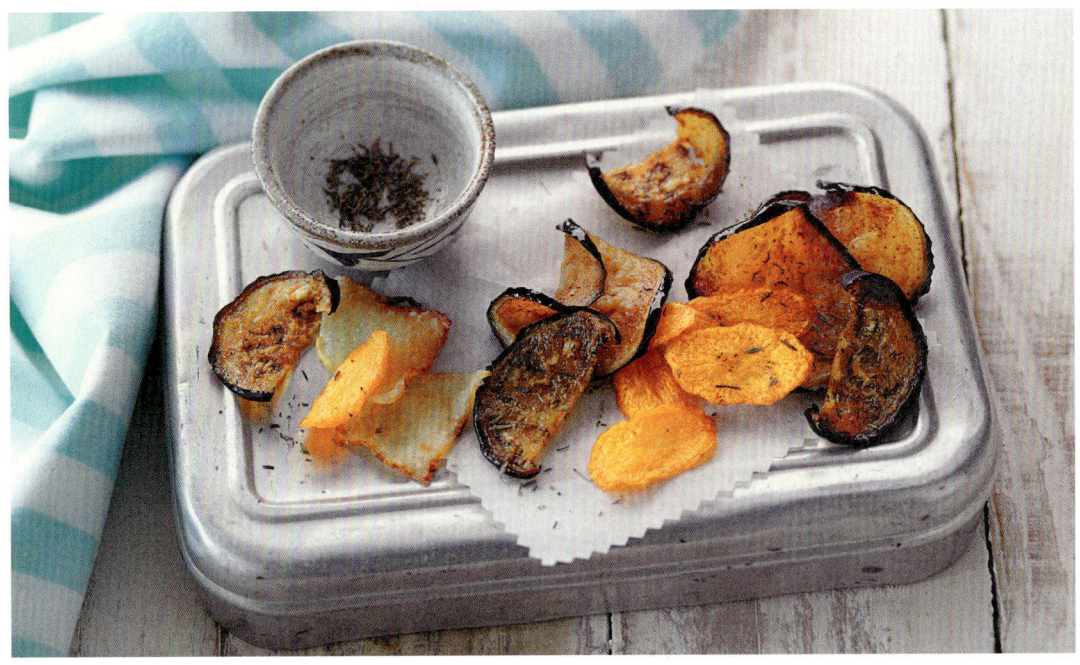

ANTIPASTI

Für 1 großes Glas:
250 ml Olivenöl | 4 Knoblauchzehen | 2 Zweige Rosmarin | 5 Zweige Thymian | 2 EL Aceto balsamico | 2 EL Zitronensaft | Meer- oder Kristallsalz | Pfeffer aus der Mühle | 1 getrocknete Chilischote | 500 g Champignons | 4 mittelgroße Zucchini | 3 Paprikaschoten (grün, gelb, rot) | 4 rote Zwiebeln | 2 kleine Auberginen | 1 frische Chilischote

Zubereitung: 45 Minuten
Pro Portion (ca. 50 g): 1 g E, 8 g F, 2 g KH

1 Olivenöl in eine Schale geben, Knoblauch schälen und ins Öl pressen. Kräuter waschen und trockentupfen, 1 Zweig Rosmarin und 3 Zweige Thymian abzupfen, grob wiegen, mit Essig und Zitronensaft zum Öl geben. Salzen, pfeffern und gut verquirlen. Die Chili im Ganzen zugeben.

2 Champignons putzen und halbieren. Zucchini putzen, waschen, in 1 cm dicke Scheiben schneiden. Paprika vierteln, entkernen, waschen, in Stücke schneiden. Zwiebeln schälen, in 0,5 mm dicke Scheiben schneiden. Auberginen putzen, waschen, in 1 cm dicke Scheiben schneiden. Chili waschen und sehr fein hacken. Die restlichen Rosmarin- und Thymianzweige grob schneiden.

3 Backofen auf 200 °C (Umluft 180 °C) vorheizen. Das Gemüse auf ein Backblech geben, mit Öl, gehackter Chili und Kräutern vermischen. Ausbreiten und auf der mittleren Schiene 15 bis 20 Minuten leicht anrösten.

4 Herausnehmen, abkühlen lassen und mit der Marinade in saubere Schraubgläser geben. Bei Bedarf mit etwas Olivenöl auffüllen. Hält sich im Kühlschrank etwa eine Woche.

BLITZ-GAZPACHO

Für 2 Personen:
2 Minigurken | 1 rote und 1 grüne Spitzpaprika | 1 Schalotte | 200 g stückige Tomaten (Dose) | 75 ml Gemüsebrühe | Saft von einer Limette | 1 EL Olivenöl | 1 EL Leinöl oder Chiasamen-Gel (Seite 72) | Meer- oder Kristallsalz | Pfeffer | ½ TL edelsüßes Paprikapulver | etwas Koriandergrün

Zubereitung: 15 Minuten
Pro Portion: 3 g E, 11 g F, 9 g KH

1 Minigurken, rote und grüne Spitzpaprika und Schalotte putzen, waschen und klein würfeln. Jeweils ⅓ der Gemüsewürfel beiseitelegen.

2 Das restliche Gemüse mit den Tomaten und der Gemüsebrühe im Mixer glatt pürieren.

3 Mit Limettensaft, Olivenöl, Leinöl oder Chiasamen-Gel, Salz, Pfeffer und Paprikapulver abschmecken. Die übrigen Gemüsestückchen und die abgezupften Korianderblättchen obendrauf verteilen.

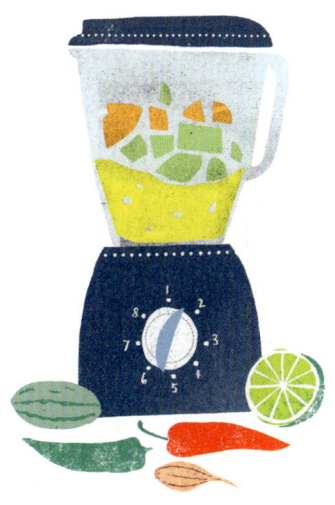

GEMÜSESTICKS MIT DIP

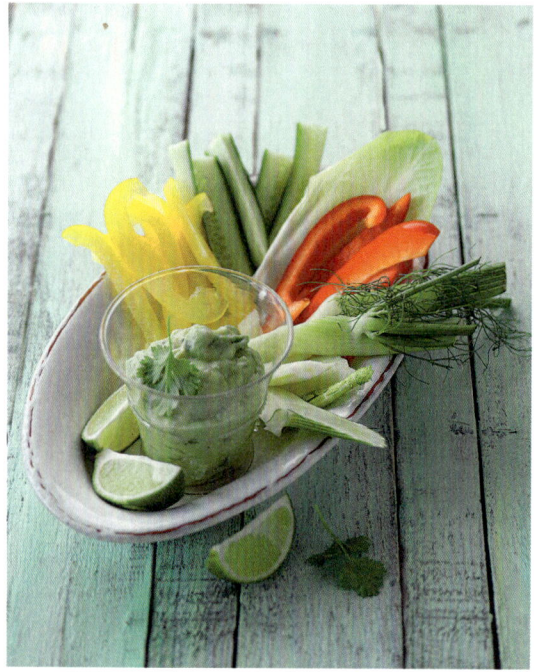

Für 1 Portion:

250 g gemischtes Gemüse (wählen Sie 2 bis 3 Sorten aus, zum Beispiel Gurke, gelbe und rote Paprika, Kohlrabi, Fenchel, Staudenselle- rie, Radieschen, Rettich, Frühlingszwiebeln, Eisbergsalat, Chicorée, Radicchio).

Zubereitung: 5 Minuten
Pro Portion: 2 g E, 0 g F, 6 g KH

Das Gemüse waschen, anschließend putzen oder schälen und in dünne, lange Sticks schneiden. Servieren Sie dazu einen der fol- genden Dips.
Alle Dip-Rezepte sind für 1 Portion berechnet und in 5 Minuten fertig gemixt.

Sesam-Dip: 100 g Naturjoghurt | 2 TL Tahin (Sesampaste) | 1 TL Zitronensaft | 1 Stängel Basilikum | Meer- oder Kristallsalz | Cayennepfeffer | 1 TL Sesamsamen
Pro Portion: 6 g E, 11 g F, 5 g KH

Den Joghurt mit dem Tahin und dem Zitro- nensaft verrühren. Das Basilikum waschen, trockentupfen, Blättchen abzupfen und fein hacken. Unter die Joghurtmischung heben, mit Salz und Cayennepfeffer abschmecken und mit Sesam bestreuen.

Avocado-Dip: ½ reife Avocado | 1 EL Limettensaft | 2 EL Naturjoghurt | 1 EL gehackte Korianderblätter oder zersto- ßene Koriandersamen | ¼ TL abgeriebene Limettenschale | Meer- oder Kristallsalz | Pfef- fer aus der Mühle | 2–3 Spritzer Tabasco
Pro Portion: 3 g E, 19 g F, 2 g KH

Die Avocado vom Kern befreien und das Frucht- fleisch mit einem Löffel herausheben. In eine Schüssel geben und mit dem Limettensaft beträufeln. Mit einer Gabel zu Mus zerdrücken. Den Joghurt, den Koriander und die abgerie- bene Limettenschale untermischen. Mit Salz, Pfeffer und Tabasco würzen.

Tofu-Tomaten-Dip: 60 g Tofu natur | 4 EL Tomatensaft | 4 EL Tomatenmark | 1 kleine Tomate | 1 TL gehackte Kapern | Meer- oder Kristallsalz | Pfeffer
Pro Portion: 9 g E, 5 g F, 8 g KH

Den Tofu mit dem Tomatensaft und dem Tomatenmark im Mixer pürieren. Die Tomate waschen, vierteln, von den Kernen befreien und klein würfeln. Mit den Kapern unter den Dip heben, salzen und pfeffern.

BLITZ- REZEPTE: VITALSTOFFE PUR

GURKEN-KEFIR

1 kleine Salatgurke schälen, längs halbieren, die Kerne herauskratzen, das Fruchtfleisch würfeln. Mit 2 EL 8-Kräuter-Mischung (TK), 200 ml Kefir und 1 EL Leinöl fein pürieren. Mit Salz und Pfeffer abschmecken, in ein Glas gießen und genießen.

AVOCADO-LASSI

Das Fruchtfleisch von 1 kleinen Avocado mit 1 Hand voll Basilikumblättern, 1 TL Honig (nach Belieben), 200 g Dickmilch, Salz und Pfeffer sämig pürieren. Nochmals mit Salz und Pfeffer abschmecken.

ZUCCHINI-RUCOLA-LASSI

120 g Zucchini putzen, waschen und klein würfeln. ½ Bund Rucola waschen und grob zerkleinern. Mit 200 g Joghurt, Salz und Pfeffer in den Mixer geben und pürieren, mit Salz und Pfeffer abschmecken und genießen.

GEFÜLLTE TOMATEN MIT PORTULAK-FRISCHKÄSE

2 Tomaten waschen, abtrocknen, jeweils einen Deckel abschneiden, das Innere vorsichtig herausheben und fein hacken. 1 Hand voll Portulak waschen und klein schneiden, unter das Tomateninnere mischen. Mit 100 g körnigem Frischkäse locker vermischen, mit ein paar Tropfen Weißweinessig, Salz und Pfeffer würzen. In die Tomaten füllen, je 1 Portulak-Blatt und die Deckel darauflegen.

SESAM-KÄSE-BÄLLCHEN

125 g Quark in einem Küchentuch sehr gut ausdrücken, mit 1 EL Kräuter-Frischkäse mischen. Mit einigen Tropfen Zitronensaft, Pfeffer und wenig Salz würzen. 5 Klößchen drehen und in 1 EL Sesam wälzen.

CHICORÉE MIT SHRIMPS-SALAT

100 g gegarte Garnelen mit 1 EL gehacktem Koriandergrün und 1 EL Joghurt mischen. 1 Chicorée waschen, putzen, in feine Streifen schneiden und untermischen. Mit Salz, Pfeffer und Limette abschmecken.

KALTE GURKENSUPPE

250 g kalten Kefir mit 2 EL Zitronensaft und ein paar Tropfen Tabasco verrühren. Mit Salz und Pfeffer abschmecken. 200 g Salatgurke schälen, raspeln und untermischen. Je 1 EL Basilikum und Petersilie, fein geschnitten, darüberstreuen.

SPROSSEN-SALAT

100 g frische Mungobohnensprossen waschen. Mit 2 EL Zitronensaft, Pfeffer aus der Mühle und 1 TL Pistazienöl vermischen. Auf ein paar Blättern Salat reichen.

KRÄUTER-FRISCHKÄSE

100 g körnigen Frischkäse mit 4 EL gehackten Kräutern und 2 TL Olivenöl, Salz und Pfeffer verrühren.

AUCH WUNDERBARE KLEINE ZWISCHENDURCHS

1 Ei, 1 Stück Putenbrust, ½ Mozzarella, 30 g Nüsse, 10 Oliven, ein Stück Hartkäse mit einer Tomate, eine kleine Hand voll Kürbiskerne, drei getrocknete Apfelringe.

ALL-YOU-CAN-EAT-FRÜHSTÜCK

- Starten Sie gesund und glücklich in den Tag. Mit einem Greenie 30 Minuten vorneweg. Der liefert 0,3 l Füllstoff – und Vitalstoffe für den ganzen Tag. Vielleicht hält der Sie ja sogar bis mittags satt. Wenn nicht, finden Sie hier herzhafte und süße All-you-can-eat-Starts in den Tag. Natürlich auch den berühmten Fatburner-Beeren-Cocktail.

- Sie hatten letzten Abend eine große Portion Pasta? Na, dann wollen Sie vielleicht heute Morgen NoCarb. Mit unseren NoCarb-Frühstücken können Sie die Fastenphase des Körpers noch bis zum Mittagessen ausdehnen. Sie bleiben im Fettverbrennungsmodus (Seite 54). Machen Sie das aber nicht öfter als dreimal die Woche, sonst gewöhnt sich der Körper dran. Abwechslung ist immer der bessere Weg.

- Wenn Sie wollen, trinken Sie Ihren Tee oder Kaffee, aber bitte ohne Zucker. Gerne mit Milch, wer die nicht verträgt, mixt Soja- mit Mandelmilch. Schmeckt gut!

- Die Frühstücke sind für eine Person konzipiert – weil da will ja wirklich jeder etwas anderes. Falls man morgens auf einen Gleichgesinnten trifft: Mengen einfach verdoppeln.

- Mit einem Stück Brot (40 Gramm) wird ein NoCarb-Rezept zum 1-2-3-Rezept

- Wir haben nur GLYX-niedriges Obst ausgewählt. Das heißt: Es zählt doppelt, als Kohlenhydrat- und Vitalstofflieferant (Spalte 3 in der 1-2-3-Formel, Seite 99). Sie dürfen einfach auch noch 40 Gramm Müsli oder Brot dazu kombinieren.

FEIGEN-WALNUSS-DIP

1-2-3 FORMEL

Für 2 Personen:
125 g frische Feigen | 30 g Walnusskerne | 250 g Magerquark | 1 TL flüssiger Honig | 2 Scheiben Roggenknäckebrot | 400 ml Greenie von Seite 107

Zubereitung: 10 Minuten
Pro Portion: 23 g E, 17 g F, 31 g KH

1 Die Feigen waschen, mit Küchenpapier abtrocknen und klein würfeln. Die Walnüsse grob hacken und nach Belieben in einer Pfanne ohne Fett anrösten.

2 Feigen und Walnüsse in einem Schälchen mit dem Magerquark und dem Honig verrühren. Das Knäckebrot nach Belieben mit einem scharfen Messer längs in Streifen schneiden und die Brotstreifen zum Dippen zum Feigenfrischkäse servieren.

Grünes Plus: Bitte trinken Sie auf alle Fälle einen Smoothie dazu, damit Sie auf genug Vitalstoffe kommen.

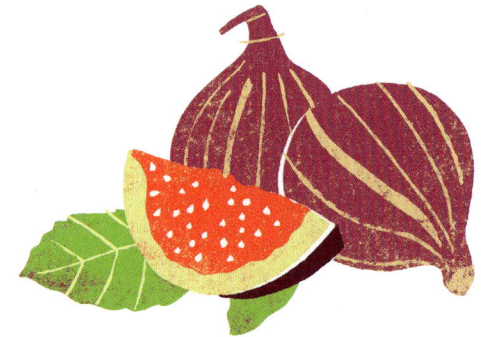

ROTE GRÜTZE MIT DICKMILCH

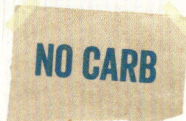

NO CARB

Für 2 Personen:
125 g gemischte TK-Beeren | ¼ TL Agar-Agar |
1 TL Honig (nach Belieben) | 30 g Pumper-
nickel | 250 g Dickmilch | Je 1 Prise Zimt- und
Kakaopulver

Zubereitung: 20 Minuten
Pro Portion: 6 g E, 5 g F, 19 g KH

1 Die gefrorenen Beeren in einen kleinen
Topf geben. Das Agar-Agar in etwas kaltem Wasser klümpchenfrei anrühren und
zu den Beeren in den Topf geben. Alles
zum Kochen bringen und abschließend ca.
5 Minuten köcheln lassen.

2 Die Rote Grütze nach Belieben mit dem
Honig süßen, in eine Müsli- oder Dessert-
schale geben und etwas abkühlen lassen.
Den Pumpernickel fein zerbröseln.

3 Die Dickmilch glatt verrühren und auf die
Rote Grütze geben. Die Pumpernickelbrösel
aufstreuen und mit Zimt und Kakao be-
stauben.

Nicht vergessen: Auch hier gehört
ein grüner Smoothie (ab Seite 107) vorneweg
(siehe linke Seite oben).

PFIRSICH-RICOTTA

1-2-3 FORMEL

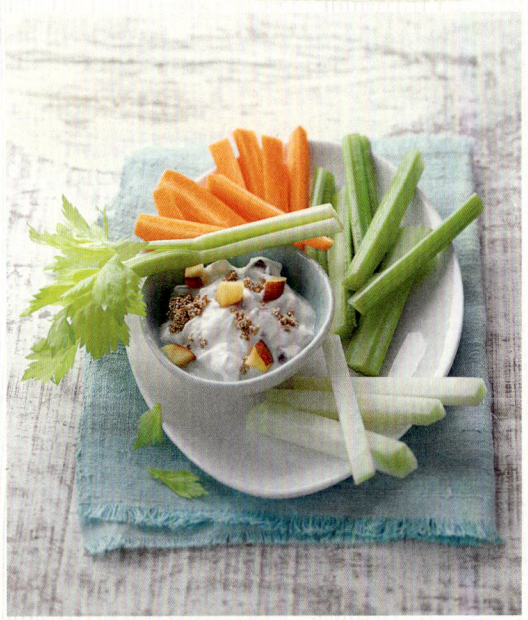

Für 2 Personen:
1 kleiner reifer Pfirsich | 100 g Ricotta | 100 g Jo-
ghurt | 2 TL flüssiger Honig | 2 EL Amaranth-
Pops (siehe Seite 71) | 200 g Gemüsesticks
zum Danachknabbern

Zubereitung: 5 Minuten
Pro Portion: 9 g E, 10 g F, 21 g KH

1 Die Pfirsiche waschen, halbieren, vom Stein
befreien und klein würfeln.

2 Die Pfirsichwürfel mit dem Ricotta, Joghurt
und dem Honig verrühren und die Creme mit
den Amaranth-Pops bestreut servieren.

3 Die Gemüsesticks leifern die noch fehlende
Füllstoffmenge und können auch als Snack
zum zweiten Frühstück genossen werden.

EIER AUF FORELLENSALAT

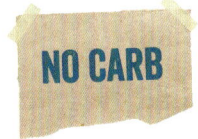
NO CARB

Für 2 Personen:

2 Eier (Größe M) | 200 g Radieschen | 100 g geräucherte Forellenfilets | 1 TL Sesamöl | 1–2 EL Sojasauce | 1 Beet Kresse (ca. 60 g) | Meer- oder Kristallsalz | Pfeffer | 40 g Essener-Brot oder Pumpernickel

Zubereitung: 20 Minuten
Pro Portion: 24 g E, 12 g F, 13 g KH

1 In einen Topf etwa 5 cm hoch Wasser füllen und zum Kochen bringen. Die Eier mit einem Eierpikser an beiden Enden anstechen, vorsichtig mit einem Esslöffel ins kochende Wasser geben und zugedeckt bei mittlerer Hitze 5–6 Minuten garen.

2 Inzwischen die Radieschen waschen, putzen und fein raspeln. Die Forellenfilets in kleine Stücke zupfen und mit den Radieschenraspeln, dem Sesamöl und der Sojasauce in einem großen Glas oder in einer Müslischale mischen. Die Kresse vom Beet schneiden und locker untermischen.

3 Die Eier herausnehmen, unter fließendem kaltem Wasser abschrecken, pellen und auf die Forellen-Radieschen-Mischung in den Gläsern setzen. Jedes Ei längs einschneiden. Die Eier mit Salz und Pfeffer würzen und noch warm servieren. Das Brot dazu essen.

Nix verschwenden! Das frische Radieschengrün können Sie für einen Smoothie verwenden. Zum kurzen Aufbewahren feucht in einer Plastiktüte in den Kühlschrank geben.

KRÄUTERQUARK-SCHIFFCHEN

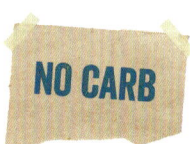
NO CARB

Für 2 Personen:

1 Minigurke (ca. 150 g) | 1 rote oder gelbe Paprikaschote (ca. 200 g) | Meer- oder Kristallsalz | Pfeffer | 1 Frühlingszwiebel | 1 kleines Bund Rucola (ca. 40 g) | 30 g Kürbiskerne | 200 g Quark (20 % Fett) | 1 EL Leinöl

Zubereitung: 15 Minuten
Pro Portion: 19 g E, 18 g F, 5 g KH

1 Die Gurke schälen, längs halbieren und mit einem Teelöffel die Kerne herauskratzen. Die Paprikaschoten vierteln, von Kerngehäuse und Trennwänden befreien, waschen und mit Küchenpapier abtrocknen. Das Gemüse auf einen großen Teller legen und mit Salz und Pfeffer übermahlen.

2 Die Frühlingszwiebel putzen, waschen und in feine Ringe schneiden. Den Rucola verlesen, waschen, trocken schütteln und die groben Stiele abschneiden. Die Blätter fein hacken. Die Kürbiskerne grob hacken.

3 Frühlingszwiebeln, Rucola und die Hälfte der Kürbiskerne mit dem Quark und dem Leinöl gut vermischen. Den Quark mit Salz und Pfeffer pikant abschmecken und in die Gurken- und Paprikaschiffchen füllen. Diese mit den restlichen Kürbiskernen bestreuen.

Knackig: Noch aromatischer wird der Frühlingsquark, wenn Sie die Kürbiskerne vor dem Hacken in einer Pfanne ohne Fett bei mittlerer Hitze anrösten, bis sie anfangen zu duften.

AVOCADO-SCHINKEN-CARPACCIO

1-2-3 FORMEL

Für 2 Personen:
1 reife Avocado (ca. 200 g) | 100 g Lachsschinken | 1 Strauchtomate (ca. 80 g) | 1 Frühlingszwiebel | 1 EL Olivenöl | 1 EL Zitronensaft | Meer- oder Kristallsalz | Pfeffer | 80 g Roggenvollkornbrot | 2 Gläser Buttermilch (à 0,1 Liter)

Zubereitung: 15 Minuten
Pro Portion: 17 g E, 27 g F, 22 g KH

1 Die Avocado halbieren, den Kern entfernen und das Fruchtfleisch mit einem Esslöffel vorsichtig aus der Schale heben.

2 Das Avocado-Fruchtfleisch in schmale Spalten oder quer in feine Scheiben schneiden und mit dem Schinken abwechselnd dachziegelartig überlappend auf einem großen oder zwei kleinen Tellern auslegen.

3 Die Tomate waschen, halbieren, den Stielansatz entfernen und das Fruchtfleisch in kleine Würfel schneiden. Die Frühlingszwiebel putzen, waschen und in feine Ringe schneiden. Tomatenwürfel, Zwiebelringe, Olivenöl und Zitronensaft miteinander in einer Schüssel mischen und mit Salz und Pfeffer pikant abschmecken.

4 Die Tomaten-Zwiebel-Mischung auf dem Avocado-Schinken-Carpaccio verteilen. Das Vollkornbrot dazu essen. Und das Glas Buttermilch dazu trinken.

Die richtige Technik: Bei einer gut reifen Avocado geht es ganz leicht, das Fruchtfleisch aus der Schale zu heben. Ansonsten können Sie die Hälften auch mit einem scharfen Messer oder dem Sparschäler schälen.

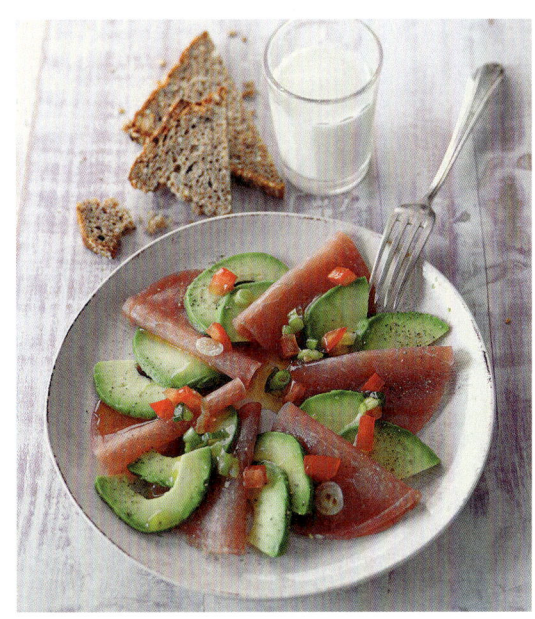

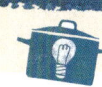

XXL-KNOWHOW

**SO VIEL EIWEISS STECKT
IN EINER FRÜHSTÜCKSPORTION:**
½ Becher Quark, mager (125 g): 17 g Eiweiß
1 Becher Joghurt (3,5 %, 150 g): 5 g Eiweiß
1 Glas Milch (3,5 %, 200 ml): 7 g Eiweiß
1 Glas Buttermilch (200 ml): 7 g Eiweiß
1 Scheibe Edamer (30 %, 30 g): 8 g Eiweiß
3 EL körniger Frischkäse (30 g): 4 g Eiweiß
1 EL Leinsamen (15 g): 4 g Eiweiß
1 Handvoll Mandeln (25 g): 5 g Eiweiß
1 Scheibe Pumpernickel (40 g): 3 g Eiweiß
1 Scheibe Roggen-Sauerteigbrot, Vollkorn
 (40 g): 3 g Eiweiß
2 EL Haferflocken (30 g): 4 g Eiweiß

SPINAT-FETA-RÜHREI

NO CARB

Für 2 Personen:

1 EL Pinienkerne | 100 g Datteltomaten oder San-Marzano-Tomaten | 2 EL Olivenöl | 150 g TK-Blattspinat | Meer- oder Kristallsalz | Pfeffer | 2 Eier (Größe M) | 30 ml kohlensäurehaltiges Mineralwasser | 60 g Schafkäse (Feta)

Zubereitung: 10 Minuten
Pro Portion: 16 g E, 26 g F, 4 g KH

1 Die Pinienkerne in einer Pfanne rösten, bis sie duften, dann herausnehmen. Die Tomaten waschen und halbieren oder vierteln.

2 Das Öl in einer großen Pfanne erhitzen, die Tomaten und den gefrorenen Spinat hineingeben und bei mittlerer Hitze etwa 5 Minuten anbraten, salzen und pfeffern.

3 Inzwischen die Eier mit Mineralwasser, Salz und Pfeffer verquirlen. In die Pfanne gießen, immer wieder zusammenschieben und bei schwacher bis mittlerer Hitze garen.

4 Auf zwei Teller geben, den Feta darüberkrümeln, die Pinienkerne aufstreuen.

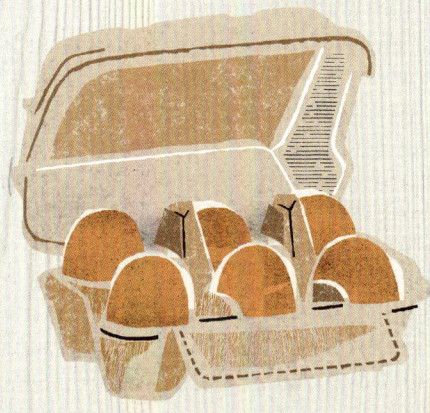

OMELETT MIT PILZEN

NO CARB

Für 2 Personen:

1 Frühlingszwiebel | 250 g Pilze (z. B. Champignons, Egerlinge, Kräuterseitlinge oder Pfifferlinge) | 1 kleines Bund Petersilie (30 g, alternativ andere Kräuter wie Rucola, Liebstöckel, frischer Thymian …) | 2 Eier (Größe M) | 3 EL Milch | Meer- oder Kristallsalz | Pfeffer | 2 EL Rapsöl

Zubereitung: 25 Minuten
Pro Portion: 13 g E, 18 g F, 4 g KH

1 Die Frühlingszwiebel putzen, waschen und in Ringe schneiden. Die Pilze putzen und in Scheiben schneiden. Die Petersilie waschen und trockenschütteln, die Blättchen abzupfen und fein hacken.

2 Die Eier in einer Rührschüssel mit der Milch auf 200 g auffüllen, dann mit Salz, Pfeffer und der Petersilie verquirlen.

3 In einer Pfanne 1 EL Öl erhitzen und die Pilze darin bei mittlerer bis starker Hitze ca. 5 Minuten anbraten. Mit Salz und Pfeffer abschmecken und auf der warmen Herdplatte stehen lassen.

4 Inzwischen das restliche Öl in einer zweiten Pfanne erhitzen, die Hälfte der Eier hineingeben und durch Schwenken verteilen, bis der Pfannenboden bedeckt ist. Das Ei bei mittlerer Hitze stocken lassen, das Omelett wenden, noch etwa 1 Minute weiterbraten.

5 Das fertige Omelett auf einen Teller geben, die Hälfte der Pilze auf einer Omeletthälfte verteilen, die freie Hälfte darüberschlagen. Auf die gleiche Art ein zweites Omelett backen und mit den restlichen Pilzen füllen.

SPARGEL-ROASTBEEF-RÖLLCHEN

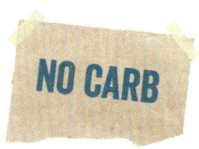

NO CARB

Für 2 Personen:
50 g Frischkäse | 1 EL Meerrettich (aus dem Glas oder frisch gerieben) | 100 g Roastbeef in Scheiben | 200 g grüner Spargel | 1 EL Olivenöl | Meer- oder Kristallsalz | Pfeffer

Zubereitung: 15 Minuten
Pro Portion: 17 g E, 10 g F, 3 g KH

1 Den Frischkäse mit dem Meerrettich glatt rühren, bei Bedarf etwas Wasser zugeben.
2 Die Roastbeefscheiben auslegen und mit dem Meerrettichfrischkäse bestreichen.
3 Den Spargel waschen, trockene Enden abschneiden und das untere Drittel der Stangen schälen, längs halbieren.

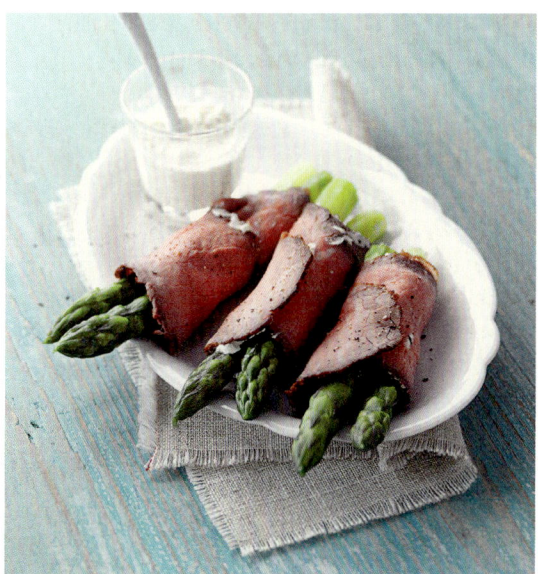

5 Das Olivenöl in einer Pfanne erhitzen und den Spargel darin etwa 5 Minuten bei starker bis mittlerer Hitze anbraten, dann mit Salz und Pfeffer würzen.
6 Auf jede Roastbeefscheibe quer 1–2 Spargelstangen legen, diese in das Roastbeef einwickeln und die leckeren Röllchen von der Hand in den Mund genießen.

Noch einfacher: Wer morgens noch keine Lust zum Brutzeln hat, der schneidet 300 g seines Lieblingsgemüses in Stifte und füllt diese in die Röllchen.

BUNTER KÄSETELLER

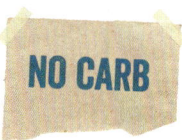

NO CARB

Für 2 Personen:
30 g getrocknete Tomaten in Öl | 50 g Ricotta | 2 TL Olivenöl | 30 g grüne Oliven | 50 g Ziegenfrischkäse | Meer- oder Kristallsalz | Pfeffer | ca. 200 g Kohlrabi, Möhren und Fenchelknolle

Zubereitung: 15 Minuten
Pro Portion: 8 g E, 22 g F, 6 g KH

1 Die getrockneten Tomaten abtropfen lassen und in kleine Würfel schneiden. Mit dem Ricotta und 1 TL Olivenöl verrühren.
2 Die Oliven fein würfeln, mit dem Ziegenfrischkäse und 1 TL Olivenöl mischen. Beide Dips mit Salz und Pfeffer abschmecken.
3 Kohlrabi und Möhren putzen, schälen und in Stifte schneiden. Die Fenchelknolle waschen, vom dicken Strunk in der Mitte befreien und in dicke Streifen schneiden. Das Gemüse in die Dips tauchen und knabbern.

SPROSSEN-HÜTTENKÄSE

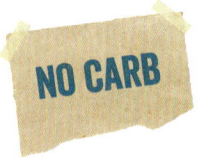

NO CARB

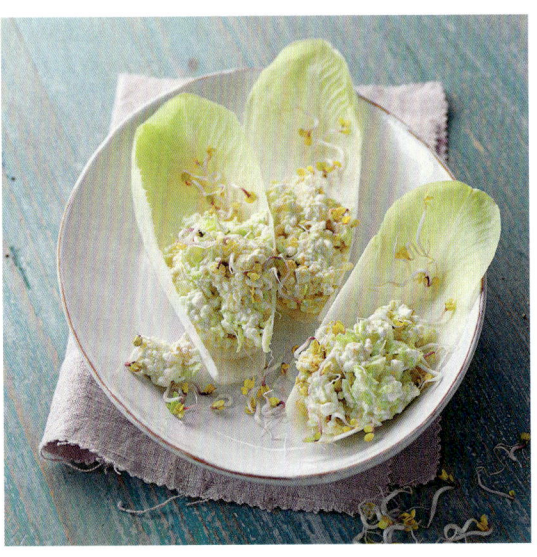

Für 2 Personen:

1 Hand voll Sprossen (z. B. Radieschenspros-
sen) | 150 g Chinakohl | 1 EL Erdnusskerne |
200 g körniger Frischkäse | 1 EL Lein- oder
Rapsöl | Meer- oder Kristallsalz | Pfeffer |
1–2 TL Currypulver | 150 g feste Chicoréeblätter
(1–2 Stauden)

Zubereitung: 10 Minuten
Pro Portion: 18 g E, 12 g F, 4 g KH

1 Die Sprossen über einem Sieb waschen und
trockenschütteln. Den Chinakohl waschen,
trocken tupfen, das untere Blattende mit
dem dicken Strunk entfernen und die Blätter in feine Streifen schneiden. Die Erdnüsse
grob hacken.

2 Den körnigen Frischkäse mit den Sprossen, den Chinakohlstreifen, den Erdnüssen
sowie dem Öl in einer Schüssel mischen
und die Creme mit Salz, Pfeffer und Currypulver abschmecken.

3 Den Chicorée waschen und mit Küchenpapier gut abtrocknen. Die Blätter als Löffel für den Hüttenkäse benutzen und gleich
mitessen.

Bitter macht froh: Wenn Sie grüne Chi-
coréestauden bekommen, greifen Sie zu! Die
gelben haben nicht mehr so viele gesunde,
leberstärkende Bitterstoffe (siehe Seite 72).

Quickies für einen guten Morgen

- 2 Eier im Glas mit Kräutern und 40 g Brot,
  2 Tomaten
- 1 Becher körniger Frischkäse mit einem
  geriebenen Apfel
- 1 Vollkorntoast (Roggen) mit 100 g Quark
  und 1 EL Fruchtaufstrich (Seite 104)
- 1 Scheibe Pumpernickel mit Nussmus
  (Seite 105) und 1 Schälchen Beeren und
  1 Protein-Shake
- 125 g Beeren, 1 Apfel, 1 Becher Quark
  (250 g), 2 TL Agavendicksaft
- 1 Scheibe Roggenschrotbrot mit 80 g Frischkäse, mit 1 kleinen Gurke und 1 Tomate
  belegt
- 1 Scheibe Roggenvollkorntoast mit
  100 g Lachs oder geräucherter Forelle,
  1 EL Meerrettich und einem Glas Tomatensaft

HAUPTSACHEN MIT GEFLÜGEL, FISCH, WILD & VEGETARISCH

- Aus den folgenden Gerichten können Sie sich zweimal am Tag etwas herauspicken. Einmal warm, einmal kalt, einmal zum Mitnehmen fürs Büro oder schnell gekocht. Und natürlich servieren wir auch Ideen für einen gemütlichen Abend bei Kerzenlicht …

- Die Rezepte sind für zwei Personen konzipiert. Oder für doppelt so großen Hunger. Bleibt was übrig? Einfrieren, morgen essen.

- Gekennzeichnet sind die Rezepte mit **NO CARB** oder **1-2-3 FORMEL** . Und für das NoCarb-Rezept gibt's immer auch noch einen Beilagenvorschlag, der es zum 1-2-3-Rezept macht – für all die, die gar nicht dran denken, Kohlenhydrate ganz wegzulassen.

- Wenn man abends NoCarb wählt, erhöht man die Fastenphase auf 16 Stunden, kommt man nachts in ein Insulintief und verbrennt mehr Fett. Nicht öfter als 3-mal die Woche, sonst gewöhnt sich der Körper dran. Wie gesagt, es muss nicht sein. Auch 1-2-3 macht schlank.

- Wenn Sie ein NoCarb-Rezept wählen, dann können Sie auch ein Dessert (Seite 162) anhängen, so wird es zum 1-2-3-Rezept.

- Bitte nicht häufiger als 1-mal pro Woche rotes Fleisch (Rind, Lamm, Schwein) essen. Bauen Sie auch mal Wild ins Leben ein. Und essen Sie regelmäßig Fisch.

- Wenn Sie nicht auf genug Gemüse kommen (dreimal so viel wie die Beilage), dann essen Sie einen Salat oder eine Gemüsesuppe zuvor oder trinken den Greenie (Seite 107/108) dazu.

KNACKIGER GEFLÜGEL-WURSTSALAT

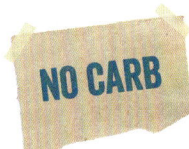

Für 2 Personen:
300 g Geflügelfleischwurst | je 1 hellgrüne und gelbe Spitzpaprika | 1 kleine rote Zwiebel | 1 Bund Radieschen | 6 Cornichons (Glas) | 2½ EL Apfelessig | 5 EL Hühnerfond (Glas) | 2 TL Senf | Meer- oder Kristallsalz | Pfeffer | 1 EL Rapsöl | ½ Bund Schnittlauch

Zubereitung: 25 Minuten
Pro Portion: 2 g E, 36 g F, 11 g KH

1 Die Wurst längs einritzen, häuten, längs halbieren und quer in dünne Scheiben schneiden. Die Spitzpaprika halbieren oder vierteln, putzen, waschen und in feine Streifen schneiden. Die Zwiebel schälen und in dünne Ringe schneiden. Die Radieschen waschen, putzen und ebenso wie die Cornichons in Scheiben schneiden.

2 In einer Schüssel den Essig und den Hühnerfond mit dem Senf, etwas Salz und Pfeffer sowie dem Öl verrühren. Gemüse und Wurst untermischen. Den Schnittlauch abbrausen, trockenschütteln, in feine Röllchen schneiden und untermischen. Den Salat mit Salz und Pfeffer abschmecken.

Nimm mich mit! Am Vorabend zubereiten und in einer Frischhaltebox über Nacht im Kühlschrank durchziehen lassen.

WÜRZIGES HÄHNCHEN MIT AVOCADO-SALSA

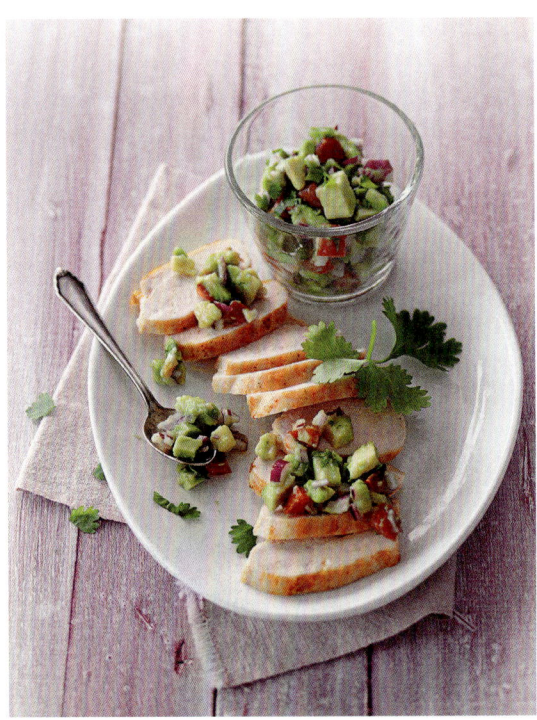

NO CARB

Für 2 Personen:
2 Hähnchenbrustfilets (je etwa 200 g) | Meer-
oder Kristallsalz | 2 EL Olivenöl | 1 TL frisch ge-
mahlene Koriandersamen | ¼ TL Cayennepfef-
fer | 1 große reife Avocado | 2 EL Limettensaft |
4 Tomaten | 1 rote Zwiebel | Pfeffer | 4–5 Stiele
Koriandergrün

Zubereitung: 30 Minuten
Pro Portion: 46 g E, 32 g F, 7 g KH

1 Die Flets waschen, trockentupfen und rundum leicht salzen. 1 EL Öl mit dem Koriander
und Cayennepfeffer verrühren, das Fleisch
auf beiden Seiten damit einstreichen.

2 Das übrige Öl in einer beschichteten Pfanne
erhitzen, die Hähnchenfilets darin bei starker Hitze 2 Minuten auf jeder Seite anbraten,
dann noch 8 Minuten bei mittlerer Hitze
weiterbraten, zwischendurch wenden. In
Alufolie wickeln und darin ca. 5 Minuten ziehen lassen.

3 Für die Salsa die Avocado halbieren und
den Kern herausnehmen. Die Avocadohälf-
ten mit einem Esslöffel aus der Schale heben
und in 1 cm große Würfel schneiden, sofort
mit dem Limettensaft beträufeln.

4 Die Tomaten waschen, vierteln, entkernen
und ebenfalls klein würfeln. Die Zwiebel
schälen und fein hacken. Tomaten und Zwiebeln vorsichtig unter die Avocadowürfel
heben. Mit Salz und Pfeffer würzen.

5 Das Koriandergrün abbrausen, trockenschütteln, die Blätter abzupfen, hacken und
unter die Gemüsemischung heben.

6 Die Hähnchenfilets aus der Alufolie nehmen, schräg in Scheiben schneiden und mit
der Salsa anrichten.

Tempo, Tempo: Wenn Sie es eilig haben,
können Sie auch gegarte Hähnchenbrust (in
Scheiben) aus dem Kühlregal nehmen, mit
etwas Cayennepfeffer bestäuben und die Avo-
cado-Salsa dazu servieren.

Frisch gemahlen: Wenn Sie die Koriandersamen in der Gewürzmühle oder im Mörser
frisch zerreiben, sind sie ganz besonders aromatisch.

GEMÜSE-WOK MIT PUTE

NO CARB

Für 2 Personen:
300 g Putenbrustfilet | 1 ½ EL Teriyakisauce | 1 rote Paprikaschote | 1 kleine Möhre | 200 g Chinakohl | 100 g Mungobohnensprossen | 3 Frühlingszwiebeln | 1 kleine Knoblauchzehe | 1 Stück Ingwer (ca. 1 cm) | 2 EL Erdnuss- oder Rapsöl | 125 ml Gemüsebrühe | 1–2 EL Sojasauce | 1–2 TL Sambal Oelek | 2 EL ungesalzene gehackte Erdnüsse

Zubereitung: 35 Minuten
Pro Portion: 46 g E, 20 g F, 13 g KH

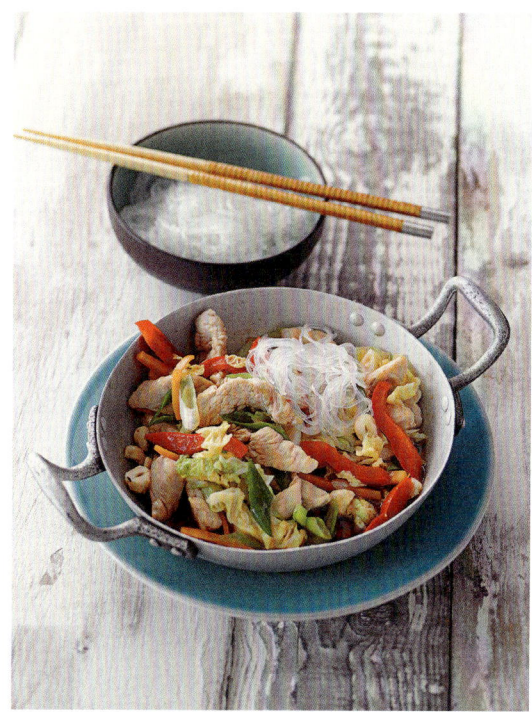

1 Das Putenfilet waschen, trockentupfen und in dünne Streifen schneiden, diese mit der Teriyakisauce mischen und beiseitestellen.

2 Die Paprikaschote waschen, vierteln, entkernen und in feine Streifen schneiden. Die Möhre putzen, schälen und in feine Stifte teilen. Den Chinakohl putzen, halbieren und quer in fingerbreite Streifen schneiden. Die Sprossen in einem Sieb abbrausen und abtropfen lassen. Die Frühlingszwiebeln waschen, putzen und schräg in 3 cm lange Stücke schneiden. Den Knoblauch und den Ingwer schälen und fein würfeln.

3 Im Wok 1 EL Öl erhitzen, das Fleisch darin bei starker Hitze unter Wenden 1–2 Minuten anbraten, herausnehmen. Das übrige Öl in den Wok geben. Paprika, Möhren und Frühlingszwiebeln dazugeben und unter Rühren 4 Minuten braten. Chinakohl, Sprossen, Knoblauch und Ingwer zufügen und bei starker Hitze noch 2 Minuten mitbraten. Die Brühe angießen, Sojasauce und Sambal Oelek einrühren und alles aufkochen. Bei mittlerer Hitze 2–3 Minuten kochen lassen. Putenstreifen untermischen, kurz ziehen lassen. Mit Erdnüssen bestreut servieren.

1-2-3-Tipp: Sie haben die Wahl: 40 g Parboiled-Naturreis kochen und als Beilage reichen. Oder 30 g Glasnudeln mit kochendem Wasser übergießen, 10 Minuten einweichen, dann abtropfen lassen. Die Nudeln mit einer Schere grob zerschneiden und unter die Wokpfanne mischen.

SZEGEDINER PUTENGULASCH

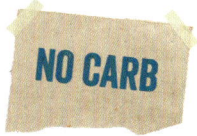
NO CARB

Für 2 Personen:
400 g Putenbrustfilet | 1 Zwiebel | 1 Knoblauch-zehe | 1 große rote Paprikaschote | 1½ EL Öl | Meer- oder Kristallsalz | schwarzer Pfeffer aus der Mühle | 1 ½ EL Paprikamark (Tube) | 150 ml Gemüsebrühe | 400 g Sauerkraut (roh) | ½ EL edelsüßes, 1 TL rosenscharfes Paprika-pulver | ½ TL Kümmel | abgeriebene Schale von ½ Bio-Zitrone | ½ Bund Petersilie | 2 EL Natur-joghurt

Zubereitung: 30 Minuten **Garen:** 30 Minuten
Pro Portion: 54 g E, 12 g F, 8 g KH

1 Das Fleisch waschen, trockentupfen und in 2 cm große Würfel schneiden. Die Zwiebel schälen, halbieren und in dünne Scheiben schneiden. Die Knoblauchzehe abziehen und fein hacken. Die Paprika halbieren, put-zen und ebenfalls 2 cm groß würfeln.

2 Das Öl in einem breiten Topf erhitzen, das Fleisch darin portionsweise rundherum 2–3 Minuten scharf anbraten. Mit Salz und Pfeffer würzen, herausnehmen. Zwiebeln, Knoblauch und Paprika im Bratfett 2–3 Mi-nuten andünsten. Paprikamark zufügen, kurz anschwitzen. Die Brühe angießen.

3 Sauerkraut und Fleisch zugeben. Mit Salz, Pfeffer, Paprika, Kümmel und Zitronen-schale würzen. Zugedeckt bei mittlerer Hitze 30 Minuten schmoren. Inzwischen Peter-silie waschen, trockenschütteln, abzupfen und hacken. Gulasch abschmecken und mit je 1 EL Joghurt und der Petersilie anrichten.

HUHN MIT SPARGEL UND SPINAT

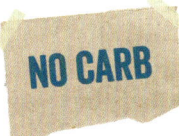
NO CARB

Für 2 Personen:
500 g grüner Spargel | 100 g zarter Blatt-spinat | 20 g Parmesan | 1 EL Pinienkerne | 2 Hähnchenbrustfilets (je etwa 200 g) | Pfef-fer | 1 TL abgeriebene Schale von 1 Bio-Zit-rone | 2½ EL Olivenöl | Meer- oder Kristall-salz | 100 ml Gemüsefond (Glas) oder -brühe | 2 EL Weißweinessig

Zubereitung: 40 Minuten
Pro Portion: 52 g E, 23 g F, 6 g KH

1 Den Spargel waschen, im unteren Drittel schälen, Enden abschneiden. Schräg in 3 cm große Stücke schneiden. Den Spinat waschen, putzen, trockenschleudern. Den Parmesan in Späne hobeln. Die Pinienkerne goldbraun anrösten, abkühlen lassen.

2 Das Filet waschen und trockentupfen. Rundum mit Pfeffer und Zitronenschale einreiben. In einer beschichteten Pfanne 1 EL Öl erhitzen, die Filets darin auf bei-den Seiten in 10 Minuten goldbraun braten. Herausnehmen, salzen, in Alufolie 5 Minu-ten ruhen lassen.

3 Inzwischen Fond oder Brühe erhitzen, Salz, Pfeffer und Essig dazugeben, den Spar-gel 5 Minuten dünsten. Herausheben, mit dem Spinat mischen und auf zwei Tellern anrichten. Mit Parmesan und Pinienkernen bestreuen. Den Spargelsud mit dem übri-gen Öl verrühren, über den Salat träufeln. Das Filet schräg in Scheiben schneiden und dazu anrichten. Warm oder kalt servieren.

HÄHNCHEN-PICHELSTEINER

1-2-3 FORMEL

Für 2 Personen:

400 g Hähnchenbrustfilet | 150 g festkochende Kartoffeln | 150 g Möhren | 1 Stange Lauch | 250 g Wirsing | 1 Zwiebel | 2 EL Rapsöl | Salz | Pfeffer | 2 TL frischer Thymian | 500 ml Gemüsebrühe | 1 TL Kümmel | ½ Bund Petersilie

Zubereitung: 60 Minuten
Pro Portion: 51 g E, 15 g F, 24 g KH

1 Das Filet waschen, trockentupfen und 2 cm groß würfeln. Kartoffeln und Möhren schälen und in Scheiben schneiden. Lauch putzen, gründlich waschen und in dünne Ringe schneiden. Wirsing putzen, in feine Streifen schneiden. Zwiebel schälen, halbieren und in feine Streifen schneiden.

2 Das Öl in einem Topf erhitzen. Fleisch und Zwiebeln darin 4–5 Minuten scharf anbraten. Kräftig mit Salz und Pfeffer würzen.

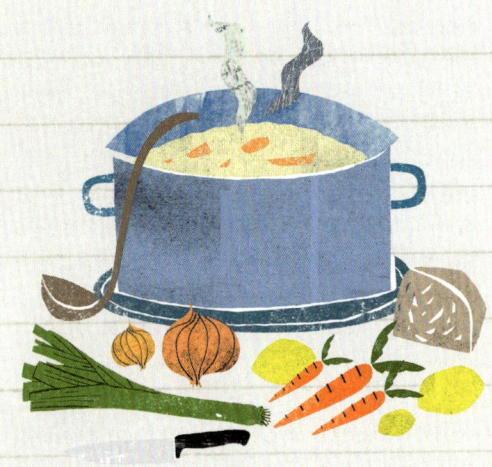

3 Die Hälfte der Fleischmischung herausnehmen. Möhren, Kartoffeln, Lauch, Wirsing und die übrige Fleischmischung lagenweise über das Fleisch im Topf schichten. Dabei jede Gemüseschicht salzen, pfeffern und mit etwas Thymian bestreuen.

4 Die Brühe mit dem Kümmel aufkochen, darübergießen. Den Topf verschließen, vorsichtig zum Kochen bringen. Die Hitze zurückschalten und das Pichelsteiner 20 Minuten bei milder Hitze kochen lassen, nicht umrühren.

5 Die Petersilie abbrausen, trockenschütteln, die Blätter abzupfen und hacken. Den Pichelsteiner mit Salz und Pfeffer abschmecken. Mit Petersilie bestreut servieren.

XXL-KNOWHOW

SO VIEL EIWEISS STECKT IN EINER HAUPTSPEISEN-PORTION

½ kleine Dose weiße Bohnen (125 g): 11 g Eiweiß

2 Handvoll Linsen (getrocknet 40 g, gekocht 120 g): 11 g Eiweiß

1 kleiner Strunk Brokkoli (150 g): 5 g Eiweiß

1 Schale Champignons (200 g): 5 g Eiweiß

1 EL Pinienkerne (15 g): 4 g Eiweiß

1 Portion Dinkelnudeln (roh 40 g, gekocht 120 g): 13 g Eiweiß

3 EL Naturreis, parboiled (roh 40 g, gekocht 120 g): 4 g Eiweiß

1 Ei, gekocht (60 g): 8 g Eiweiß

½ Kugel Mozzarella (60 g): 11 g Eiweiß

1 kleines Stück Feta (45 %, 30 g): 5 g Eiweiß

1 kleine Forelle (350 g/180 g verzehrbarer Anteil): 43 g Eiweiß

1 Dose Thunfisch naturell (60 g): 12 g Eiweiß

1 kleiner Teller Garnelen (100 g verzehrbarer Anteil): 20 g Eiweiß

1 Putenschnitzel (150 g): 36 g Eiweiß

2 Hirschmedaillons (150 g): 31 g Eiweiß

PUTENRÖLLCHEN MIT MANGOLD

1-2-3 FORMEL

Für 2 Personen:

2 dünne Putenschnitzel (à etwa 170 g) | Meer- oder Kristallsalz | Pfeffer | ½ Bund Petersilie | 4 TL Frischkäse (Halbfettstufe) | 1 Staude Mangold (ca. 500 g) | 1 Zwiebel | 40 g getrocknete Tomaten (in Öl) | 2 EL Olivenöl | 200 ml Hühnerbrühe | 1–2 EL Zitronensaft | 60 g 10-Minuten-Naturreis | Holzspießchen

Zubereitung: 40 Minuten
Pro Portion: 53 g E, 24 g F, 27 g KH

1 Das Fleisch trockentupfen, plattieren, quer halbieren, rundum salzen und pfeffern. Die Petersilienblättchen abbrausen, trockentupfen, die Blättchen abzupfen und fein hacken. Je eine Fleischseite mit 1 TL Frischkäse bestreichen, mit Petersilie bestreuen, rollen und mit Holzstäbchen feststecken.

2 Den Mangold waschen, putzen, die Stiele in kleine Stücke, die Blätter in 1 cm breite Streifen schneiden. Die Zwiebel schälen und fein hacken. Die Tomaten abtropfen lassen und in feine Streifen schneiden.

3 Das Öl in einer Pfanne erhitze, die Röllchen darin bei starker Hitze rundherum 5 Minuten braun anbraten. Zwiebeln, Mangoldstiele und getrocknete Tomaten 1 Minute mitbraten. Die Brühe angießen, aufkochen, zugedeckt bei mittlerer Hitze 5 Minuten garen. Die Mangoldblätter zufügen, mit Salz, Pfeffer, Zitronensaft abschmecken. Zugedeckt bei milder Hitze weitere 5 Minuten dünsten.

4 Inzwischen den Reis nach Packungsangabe garen, unter das Mangoldgemüse mischen.

LINSENSUPPE MIT HUHN

1-2-3 FORMEL

Für 2 Personen:

500 g Suppengemüse | 1 Zwiebel | 1 Knoblauchzehe | 2 EL Olivenöl | 80 g rote Linsen | je 1 TL scharfes und edelsüßes Paprikapulver | 800 ml Gemüsebrühe | 250 g gegarte Hähnchenbrust (am Stück; ohne Haut) | Meer- oder Kristallsalz | Pfeffer | 2 EL Zitronensaft | 4 Zweige Petersilie

Zubereitung: 30 Minuten
Pro Portion: 42 g E, 19 g F, 35 g KH

1 Das Suppengemüse waschen, putzen und in 1 cm große Stücke schneiden. Zwiebel und Knoblauch schälen und fein würfeln.

2 In einem Topf das Öl erhitzen, Zwiebel und Knoblauch darin 2 Minuten bei mittlerer Hitze andünsten. Das Gemüse und die roten Linsen dazugeben, die beiden Sorten Paprikapulver darüberstäuben und kurz anschwitzen. Mit der Brühe aufgießen, aufkochen und zugedeckt 15 Minuten kochen.

3 Inzwischen das Hähnchenfilet in dünne Scheiben, diese in feine Streifen schneiden. 5 Minuten vor Ende der Garzeit in die Suppe geben. Die Suppe mit Salz, Pfeffer und Zitronensaft abschmecken.

4 Die Petersilie abbrausen, trockenschütteln, die Blätter abzupfen und hacken. Vor dem Servieren auf die Suppe streuen.

Asia-Variante: Mit Zwiebel und Knoblauch 1 haselnussgroßes Stück Ingwer, fein gewürfelt, andünsten und das edelsüße Paprikapulver durch scharfes Currypulver ersetzen.

BLUMENKOHLGRATIN MIT PUTE

1-2-3 FORMEL

Für 2 Personen:

1 kleiner Kopf Blumenkohl (ca. 500 g) | Meer- oder Kristallsalz | 2 TL Butter | 30 g feines Dinkelvollkornmehl | 150 ml Milch | 125 g gegarte Putenbrust (in dünnen Scheiben) | 100 g Frischkäse (Halbfettstufe) | 30 g fein geriebener Bergkäse | Pfeffer | 1–2 TL Zitronensaft | 1 EL Sonnenblumenkerne | ½ Beet Kresse | Öl für die Form

Zubereitung: 45 Minuten **Backen:** 15 Minuten
Pro Portion: 39 g E, 22 g F, 21 g KH

1 Den Blumenkohl waschen, putzen und in große Röschen teilen. Diese in kochendem Salzwasser 5–6 Minuten blanchieren, dann abgießen, dabei 150 ml Sud auffangen. Den Blumenkohl abschrecken und gut abtropfen lassen.

2 Den Backofen auf 220 °C (Umluft 200 °C) vorheizen. Für die Sauce die Butter in einem Topf zerlassen, Mehl hineinrühren und bei schwacher Hitze 2–3 Minuten anbraten, dabei immer wieder umrühren. Den Blumenkohlsud und die Milch einrühren, aufkochen und 10 Minuten bei milder Hitze kochen lassen. Das Fleisch in Streifen schneiden.

3 Beide Käsesorten einrühren, mit Salz, Pfeffer und Zitronensaft würzen. Den Blumenkohl in eine geölte Auflaufform geben, mit den Putenstreifen bestreuen und die Käsesauce darübergießen. Mit den Sonnenblumenkernen bestreuen. Im Ofen (Mitte) 15 Minuten überbacken, bis die Oberfläche goldbraun ist.

4 Die Kresse kurz abbrausen, vom Beet schneiden und vor dem Servieren auf das Gratin streuen.

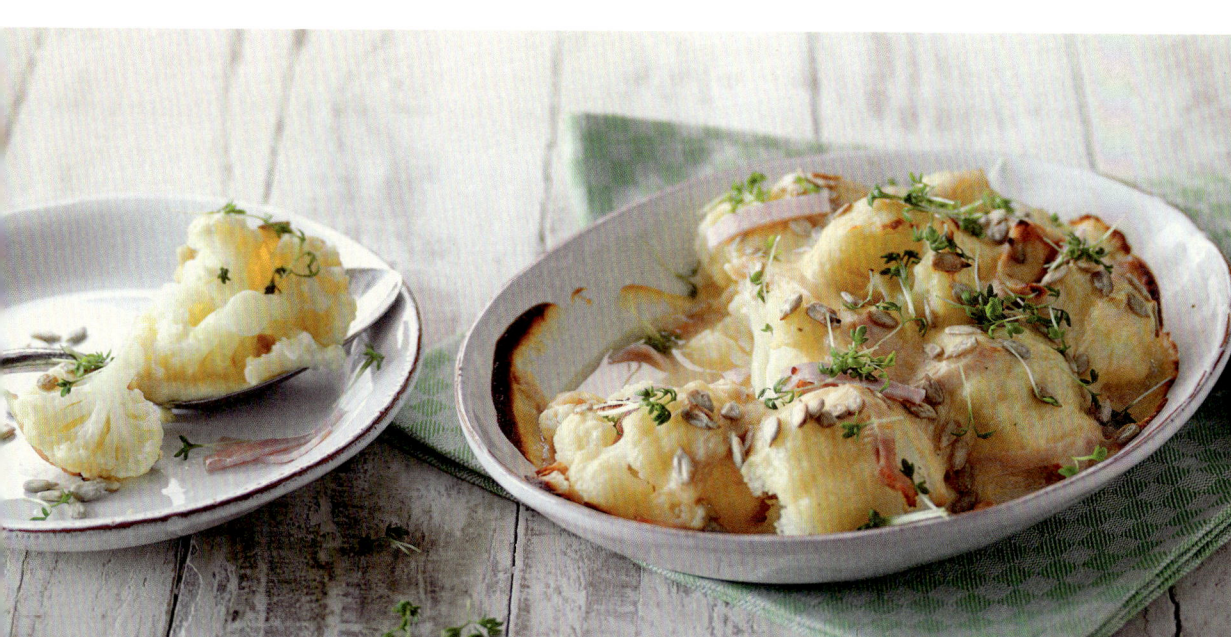

GEMÜSE-HÄHNCHEN VOM BLECH

1-2-3 FORMEL

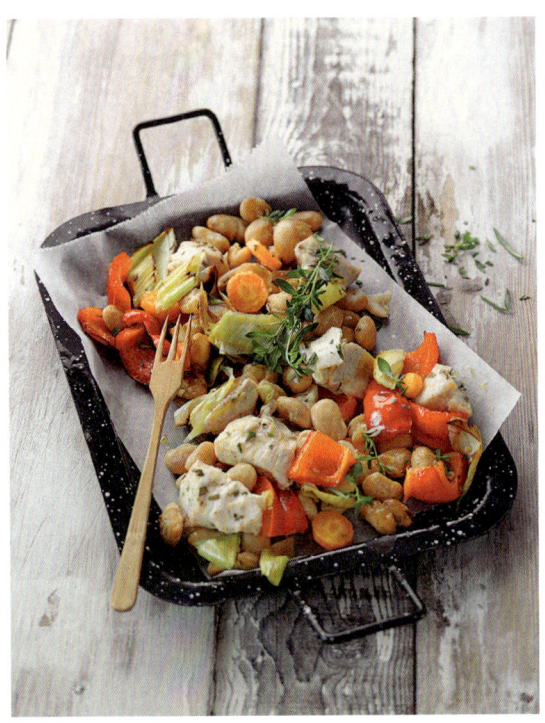

1 Den Backofen auf 220 °C (Umluft 200 °C) vorheizen.

2 Die Paprikaschote vierteln, entkernen, waschen und grob in Stücke schneiden. Den Lauch putzen, längs aufschlitzen und gut waschen, die Möhren abbürsten oder schälen. Lauch schräg in 1,5 cm breite Scheiben, Möhren in 1 cm dicke Scheiben schneiden.

3 Die Bohnen abgießen, kalt abbrausen und gut abtropfen lassen.

4 Die Hähnchenfilets waschen, trockentupfen und in etwa 3 x 3 cm große Stücke teilen.

5 Den Rosmarin und den Thymian abbrausen, die Blättchen abstreifen und fein hacken. Die Knoblauchzehen schälen und klein würfeln. In einer großen Schüssel das Olivenöl und den Fond mit etwas Salz, Pfeffer, dem Knoblauch und den Kräutern verrühren. Gemüse, Bohnen und Hähnchen dazugeben und alles mit den Händen gut durchmischen.

6 Die Mischung auf einem geölten Backblech oder in einem Bräter verteilen und im heißen Ofen (Mitte) in 30 Minuten goldbraun backen. Zwischendurch immer mal in der Marinade wenden. Sofort servieren.

Für 2 Personen:

1 große rote Paprikaschote | 1 mittelgroße Stange Lauch | 100 g Möhren | 1 Dose weiße Riesenbohnen (250 g Abtropfgewicht) | 400 g Hähnchenbrustfilet | 2 Zweige Rosmarin | ½ Bund Thymian | 2 Knoblauchzehen | 2 EL Olivenöl | 6 EL Gemüsefond (Glas) oder -brühe | Meer- oder Kristallsalz | Pfeffer | Olivenöl für das Blech

Zubereitung: 45 Minuten **Backen:** 15 Minuten
Pro Portion: 53 g E, 17 g F, 22 g KH

Fürs Büro: Die Gemüse-Hähnchen-Mischung lauwarm abkühlen lassen, mit 1–2 EL Aceto balsamico würzen und über Nacht im Kühlschrank durchziehen lassen. Für den Transport in eine Frischhaltebox füllen und im Büro als Antipasti genießen.

DER PASTA- JOKER

Wer Lust hat auf einen Berg Kohlenhyrate, kann das ruhig mal machen. Die Fettzellen rümpfen die Nase, wenn das GLYX-niedrig ankommt und mit wenig tierischen Fetten.

LINGUINE IN TOMATEN-RUCOLA

1 Zwiebel, 1 Knoblauchzehe und ½ Chili fein würfeln, in einer hohen Pfanne in 2 EL Olivenöl glasig anbraten. 2 TL Tomatenmark zugeben, 1 Minute anrösten und mit 2 EL Gemüsebrühe ablöschen. 3 mittelgroße Tomaten grob würfeln, dazugeben, salzen, pfeffern und 5 Minuten ziehen lassen. 1 Bund Rucola in feine Streifen schneiden. 200 g frische Linguine (Kühlregal) zugeben, mischen und 2 bis 3 Minuten unter Rühren mitgaren. 1 TL grünes Pesto und den Rucola untermischen.

SPAGHETTI MIT ZITRONENSOßE

2 Kohlrabi und 2 Möhren putzen, schälen und klein würfeln. Schale von 1 Bio-Zitrone mit dem Sparschäler abziehen und in ganz feine Streifen schneiden. Saft auspressen. 100 g Spaghetti nach Packungsanleitung bissfest garen. Kohlrabi und Möhren in 2 El Olivenöl dünsten. ¼ Liter Gemüsebrühe angießen, Zitronenschale und 1 gepresste Knoblauchzehen dazu und alles 5 Minuten ziehen lassen. 1 EL saure Sahne, 1 TL Akazienhonig und den Zitronensaft unterrühren, salzen und pfeffern. Über die Spaghetti geben, mit Basilikum garnieren.

SPIRELLI MIT THUNFISCH

100 g Spirelli nach Packungsanleitung bissfest kochen. 1 Zwiebel, 1 Knoblauchzehe klein hacken, in 2 EL Olivenöl andünsten. 1 Dose Thunfisch abtropfen lassen, zugeben und unter Rühren anbraten. 1 Dose stückige Tomaten (400 g) dazugeben, mit 2 TL Tomatenmark andicken. 3 bis 5 Minuten einköcheln lassen. Je ½ Bund gehackte Petersilie und Basilikum untermischen, mit Salz und Pfeffer abschmecken. Spirelli mit der Soße anrichten.

SPAGHETTINI MIT SPINAT

½ Zwiebel würfeln, in 1 EL Olivenöl andünsten. 250 g TK-Blattspinat dazugeben, bei schwacher Hitze auftauen lassen. 100 g Spaghettini nach Packungsanleitung bissfest kochen. 8 Cocktailtomaten halbieren und zum Spinat geben. 3 Minuten bei mittlerer Hitze garen, mit Muskat, Salz und Pfeffer würzen. Spaghettini mit der Spinatsoße mischen und servieren.

PAPRIKA-FARFALLE MIT GUACAMOLE

Je ½ grüne und rote Paprika putzen und würfeln. 1 Zwiebel fein hacken. 100 g Farfalle bissfest kochen. Fruchtfleisch von 1 Avocado zerdrücken und mit 1 TL Zitronensaft, einem Drittel der Zwiebelwürfel, je 1 TL frischem Oregano und Schnittlauchröllchen, scharfem Paprikapulver, Chiliflocken, Salz und Pfeffer würzen. Paprika mit den restlichen Zwiebeln in 2 EL Olivenöl glasig dünsten. Mit den Farfalle und 1 TL Pesto rosso mischen, mit Salz und Pfeffer abschmecken und zugedeckt 2 Minuten ziehen lassen. Mit der Guacamole als Topping anrichten.

SPAGHETTI AGLI'OLIO MIT SHRIMPS

100 g Spaghetti nach Packungsanleitung garen. 2–3 Knoblauchzehen in dünne Scheiben schneiden, ½ Chili fein würfeln. ½ Bund Petersilie wiegen. Knoblauch und Chili in 1 EL Olivenöl glasig dünsten, 200 g Shrimps unter Wenden 2 bis 3 Minuten braten. Salzen, pfeffern, alle Zutaten mischen.

SALTIMBOCCA VOM REH MIT ROSENKOHL

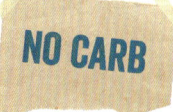

NO CARB

Für 2 Personen:
300 g Rehrückenfilet | 3 Scheiben Parmaschinken (ca. 75 g) | 12 Salbeiblätter | 500 g Rosenkohl | Meer- oder Kristallsalz | 1 kleine Zwiebel | 2 EL Rapsöl | Pfeffer | 6 EL Wildfond (Glas) oder Hühnerbrühe | 1 TL Butter | ½ TL abgeriebene Schale von 1 Bio-Orange | 1 EL gehackte Petersilie | Holzspießchen

Zubereitung: 40 Minuten
Pro Portion: 56 g E, 24 g F, 9 g KH

1 Das Filet waschen, gut trockentupfen und in 6 gleich große Scheiben schneiden. Auf der Arbeitsfläche mit einem Plattiereisen etwas flach streichen. Die Schinkenscheiben halbieren. Jede Fleischscheibe mit je 2 Salbeiblättern und einer Schinkenscheibe belegen, mit einem Holzspießchen befestigen.

2 Den Rosenkohl waschen, putzen, dabei die äußeren Blätter entfernen. Die Stiele abschneiden, die Enden kreuzweise einritzen. Die Köpfchen halbieren. In kochendem Salzwasser 10 Minuten garen, dann abgießen und gut abtropfen lassen. Die Zwiebel schälen und fein würfeln.

3 In einer Pfanne 1 EL Öl erhitzen, die Fleischpäckchen darin auf der Schinkenseite kräftig anbraten, mit Salz und Pfeffer würzen, wenden und ca. 3 Minuten weiterbraten. Dann das Fleisch aus der Pfanne nehmen, in Alufolie wickeln und warm halten. Den Bratensatz mit dem Fond oder der Brühe ablöschen.

4 Inzwischen das übrige Öl und die Butter in einem Topf erhitzen, die Zwiebel darin glasig dünsten. Den Rosenkohl dazugeben und bei mittlerer Hitze 2 Minuten unter Wenden dünsten. Mit Salz, Pfeffer und Orangenschale würzen. Die Petersilie aufstreuen. Das Gemüse mit dem Fleisch auf Tellern anrichten und mit der Sauce umgießen.

1-2-3-Tipp: Wenn es ein paar Carbs als Beilage sein dürfen – pro Person 1 kleines Roggenvollkornbrötchen (ca. 40 g) dazu reichen.

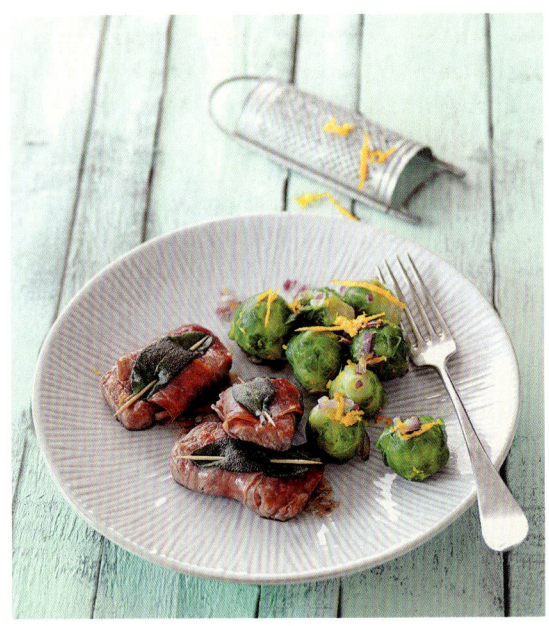

SPARGEL MIT SCHINKEN UND BASILIKUMSAUCE

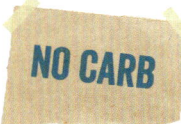

NO CARB

Für 2 Personen:

1 kg Spargel | Meer- oder Kristallsalz | 1 Prise Rohrohrzucker | 1 EL Joghurtbutter | 1 Eigelb | 2 TL Zitronensaft | 3 EL Gemüsefond oder -brühe | 100 g Joghurt (1,5 % Fett) | Pfeffer aus der Mühle | 4 Stiele Basilikum | 200 g Lachsschinken (in Scheiben; ohne Fettrand)

Zubereitung: 45 Minuten
Pro Portion: 30 g E, 17 g F, 12 g KH

1 Den Spargel waschen, sorgfältig schälen und die holzigen Enden abschneiden. In einem breiten Topf Wasser mit 1 TL Salz und 1 Prise Zucker aufkochen. Die Spargelstangen hineinlegen und zugedeckt bei mittlerer Hitze in 12 Minuten bissfest garen.

2 Inzwischen die Butter zerlassen und lauwarm abkühlen lassen. Das Eigelb mit Zitronensaft und Fond oder Brühe in eine Schlagschüssel oder eine rundwandige Metallschüssel geben und in einen Topf über ein leicht kochendes Wasserbad setzen. Die Eigelbmischung mit einem Schneebesen in 5 Minuten aufschlagen, sodass eine cremige Masse entsteht. Nach und nach den Joghurt und die flüssige Butter unterschlagen. Mit Salz und Pfeffer würzen.

3 Die Basilikumblätter von den Stielen zupfen, in feine Streifen schneiden und unter die Hollandaise heben.

4 Den Spargel aus dem Wasser heben, abtropfen lassen und mit dem Schinken und der Hollandaise auf vorgewärmten Tellern anrichten.

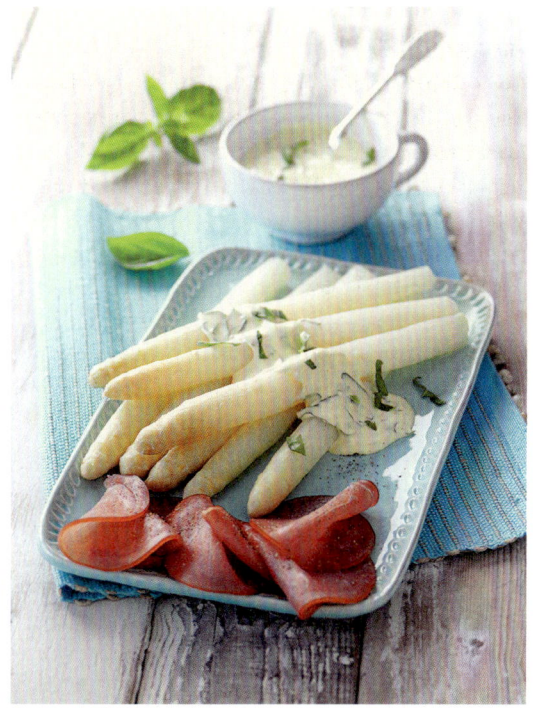

Noch mehr Omega-3: Statt Lachsschinken schmeckt auch Räucherlachs wunderbar zu dem Spargel-Klassiker.

1-2-3-Tipp: Die feine Luxusmenge Kohlenhydrate zu dem edlen Essen können 2 kleine festkochende Pellkartoffeln (ca. 80 g) pro Person sein.

Frisch und knackig: Ich hoffe, Sie kennen diesen Küchentrick… Den frisch gekauften Spargel sofort bis zur Zubereitung in ein feuchtes Geschirrtuch packen und in den Kühlschrank legen.

LAMMLACHSE MIT ARTISCHOCKEN

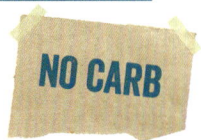

NO CARB

Für 2 Personen:
250 g Pfifferlinge (ersatzweise tiefgekühlt) | 1 Dose Artischockenherzen (240 g Abtropfgewicht) | 200 g Kirschtomaten | 2 Schalotten | 1 Knoblauchzehe | 400 g Lammlachse | Meer- oder Kristallsalz | Pfeffer | 2 EL Olivenöl | 6 EL Gemüsefond (Glas) oder Gemüsebrühe | 1 EL gehackte Petersilie | 1–2 TL Zitronensaft

Zubereitung: 30 Minuten
Pro Portion: 46 g E, 22 g F, 11 g KH

1 Die Pilze abreiben, sorgfältig putzen und grob zerteilen. Die Artischocken abtropfen lassen und vierteln. Die Kirschtomaten abbrausen und halbieren. Die Schalotten und den Knoblauch schälen, fein würfeln.

2 Die Lammlachse trockentupfen, rundum mit etwas Salz und Pfeffer einreiben.

3 In einer Pfanne 1 EL Öl erhitzen. Die Pfifferlinge darin bei starker Hitze 3–4 Minuten anbraten. Schalotten und Knoblauch zugeben, 2 Minuten mitbraten. Fond oder Brühe angießen, die Petersilie zufügen und bei mittlerer Hitze offen 2–3 Minuten einkochen lassen. Artischocken und Tomaten vorsichtig untermischen. Das Gemüse mit Salz, Pfeffer und Zitronensaft würzen.

4 Inzwischen das übrige Öl in einer Pfanne erhitzen, die Lammlachs darin bei mittlerer Hitze 6–7 Minuten unter Wenden braten. 3 Minuten ruhen lassen, dann schräg aufschneiden und mit dem Gemüse servieren.

ROULADEN MIT GURKE

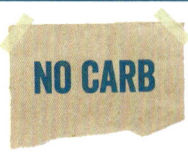

NO CARB

Für 2 Personen:
6 dünne Scheiben Hüftsteak vom Rind (à ca. 65 g) | Meer- oder Kristallsalz | Pfeffer | 4 TL mittelscharfer Senf | 2 Frühlingszwiebeln | 100 g gegrillte rote/gelbe Paprika (Glas) | 1 Salatgurke | 1 Zwiebel | 2 EL Olivenöl | 1 EL mildes Ajvar | 200 ml Gemüsefond oder -brühe | 1 EL gehackte Mandeln | ½ Bund Dill | 1 TL Bindemittel (z. B. Biobin) | Holzspießchen

Zubereitung: 45 Minuten
Pro Portion: 43 g E, 41 g F, 13 g KH

1 Das Fleisch trockentupfen, salzen, pfeffern. Einseitig mit dem Senf bestreichen. Die Frühlingszwiebeln waschen, putzen, in feine Ringe schneiden, die Paprika abtropfen lassen, in feine Streifen schneiden, beides auf dem Fleisch verteilen. Aufrollen und mit Holzspießchen feststecken.

2 Die Gurke schälen, längs halbieren, entkernen, in kleine Würfel schneiden. Die Zwiebel schälen, fein hacken. Das Öl in einer Pfanne erhitzen, die Rouladen darin 4 Minuten rundum scharf anbraten, herausnehmen. Zwiebel und Gurke in die Pfanne geben, unter Rühren kräftig anbraten. Ajvar und Fond oder Brühe zugeben, aufkochen. Die Rouladen wieder zugeben. Zugedeckt 10 Minuten schmoren, einmal wenden.

3 Inzwischen die Mandeln ohne Fett goldbraun rösten. Den Dill abbrausen, trockenschütteln, abzupfen und hacken.

4 Das Gemüse mit Salz und Pfeffer würzen, binden. Den Dill einrühren, über die Rouladen verteilen. Mit den Mandeln bestreuen.

WILDBÄLLCHEN AUF COLE SLAW

NO CARB

Für 2 Personen:
1 Schalotte | 250 g mageres Wildfleisch (z. B. Hirsch- oder Wildschweingulasch) | 1 Eiweiß | 1 EL Ricotta | 2 Wacholderbeeren | 1 TL getrockneter Thymian | Meer- oder Kristallsalz | Pfeffer | 2 EL Olivenöl | 300 g junger Weißkohl oder Spitzkohl | 2 Frühlingszwiebeln | 100 g Möhre | 150 g Naturjoghurt | 2 EL saure Sahne | 1 TL scharfer Senf | 1 EL Weißweinessig

Zubereitung: 30 Minuten
Pro Portion: 35 g E, 21 g F, 5 g KH

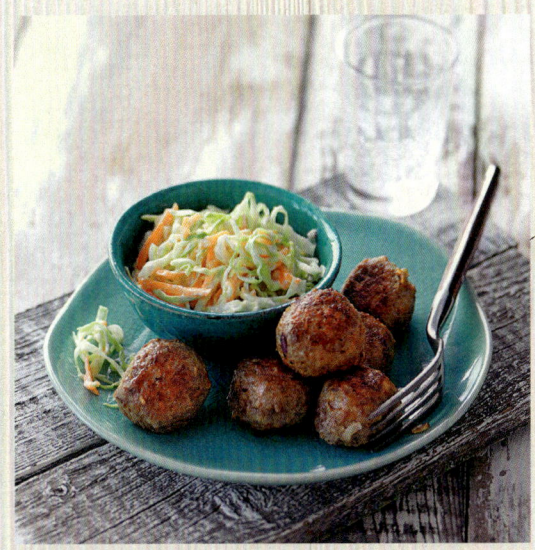

1 Die Schalotte abziehen und in feine Würfel schneiden. Das Wildfleisch trockentupfen, grob in Stücke schneiden und im Blitzhacker mittelfein zerkleinern. In einer Schüssel mit Eiweiß, Ricotta und Schalotte mischen. Die Wacholderbeeren im Mörser fein zerstoßen. Das Fleisch mit Wacholderbeeren, Thymian, Salz und Pfeffer kräftig würzen. Aus dem Fleischteig 10 tischtennisballgroße Bällchen formen.

2 In einer beschichteten Pfanne das Öl erhitzen, die Hackbällchen darin bei mittlerer bis starker Hitze rundherum in 8 Minuten braun braten. Dann herausnehmen und auf Küchenpapier kurz abtropfen lassen.

3 Inzwischen den Kohl waschen, putzen und in sehr feine Streifen schneiden oder hobeln. Die Frühlingszwiebeln waschen, putzen, die weißen und hellgrünen Teile in dünne Ringe schneiden. Die Möhre schälen und grob raspeln.

4 In einer Schüssel den Joghurt mit saurer Sahne, Senf, Salz, Pfeffer und Essig verrühren. Kohl, Frühlingszwiebeln und Möhre dazugeben und mit dem Dressing vermischen. Nach Belieben 1 Stunde im Kühlschrank durchziehen lassen. Mit den Wildbällchen servieren.

Leckere Mittagspause: Die Wildbällchen mit Salat sind ideal als leichte Mahlzeit für die Mittagspause. Beides lässt sich am Vortag gut vorbereiten und über Nacht in den Kühlschrank stellen. Zum Mitnehmen getrennt in Frischhalteboxen verpacken.

FRIKADELLEN MIT RADIESCHENSALAT

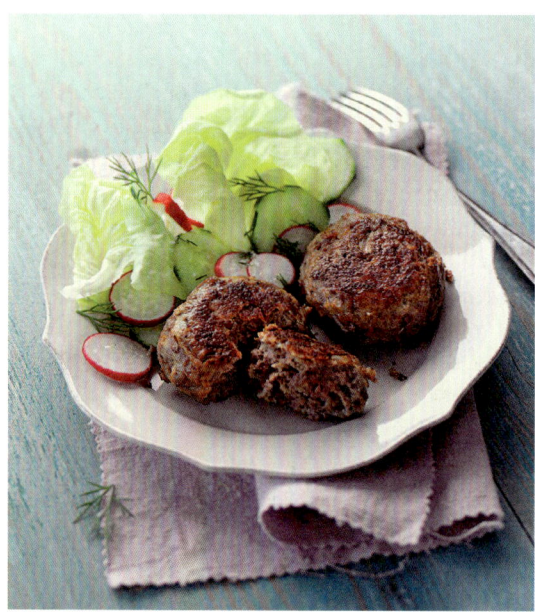

1-2-3 FORMEL

1 Das Hackfleisch, Ei, Haferflocken und Quark in eine Schüssel geben. Mit Salz, Pfeffer und 1 TL getrocknetem Majoran kräftig würzen, alles gut verkneten und aus dem Fleischteig mit angefeuchteten Händen 4 Frikadellen formen.

2 In einer beschichteten Pfanne 1 EL Öl erhitzen und die Frikadellen darin bei mittlerer Hitze von jeder Seite 5 Minuten braten.

3 Inzwischen den Salat putzen, waschen, trockenschleudern, größere Blätter in grobe Stücke zupfen. Die Radieschen waschen, putzen und in dünne Scheiben schneiden. Die Gurke waschen, streifig schälen und in dünne Scheiben schneiden oder hobeln. Die Zwiebel schälen und fein würfeln. Den Dill abbrausen, die Blättchen abzupfen und grob zerzupfen.

4 Die Frikadellen aus der Pfanne nehmen und in Alufolie einschlagen. Die Zwiebeln im Bratensatz andünsten, dann mit dem Essig und dem Fond oder der Brühe ablöschen und den Bratsatz unter Rühren loskochen. Vom Herd nehmen, das übrige Öl und den Meerrettich unterrühren. Mit Salz und Pfeffer abschmecken.

5 Salat, Radieschen, Gurke und Dill vorsichtig mit der Salatsauce mischen und mit den Frikadellen anrichten.

Für 2 Personen:
300 g Beefsteakhack | 1 Ei (Größe M) | 3 EL zarte Vollkorn-Haferflocken | 1 EL Magerquark | Meer- oder Kristallsalz | Pfeffer | 1 TL getrockneter Majoran | 2 EL Rapsöl | 1 Kopfsalat | 1 Bund Radieschen | 200 g Bio-Salatgurke | 1 kleine Zwiebel | 4 Stiele Dill | 2 EL Weißweinessig | 100 ml Gemüsefond (Glas) oder -brühe | 2 TL geriebener Meerrettich (aus dem Glas oder frisch geraspelt)

Zubereitung: 30 Minuten
Pro Portion: 41 g E, 20 g F, 14 g KH

Salatbox »to go«: Sie ist der ideale Helfer für den Transport zur Arbeit. Frikadellen und Salatzutaten kommen in die Schüssel mit Deckel, das Dressing in den Saucenbehälter.

WIENER SCHNITZEL

1-2-3 FORMEL

Für 2 Personen:

4 dünne Kalbsschnitzel (à ca. 90 g) | Meer- oder Kristallsalz | Pfeffer | 1 Ei (Größe L) | 1 EL Milch | 1 EL Buchweizenmehl | 50 g Dinkelvollkorn-Semmelbrösel (frisch gerieben aus altbackenen Dinkel-Vollkornbrötchen) | 4 kleine Kohlrabi (ca. 600 g) | 3 EL Öl | 5 EL Gemüsefond (aus dem Glas) oder -brühe | 1 Handvoll Kerbel | 1–2 TL Zitronensaft | 2 Zitronenspalten

Zubereitung: 30 Minuten
Pro Portion: 50 g E, 23 g F, 27 g KH

1 Die Schnitzel trockentupfen, plattieren und rundum mit Salz und Pfeffer würzen. In einem Teller das Ei mit Milch, Salz und Pfeffer verquirlen, auf den zweiten das Buchweizenmehl und auf den dritten Teller die Semmelbrösel geben. Die Schnitzel erst in dem Buchweizenmehl wenden, durch die Eiermilch ziehen und abtropfen lassen. Dann locker in den Semmelbröseln wenden.

2 Den Kohlrabi putzen, schälen, halbieren und in 1 cm dicke Spalten schneiden. In einem Topf 1 EL Öl erhitzen, Kohlrabi darin bei mittlerer Hitze 2–3 Minuten andünsten. Mit Fond oder Brühe aufgießen. Zugedeckt bei mittlerer Hitze 15 Minuten dünsten.

3 Inzwischen das übrige Öl in einer beschichteten Pfanne erhitzen. Die Schnitzel darin bei mittlerer Hitze von jeder Seite in 2–3 Minuten goldbraun braten.

4 Den Kerbel abbrausen, trockenschütteln und fein hacken. Das Kohlrabigemüse mit Salz, Pfeffer und Zitronensaft abschmecken. Den Kerbel untermischen. Mit den Schnitzeln und den Zitronenspalten anrichten.

SPAGHETTI BOLOGNESE

1-2-3 FORMEL

Für 2 Personen:

1 Bund Suppengrün | 1 kleine Fenchelknolle | 1 Zwiebel | 1 Knoblauchzehe | 2 EL Olivenöl | Meer- oder Kristallsalz | Pfeffer | 350 g Tatar | 1 EL Tomatenmark | 150 ml Gemüsebrühe | 200 g stückige Tomaten (Dose) | 8 Stiele Thymian | 80 g Dinkel-Spaghetti | 2 EL gehackte Petersilie | 50 g gehobelter Parmesan

Zubereitung: 45 Minuten
Pro Portion: 56 g E, 23 g F, 44 g KH

1 Suppengrün und Fenchel waschen, putzen und fein würfeln. Zwiebel und Knoblauch schälen, fein hacken. Im Öl 2–3 Minuten dünsten. Kräftig mit Salz und Pfeffer würzen. Das Tatar dazugeben und unter Rühren krümelig braun braten. Tomatenmark einrühren, kurz anbraten. Mit der Brühe ablöschen, die Tomaten zufügen. Mit Salz, Pfeffer und Thymian würzen, 15 Minuten sanft garen.

2 Inzwischen die Nudeln nach Packungsanleitung garen, mit der Bolognese anrichten. Mit Petersilie und Parmesan bestreut servieren.

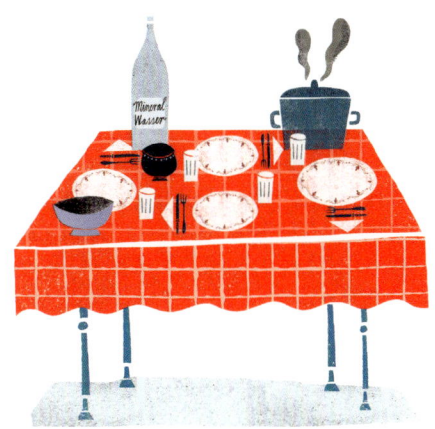

HIRSCHRAGOUT MIT SELLERIEPÜREE

1-2-3 FORMEL

Für 2 Personen:
400 g schieres Hirschfleisch ohne Knochen (z. B. aus der Keule) | 1 Möhre (ca. 100 g) | 150 g Staudensellerie | 1 schlanker Lauch | 150 g Schalotten | 1 Lorbeerblatt | 1 Gewürznelke | 2 Wacholderbeeren | ½ TL getrockneter Thymian | 2 EL Olivenöl | Meer- oder Kristallsalz | Pfeffer | 2 TL Tomatenmark | 125 ml trockenem Rotwein | 150 ml Wildfond (Glas) | 100 g kleine weiße Champignons | 1–2 TL Johannisbrotkernmehl (z. B. Biobin) | 2 EL Sahne

Zubereitung: 45 Minuten **Garen:** 60 Minuten
Pro Portion: 49 g E, 21 g F, 13 g KH

1 Das Fleisch waschen, trockentupfen, mundgerecht schneiden, dabei Häute und Sehnen entfernen. Die Möhre schälen und würfeln, den Sellerie waschen, putzen und in 1 cm breite Stücke schneiden. Den Lauch putzen, längs aufschlitzen, auch innen gründlich waschen und schräg in 1 cm breite Scheiben schneiden. Die Schalotten pellen. Die Gewürze und Kräuter in einen Teefilter geben, mit Küchengarn zubinden.

2 In einem großen, flachen Topf 1 EL Öl erhitzen, die Fleischstücke dazugeben und von allen Seiten bei starker Hitze braun anbraten. Dann Möhren, Sellerie und Schalotten dazugeben, 2–3 Minuten anbraten und leicht Farbe annehmen lassen. Den Lauch zufügen, kurz mitbraten, salzen und pfeffern. Tomatenmark einrühren, kurz anrösten. Die Gewürze in den Topf geben, mit dem Wein und dem Fond ablöschen. Bei mittlerer Hitze 60 Minuten zugedeckt schmoren.

3 Inzwischen das Selleriepüree nach dem Rezept unten zubereiten. Die Champignons putzen, evtl. kurz abbrausen und trockentupfen. In einer Pfanne das übrige Öl erhitzen und die Pilze darin bei starker Hitze unter Wenden 2–3 Minuten braten.

4 Den Gewürzbeutel aus dem Ragout herausfischen. Die Sauce mit dem Johannisbrotkernmehl binden, die Sahne unterrühren. Mit Salz und Pfeffer abschmecken. Die Pilze unterheben. Das Ragout mit dem Selleriepüree (Rezept unten) anrichten.

Nicht nur zur Jagdzeit: Das ganze Jahr über gibt es ein gutes Angebot an Tiefkühl-Wild – Sie können auch Reh oder Hase nehmen.

SELLERIEPÜREE

Für 2 Personen:
½ Knollensellerie (ca. 400 g) | 150 g mehligkochende Kartoffeln | Meer- oder Kristallsalz | ½ Bund Petersilie | 50 ml Milch | Pfeffer | frisch geriebene Muskatnuss

Zubereitung: 40 Minuten
Pro Portion: 6 g E, 2 g F, 17 g KH

1 Den Sellerie und die Kartoffeln schälen, waschen und würfeln. In einen Topf geben, mit Salzwasser bedeckt aufkochen und zugedeckt bei mittlerer Hitze in 20 Minuten weich kochen. Dann das Gemüse abgießen, bei milder Hitze ausdampfen lassen.

2 Die Petersilie abbrausen, trockenschütteln, die Blätter abzupfen und hacken. Die Milch erhitzen, zum Gemüse geben, alles mit dem Schneidstab fein pürieren. Mit Salz, Pfeffer und Muskat würzen. Die Petersilie untermischen. Zum Hirschragout servieren.

ROASTBEEF-CARPACCIO MIT GLASNUDELN

1-2-3 FORMEL

Für 2 Personen:

250 g Roastbeef-Aufschnitt (ohne Fettrand) | 1 EL Walnusskerne | 1 walnussgroßes Stück Ingwer | 1 rote Chilischote | 2 EL Limettensaft | 1 TL flüssiger Akazienhonig | 3 EL helle Sojasauce | 2 TL Sesamöl | 1½ EL Erdnussöl | 40 g Glasnudeln | 1 große rote Spitzpaprika | 3 Frühlingszwiebeln | ½ Bund Koriandergrün | 100 g Sprossenmix (z. B. Linsen, Alfalfa, Radieschen)

Zubereitung: 25 Minuten
Pro Portion: 35 g E, 23 g F, 30 g KH

1 Die Roastbeefscheiben quer halbieren und überlappend auf zwei Tellern auslegen. Die Walnüsse grob hacken, in einer trockenen Pfanne ohne Fett hellbraun rösten. Herausnehmen und abkühlen lassen.

2 Für die Vinaigrette den Ingwer schälen, erst in dünne Scheiben, dann in Streifen schneiden. Die Chilischote putzen, entkernen und fein würfeln. Ingwer und Chili mit 2 EL Wasser, Limettensaft, Honig, Sojasauce, Sesamöl und Erdnussöl verquirlen.

3 Die Glasnudeln mit kochendem Wasser überbrühen, 10 Minuten ziehen lassen. Inzwischen die Spitzpaprika längs halbieren, entkernen, waschen und quer in feine Streifen schneiden. Die Frühlingszwiebeln waschen, die weißen und hellgrünen Teile in feine Streifen schneiden. Das Koriandergrün abbrausen, trockenschütteln und die Blätter abzupfen.

4 Die Nudeln abgießen, abtropfen lassen und mit einer Schere in kürzere Stücke schneiden. Die Glasnudeln, Paprika, Frühlingszwiebeln, Sprossen, Walnüsse und die Hälfte der Sauce mischen, auf dem Fleisch anrichten. Mit der restlichen Vinaigrette beträufeln und mit den Korianderblättern bestreuen.

Schlemmen im Büro: Zum Mitnehmen die angemachte Glasnudel-Mischung in eine Frischhaltebox füllen, mit den Korianderblättern bestreuen und verschließen. Den Roastbeef-Aufschnitt extra verpacken. Am Arbeitsplatz auf einem Teller dekorativ anrichten.

NoCarb: Die Glasnudeln in der Gemüse-Mischung weglassen und die Vinaigrette ohne Honig zubereiten.

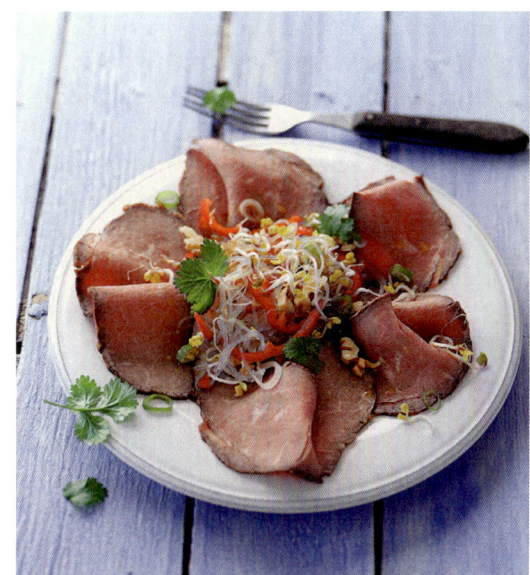

MATJES MIT BOHNENSALAT

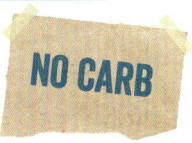

Für 2 Personen:

250 g grüne Bohnen | Meer- oder Kristallsalz | 3 schlanke Frühlingszwiebeln | 150 g Kirschtomaten | 4 EL Naturjoghurt | 2 EL weißer Aceto balsamico | 2 TL mittelscharfer Senf | 1 TL getrockneter Estragon | 1 EL Olivenöl | Pfeffer | 4 Matjesfilets (etwa 250 g)

Zubereitung: 30 Minuten
Pro Portion: 26 g E, 36 g F, 15 g KH

1 Die Bohnen waschen, putzen, in kochendem Salzwasser 5 Minuten garen, dann abgießen, kalt abschrecken und schräg in 1 cm breite Stücke schneiden.

2 Die Frühlingszwiebeln waschen, putzen, Teile schräg in feine Ringe schneiden. Die Tomaten abbrausen und vierteln.

3 Den Joghurt mit dem Essig, Senf, Estragon und Olivenöl in einer Schüssel verrühren, mit Salz und Pfeffer würzen. Die Bohnen, Tomaten und Frühlingszwiebeln mit dem Dressing mischen. Die Matjes auf zwei Tellern anrichten. Den Bohnensalat darübergeben.

1-2-3-Tipp: Dürfen es heute ein paar Carbs sein? Dann gönnen Sie sich pro Person 1 Scheibe Pumpernickel (ca. 40 g).

Futterneid im Büro? Seien Sie gefasst auf begehrliche Blicke, wenn Sie eines der Gerichte von dieser Seite anrichten.

RÄUCHERMAKRELE MIT PAPRIKACREME

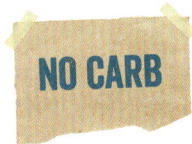

Für 2 Personen:

2 rote Paprikaschoten | 1 EL Weißweinessig | Meer- oder Kristallsalz | Pfeffer | 1 EL scharfes Ajvar | 2 EL Kefir | 100 g Magerquark | 2 Chicorée | 1 weiße Zwiebel | 250 g Räuchermakrelenfilet

Zubereitung: 30 Minuten
Pro Portion: 27 g E, 31 g F, 13 g KH

1 Die Paprikaschoten waschen, halbieren, Kerne und Trennwände entfernen. Die Haut mit einem Sparschäler dünn abziehen, die Hälften in kleine Würfel schneiden. Die Hälfte davon mit Essig, Salz, Pfeffer und Ajvar in einem hohen Rührbecher fein pürieren. Kefir und Quark zufügen und unterrühren. Die Sauce mit Salz und Pfeffer würzen.

2 Den Chicorée waschen, putzen, längs halbieren und vom Strunk befreien, bis auf die Blattspitzen in 1 cm breite Streifen schneiden. Die Zwiebel schälen, halbieren und in dünne Halbringe schneiden oder hobeln.

3 Die Makrelenfilets häuten, auf zwei Tellern anrichten und mit den Zwiebelringen bestreuen. Den Chicorée und die übrigen Paprikawürfel daneben anrichten, die Paprikacreme darauf verteilen.

1-2-3-Tipp: 1 kleine Scheibe Roggenvollkornbrot (ca. 40 g) pro Person stockt das leichte Abendessen mit Kohlenhydraten auf.

KABELJAU MIT SENFSAUCE UND SPINAT

NO CARB

Für 2 Personen:
1 Frühlingszwiebel | 1 EL Olivenöl | 500 g TK-Blattspinat | 150 ml Gemüsebrühe | Meer- oder Kristallsalz | Pfeffer | frisch geriebene Muskatnuss | 2 Kabeljaufilets (je etwa 200 g) | 2 Eigelb | 5 EL trockener Weißwein (ersatzweise Gemüsebrühe) | 2 EL mittelscharfer Senf | 1 EL Sojacreme (Sahneersatz auf Sojabasis) | Olivenöl zum Bestreichen

Zubereitung: 30 Minuten
Pro Portion: 45 g E, 17 g F, 3 g KH

1 Die Frühlingszwiebel waschen, putzen, weiße und hellgrüne Teile klein schneiden. Das Öl in einem Topf erhitzen, die Frühlingszwiebel darin 1 Minute andünsten. Gefrorenen Spinat zugeben, die Brühe angießen. Zugedeckt bei milder Hitze in 15 Minuten auftauen lassen, dabei gelegentlich rühren. Den Spinat mit Salz, Pfeffer und Muskatnuss würzen.

2 Inzwischen die Fischfilets abspülen, trockentupfen, rundum salzen und pfeffern. Einen Topf etwa 3 cm hoch mit Wasser füllen, salzen, aufkochen. Den Boden eines Dämpfeinsatzes oder -korbs mit Olivenöl bestreichen. Fischfilets darauflegen und den Einsatz in den Topf setzen. Zugedeckt bei mittlerer Hitze 8–10 Minuten dämpfen.

3 Inzwischen für die Sauce die Eigelbe, Wein, Senf, Salz und Pfeffer in einer Rührschüssel verquirlen. Über dem heißen Wasserbad 5 Minuten cremig aufschlagen, die Sojacreme unterrühren. Mit Salz und Pfeffer würzen. Den Spinat mit dem Fisch anrichten und mit der Senfsauce überziehen.

1-2-3-Tipp: Als Carb-Beilage pro Person 2 kleine Pellkartoffeln (80 g) zum Kabeljau servieren.

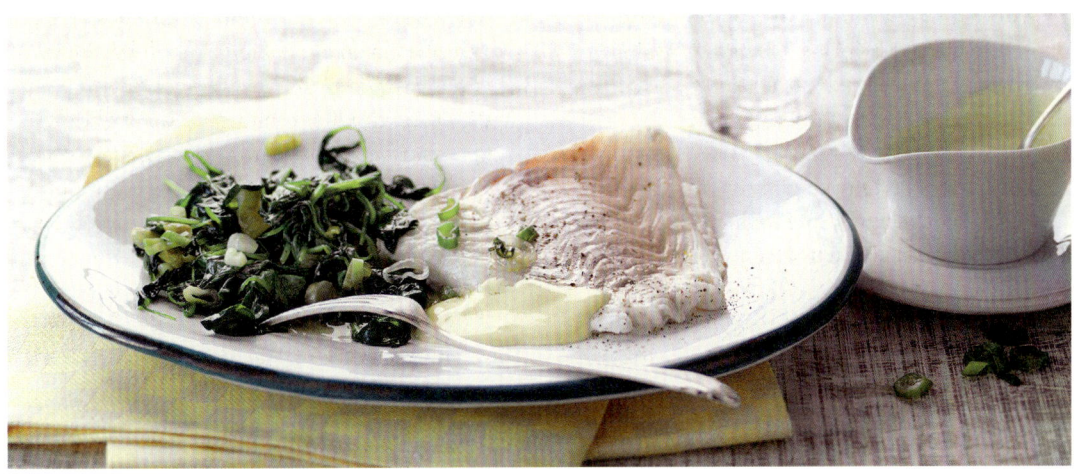

KRÄUTER-LACHSFILET

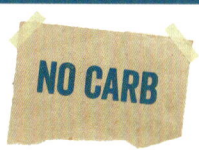

NO CARB

Für 2 Personen:
½ Bund gemischte Kräuterblättchen (Dill, Estragon, Basilikum, Kerbel …) | Salz | Pfeffer | 2 TL körniger Senf | 2 EL Sojacreme (Sahneersatz) | 2 EL Olivenöl | ½ TL abgeriebene Bio-Zitronenschale | 2 Lachsfilets (ohne Haut, à ca. 200 g) | 300 g weißer, 200 g grüner Spargel | 1 junger Kohlrabi | 100 g Zuckerschoten

Zubereitung: 40 Minuten
Pro Portion: 47 g E, 42 g F, 13 g KH

1 Die Kräuter hacken. Mit Salz, Pfeffer, Senf und Sojacreme fein pürieren, dabei das Öl unterschlagen. Die Zitronenschale unterrühren. Den Lachs waschen, trockentupfen, salzen, pfeffern. In einer Gratinform mit je 1½ EL Kräutersauce bestreichen.

2 Den Backofen auf 180 °C (Umluft 160 °C) vorheizen. Spargel putzen, schälen, schräg in Stücke schneiden. Kohlrabi schälen, in Spalten teilen. Zuckerschoten waschen.

3 Den Lachs im Ofen (Mitte) 12–15 Minuten dünsten. Inzwischen den Spargel in Salzwasser 8 Minuten garen, nach 2 Minuten grünen Spargel und Kohlrabi, in der letzten Minute die Zuckerschoten dazugeben, abgießen (Sud auffangen!), abschrecken.

4 Den Lachs aus dem Ofen nehmen, 5 Minuten ruhen lassen. Die übrige Kräutersauce mit 4 EL Sud in einer Pfanne erhitzen. Gemüse darin 2–3 Minuten schwenken, mit Salz und Pfeffer würzen. Zum Lachs servieren.

1-2-3-Tipp: Man kann pro Portion mit 2 kleinen Pellkartoffeln (80 g) aufstocken.

KOKOS-CURRY-FISCHSUPPE

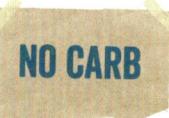

NO CARB

Für 2 Personen:
250 g Brokkoli | 125 g Shiitakepilze | 200 g Kirschtomaten | 200 g Rotbarschfilet | 200 g geschälte rohe Garnelen | 1 cm Ingwer | 1 Knoblauchzehe | 2 Stangen Zitronengras | 1 EL Öl | 1 EL rote Currypaste (Asienregal oder Bioladen) | 500 ml Fischfond (Glas) oder Hühnerbrühe | 160 ml Kokosmilch »light« | ½ Bund Koriandergrün

Zubereitung: 35 Minuten
Pro Portion: 42 g E, 15 g F, 16 g KH

1 Brokkoli putzen, waschen, in Röschen teilen. Pilze putzen, in Scheiben schneiden. Tomaten waschen, halbieren. Fisch waschen, trockentupfen, in Würfel schneiden, Garnelen abbrausen. Ingwer und Knoblauch schälen, in Scheiben schneiden. Zitronengras von der harten Hülle befreien, die unteren 10 cm flachdrücken.

2 In einem Topf das Öl erhitzen. Ingwer, Knoblauch und Zitronengras darin 1–2 Minuten andünsten. Die Currypaste zufügen, kurz anrösten. Fond und Kokosmilch angießen, langsam zum Kochen bringen. Brokkoli und Pilze zugeben, bei schwacher Hitze 6 Minuten offen garen. Rotbarsch, Garnelen und Tomaten bei milder Hitze noch 3–4 Minuten garziehen lassen.

3 Das Koriandergrün abbrausen, trockenschütteln, die Blätter abzupfen. Den Eintopf in vorgewärmten Tellern damit bestreuen.

1-2-3-Tipp: Wer sich ein paar Luxus-Carbs gönnt, gart 40 g Basmatireis nach Packungsangabe und gibt ihn zum Schluss in die Suppe.

SCHARFE GARNELEN-PFANNE MIT ROMANESCO

NO CARB

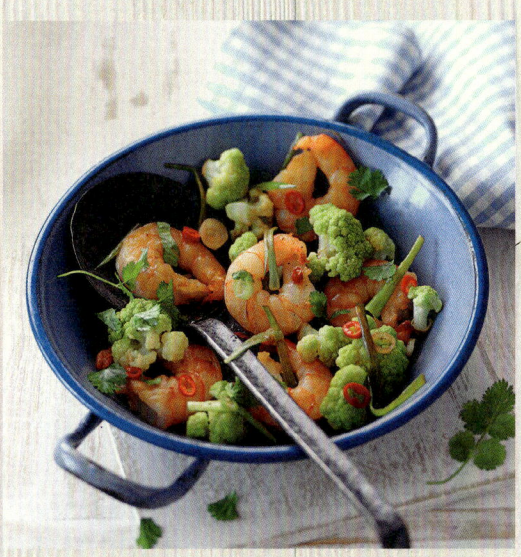

Für 2 Personen:

1 kleiner Romanesco (ca. 500 g; ersatzweise Blumenkohl) | Meer- oder Kristallsalz | 3 Frühlingszwiebeln | 1 Knoblauchzehe | 1 rote Chilischote | 4–5 Stiele | Koriandergrün | 2 EL trockener Sherry | 2–3 EL helle Sojasauce | 1 TL Sesamöl | 1 EL Chilisauce | ½ TL flüssiger Honig | 300 g rohe, geschälte Garnelen (küchenfertig) | 2 EL Erdnussöl

Zubereitung: 30 Minuten
Pro Portion: 58 g E, 25 g F, 15 g KH

1 Den Romanesco waschen, in kleine Röschen teilen und in kochendem Salzwasser 5 Minuten blanchieren. Dann abgießen, abschrecken und gut abtropfen lassen.

2 Inzwischen die Frühlingszwiebeln putzen, waschen, den weißen Teil fein hacken, den hellgrünen Teil längs halbieren und in ca. 4 cm lange Stücke schneiden. Den Knoblauch schälen und fein würfeln. Die Chilischote waschen, aufschneiden und in feine Ringe schneiden (wenn weniger Schärfe gewünscht ist, die Kerne entfernen). Das Koriandergrün abbrausen, die Blätter abzupfen und grob hacken. In einer kleinen Schale den Sherry, die Sojasauce, das Sesamöl, die Chilisauce, den Honig und 4 EL Wasser verrühren.

3 Die Garnelen kurz über einem Sieb abbrausen und gründlich trockentupfen.

4 In einer großen Pfanne oder im Wok 1 EL Erdnussöl stark erhitzen und die Garnelen darin portionsweise je 1 Minute von allen Seiten anbraten. Herausnehmen und beiseite stellen.

5 Das übrige Öl in derselben Pfanne erhitzen, den Romanesco darin 2–3 Minuten unter Rühren anbraten. Knoblauch, Chili sowie das Weiße der Frühlingszwiebeln zugeben und 1–2 Minuten mitbraten. Dann die Würz-Saucenmischung, das Grüne der Frühlingszwiebeln und die Garnelen hinzufügen. Bei mittlerer Hitze offen 2 Minuten einkochen lassen. Mit Sojasauce abschmecken. Den Koriander aufstreuen.

1-2-3-Tipp: Naturreis, pro Person 40 g (Rohgewicht), macht aus dem Gericht ein 1-2-3-Rezept.

SEELACHS MIT GEMÜSE-REIS-KRUSTE

Für 2 Personen:

350 g Seelachsfilets | Meer- oder Kristallsalz | 1 EL frisch gepresster Zitronensaft | 50 g 10-Minuten-Naturreis | 150 g Staudensellerie | 100 g Möhre | 200 g Lauch | Pfeffer | ½ Bund Petersilie | 30 g geriebener Emmentaler | 1 EL weißer Aceto balsamico | 2 EL Olivenöl | außerdem: Olivenöl für die Form

Zubereitung: 35 Minuten **Backen:** 20 Minuten
Pro Portion: 40 g E, 19 g F, 28 g KH

1 Die Seelachsfilets waschen, trockentupfen, rundum salzen und mit dem Zitronensaft beträufeln. Den Reis nach Packungsangabe in kochendem Salzwasser 10 Minuten garen, abgießen und gut abtropfen lassen.

2 Den Backofen auf 200 °C (Umluft 180 °C) vorheizen. Inzwischen den Staudensellerie waschen, putzen und in sehr kleine Würfel schneiden. Die Möhre putzen, schälen und auf einer Reibe fein raspeln. Den Lauch putzen, längs aufschneiden und auch innen gründlich waschen; in dünne Ringe schneiden, mit kochendem Wasser übergießen und 5 Minuten ziehen lassen, dann auf einem Sieb gut abtropfen lassen.

3 Sellerie, Möhren und Lauch mischen, salzen und pfeffern. Die Petersilie abbrausen, trockenschütteln, die Blättchen abzupfen und fein hacken. Den Reis mit dem Käse, der Petersilie und der Hälfte der Gemüsemischung vermengen.

4 Eine ofenfeste Form einfetten. Den Fisch in zwei Stücke schneiden und in die Form legen. Die Reismasse darauf verteilen, mit 1 EL Olivenöl beträufeln. Im Ofen (Mitte) 20–25 Minuten goldbraun backen.

5 Inzwischen die übrige Gemüsemischung mit Essig und Olivenöl mischen, nochmal abschmecken. Als Rohkost zum Fisch servieren.

Grünes Topping: Die Blätter vom Staudensellerie können Sie zum Abschluss klein schneiden und auf den knusprigen Fisch geben.

Frischer Fisch: Wenn Sie keinen Fischhändler in der Nähe haben, versuchen Sie es mal an der Fleisch- und Fischtheke im Biosupermakrt. Auch tiefgefrorener Fisch ist gesund, der frische schmeckt halt noch ein bisschen sensationeller.

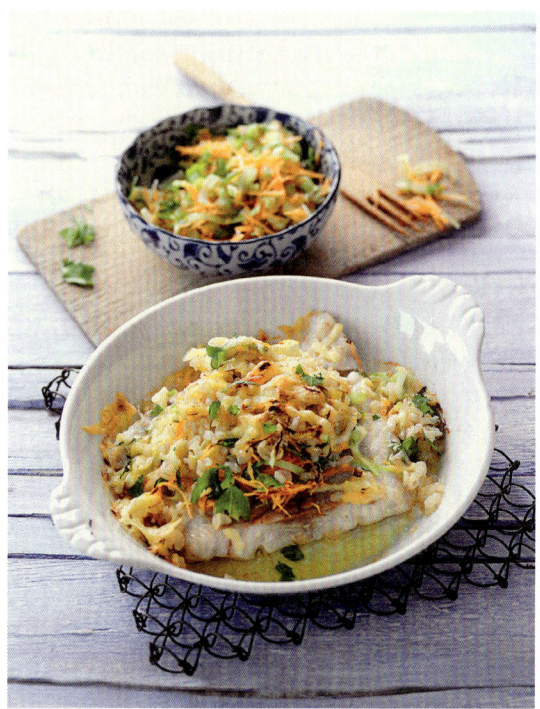

LINGUINE MIT MUSCHEL-TOMATEN-SUGO

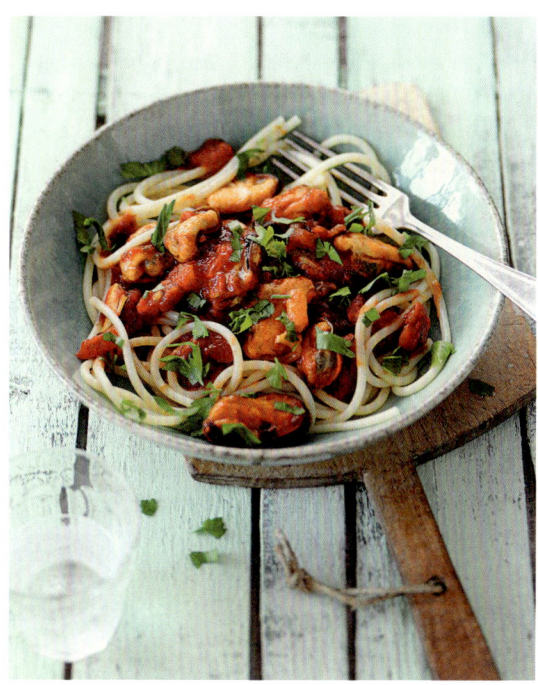

1-2-3 FORMEL

waschen; in dünne Ringe schneiden. Die Tomaten überbrühen, abschrecken, häuten, vierteln, entkernen und klein würfeln. Die Knoblauchzehe schälen und fein hacken. Die Oliven entsteinen und hacken. Den Oregano abbrausen, abzupfen und hacken.

2 Das Öl in einem großen, weiten Topf erhitzen und den Lauch und Knoblauch darin 2–3 Minuten dünsten. Wein, Fond, Tomaten, Oregano und Lorbeer dazugeben und aufkochen. Die vorbereiteten Muscheln in den Sud geben und zugedeckt unter mehrmaligem Schwenken 5–10 Minuten garen, bis die Muschelschalen weit geöffnet sind. Geschlossen gebliebene Muscheln aussortieren.

3 Gleichzeitig die Nudeln in kochendem Salzwasser bissfest garen. Abgießen, kurz abtropfen lassen und auf vorgewärmten Tellern anrichten. Den Muschel-Tomaten-Sugo mit Salz und Pfeffer abschmecken, über die Pasta geben. Mit den Oliven und der Petersilie bestreuen und sofort servieren.

Für 2 Personen:
2 kg frische Miesmuscheln (ergibt ca. 400 g Muschelfleisch) | 1 Stange Lauch | 500 g Tomaten | 1 Knoblauchzehe | 50 g schwarze Oliven | 2 Stiele Oregano | 1 EL Olivenöl | 100 ml trockener Weißwein | 200 ml Fischfond (Glas) | 1 kleines Lorbeerblatt | 80 g Hartweizen-Linguine | Meer- oder Kristallsalz | Pfeffer | 2 EL gehackte Petersilie

Zubereitung: 40 Minuten
Pro Portion: 32 g E, 19 g F, 45 g KH

1 Die Muscheln unter fließendem kaltem Wasser gründlich waschen, geöffnete Muscheln aussortieren. Den Lauch putzen, längs aufschneiden und auch innen gründlich

Variante: Statt mit Muscheln können Sie den Sugo auch mit 400 g küchenfertig geputzten Calamariringen zubereiten.

Muschel-Regel: Wie im Rezept beschrieben, gilt für Muscheln der Grundsatz: Vor dem Kochen geöffnete aussortieren, nach dem Kochen geschlossene. Dann haben Sie nur einwandfreie Exemplare auf dem Teller.

Ohne Besteck: Miesmuscheln können Sie einfach mit der Schale einer anderen, leeren Muschel als »Zange« aus der Schale lösen.

NIZZASALAT MIT THUNFISCH

1-2-3 FORMEL

Für 2 Personen:
150 g kleine Pellkartoffeln (vom Vortag) | 100 g grüne Bohnen | Meer- oder Kristallsalz | 5 EL Gemüsebrühe | 2 EL Weißweinessig | 1 kleine rote Zwiebel | 2 Tomaten | 2 Romanasalatherzen | 50 g schwarze Oliven | 1½ EL Olivenöl | Pfeffer | 1 Dose Thunfisch im eigenen Saft (120 g Abtropfgewicht) | 2 harte Eier

Zubereitung: 35 Minuten
Pro Portion: 28 g E, 20 g F, 20 g KH

1 Die Kartoffeln pellen und in Scheiben schneiden. Die grünen Bohnen putzen, in kochendem Salzwasser bissfest garen. Kartoffeln und Bohnen in eine Schüssel geben und mit der warmen Brühe und 1 EL Essig beträufeln, 10 Minuten ziehen lassen.

2 Inzwischen die Zwiebel schälen, in dünne Ringe schneiden. Die Tomaten waschen, in Spalten schneiden. Den Salat abbrausen, trockenschütteln, in mundgerechte Stücke zupfen. Alles mit den Oliven unter die Bohnen mischen. Auf zwei Tellern anrichten. Mit dem übrigen Essig und dem Olivenöl beträufeln. Mit Salz und Pfeffer würzen.

3 Den Thunfisch abtropfen lassen, zerpflücken und darüber streuen. Eier pellen, in Spalten schneiden, daneben anrichten.

Brainfood fürs Büro: Den vorbereiteten und angemachten Salat in eine große Frischhaltedose füllen. Thunfisch und Eier erst am Arbeitsplatz zerpflücken beziehungsweise aufschneiden und mit dem Salat anrichten. Gibt neue Energie für die »grauen Zellen«!

DORADE MIT BOHNEN

1-2-3 FORMEL

Für 2 Personen:
1 Dose weiße Bohnen (250 g Abtropfgewicht) | 2 Frühlingszwiebeln | 1 Knoblauchzehe | 2 Stiele Thymian | 4 Doradenfilets (küchenfertig mit Haut, à ca. 125 g) | 4 Tomaten | 2 EL Olivenöl | 2 EL Naturjoghurt | 1–2 EL Zitronensaft | etwas abgeriebene Schale von 1 Bio-Zitrone | Meer- oder Kristallsalz | Pfeffer | 10 Basilikumblätter

Zubereitung: 30 Minuten
Pro Portion: 63 g E, 32 g F, 20 g KH

1 Die Bohnen abgießen, kalt abbrausen und gut abtropfen lassen. Die Frühlingszwiebeln waschen, putzen, das Weiße und Hellgrüne in feine Ringe schneiden. Den Knoblauch schälen und fein hacken. Den Thymian abbrausen, die Blättchen abzupfen.

2 Die Filets abbrausen und trockentupfen. Die Tomaten waschen und quer in Scheiben schneiden.

3 In einem Topf 1 EL Öl erhitzen, Frühlingszwiebeln und Knoblauch darin 1–2 Minuten andünsten. Bohnen und Thymian zugeben, bei milder Hitze 5 Minuten mitdünsten.

4 Die Bohnenmischung in einer hohen Rührschüssel fein pürieren, den Joghurt unterrühren. Bei milder Hitze erneut erwärmen, aber nicht kochen. Mit Zitronensaft und -schale, Salz und Pfeffer abschmecken. Das Basilikum grob hacken und untermischen.

5 Inzwischen das übrige Öl in einer beschichteten Pfanne erhitzen. Die Filets darin bei mittlerer Hitze auf der Hautseite 3 Minuten braten, dann wenden und 2 Minuten weiterbraten. Salzen und pfeffern. Mit dem Bohnen-Stampf und den Tomaten anrichten.

SESAM-KNUSPERFISCH MIT CHILIGURKEN

1-2-3 FORMEL

Für 2 Personen:

2 kleine Bio-Salatgurken (à ca. 250 g) | Meer- oder Kristallsalz | 350 g Rotbarschfilet | 2 EL Zitronensaft | Pfeffer | 1 Ei (Größe M) | 30 g Dinkelmehl (Type 1050) | 80 g geschälte Sesamsamen | 2 EL Rapsöl | 1 rote Chilischote | 2 Frühlingszwiebeln | 2 EL Weißweinessig | 1 TL Sesamöl

Zubereitung: 40 Minuten

Pro Portion: 44 g E, 33 g F, 18 g KH

1 Die Gurken waschen, abtrocknen und mit einem Zestenschneider streifig schälen, dann auf der Haushaltsreibe in feine Scheiben hobeln. Auf ein Sieb geben, salzen und 20 Minuten abtropfen lassen.

2 Inzwischen den Fisch abbrausen, trockentupfen und quer in etwa 3 cm breite Streifen schneiden. Mit dem Zitronensaft, Salz und Pfeffer würzen. Das Ei mit Salz und Pfeffer verschlagen. Den Fisch erst im Mehl wenden und abklopfen, dann durch das Ei ziehen und mit beiden Seiten fest in den Sesam drücken.

3 In einer beschichteten Pfanne das Öl erhitzen. Die Fischstücke darin bei mittlerer Hitze von jeder Seite 2–3 Minuten goldbraun braten.

4 Inzwischen die Chilischote putzen, nach Belieben entkernen und in winzig kleine Würfel schneiden. Die Frühlingszwiebeln waschen, putzen, die weißen und hellgrünen Teile in feine Ringe schneiden. Die Gurkenscheiben mit der Chilischote, den Frühlingszwiebeln, Essig, Sesamöl und Pfeffer mischen.

5 Den Fisch auf Küchenpapier kurz abtropfen lassen, mit der Gurkenrohkost anrichten.

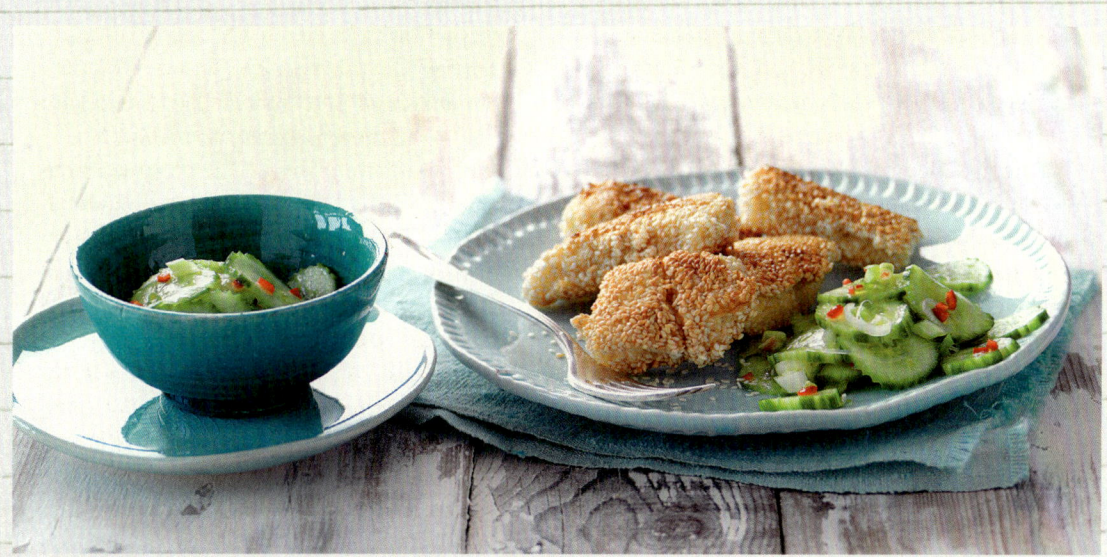

GEMÜSE-WRAPS MIT FLUSSKREBSEN

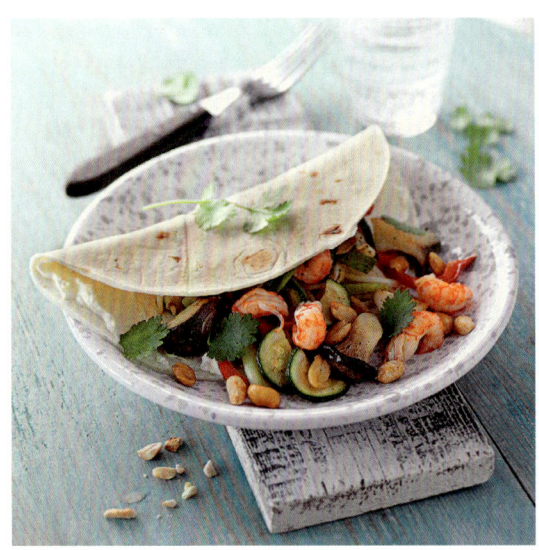

Für 2 Personen:

Für die Wraps:

50 g Dinkelvollkornmehl | 50 g Dinkelmehl (Type 1050) | 1 TL Salz | 3 EL Sojacreme (Sahneersatz aus Soja) | Vollkornmehl zum Arbeiten

Für die Füllung:

150 g Shiitakepilze | 150 g kleine Zucchini | 1 rote Paprikaschote | 2 Frühlingszwiebeln | 50 g Mungobohnensprossen | 1 EL ungesalzene Erdnusskerne | 2 EL Erdnussöl | Meer- oder Kristallsalz | Pfeffer | 2 EL helle Sojasauce | 2 EL Frischkäse (Halbfettstufe) | 200 g Flusskrebsschwänze (Kühlregal; ersatzweise Tiefseegarnelen) | 2 Stängel Koriandergrün

Zubereitung: 40 Minuten **Ruhen:** 45 Minuten
Pro Portion: 36 g E, 22 g F, 49 g KH

1-2-3 FORMEL

1 Für die Wraps beide Mehlsorten mit Salz, Sojacreme und 2 EL lauwarmem Wasser mit den Quirlen des Handrührgeräts verrühren, dann auf der bemehlten Arbeitsfläche mit den Händen zu einem geschmeidigen Teig verarbeiten. Den Teig in 2 Kugeln teilen und zugedeckt 45 Minuten ruhen lassen.

2 Inzwischen die Pilze putzen, abreiben, Stiele entfernen, die Kappen vierteln. Die Zucchini waschen, putzen, längs halbieren und in dünne Scheiben schneiden. Die Paprika vierteln, putzen, waschen und in sehr feine Streifen schneiden. Die Frühlingszwiebeln waschen, putzen, das Helle in 2 cm breite Stücke schneiden. Sprossen kurz abbrausen und abtropfen lassen. Erdnüsse hacken.

3 Die Teigkugeln dünn ausrollen und in einer heißen beschichteten Pfanne (Ø 24 cm) bei mittlerer Hitze ohne Fett nacheinander 2–3 Minuten von jeder Seite backen.

4 Inzwischen das Öl in einer großen beschichteten Pfanne erhitzen. Das Gemüse darin bei starker Hitze 1–2 Minuten unter Rühren anbraten, die Sprossen dazugeben. Mit Salz, Pfeffer und Sojasauce würzen.

5 Die Wraps mit dem Frischkäse bestreichen, die Gemüsemischung darauf verteilen und mit den abgetropften Flusskrebsen bestreuen. Korianderblätter und Erdnüsse auf das Gemüse streuen. Sofort servieren.

Superfood fürs Büro: Die Wraps mit der Hälfte der Gemüse-Krebse-Mischung füllen und einrollen. Erst in Klarsichtfolie, dann fest in Alufolie einwickeln. Die übrige Mischung in der frischhaltebox mitnehmen und dazuessen.

10 GESUNDE QUICKIES

Greifen Sie ruhig auch in die Tiefkühltruhe… kombinieren Sie Salat oder Greenie dazu, damit Sie auf Ihre 600 Gramm kommen. Wenn Sie eine Kohlenhydrat-Beilage dazu kombinieren aus der 1. Spalte von Tabelle Seite 98, dann werden aus den schnellen NoCarb-Gerichten schnelle 1-2-3-Gerichte.

ASIA-KRABBEN-TOPF

200 g Asiagemüse scharf in 1 EL Olivenöl anbraten. 100 g Krabben zugeben, unter Rühren 5 Minuten fertig garen. Mit Chiliflocken, Sojasauce, Salz, Pfeffer würzen.

KASSLER MIT SAUERKRAUT

300 g vorgekochtes Sauerkraut (ohne Zucker) in etwas Gemüsebrühe erhitzen. 150 g Kassler oder Räuchertofu in 2 EL Olivenöl braten.

SPARGEL KLASSISCH

300 g geschälten Spargel in Salz-Essig-Wasser bissfest garen. 150 g geräucherte Putenbrust würfeln, in 2 EL Olivenöl kross braten. Spargel mit dem Fleisch, gehackter Petersilie und etwas zerlassener Butter servieren.

SALAT MIT PILZEN

50 g Feldsalat und 100 g Radicchio mit 2 EL Olivenöl, 1 EL Zitronensaft, 1 EL gehackten Kräutern, Salz und Pfeffer anmachen. 200 g Champignos braten, mit Pfeffer und Salz würzen, darübergeben. Dazu: ein Protein-Shake.

FISCHSUPPE

250 g Tomatenstücke aus der Dose mit 50 ml Fischfond erhitzen. 150 g TK-Fisch nach Wahl zugeben und etwa 15 Minuten gar kochen. Mit Salz, Pfeffer und frischen Kräutern würzen.

LACHS MIT SPINAT

200 g Blattspinat nach Packungsanweisung zubereiten, mit etwas Pistazienöl, Salz, Pfeffer und Muskat würzen. 150 g Lachsfilet in 2 EL Olivenöl pro Seite etwa 3 Minuten braten. 5 Cocktailtomaten halbieren und dazu servieren.

NUSSBROKKOLI MIT DIP

300 g Brokkoli in Salzwasser bissfest kochen. 1 EL Cashewkerne oder Walnüsse im Mörser grob zerkleinern, in Olivenöl anrösten. Röschen in der Nussmasse wälzen. Dazu gibt's einen Dip: 150 g Quark mit einer Packung Italienische Kräuter (50 g) mischen, salzen und pfeffern.

KALBSTEAK MIT TSATSIKI

In 200 g Joghurt 250 g geschälte Gurke hobeln und 1–2 Knoblauchzehen pressen. Gut mischen, mit 25 g frischen Kräutern der Provence (TK), Olivenöl, Zitronensaft und Salz würzen. 150 g Steak nach Wunsch braten, salzen und pfeffern und das Tsatsiki dazu reichen.

HÄHNCHENWOK

150 g Hähnchenbrust in Streifen schneiden, mit Salz, Pfeffer und Paprika würzen, dann in 2 EL Olivenöl von allen Seiten scharf anbraten. 300 g Wokgemüse dazugeben, unter Rühren bissfest garen und nach Geschmack würzen. Mit Koriandergrün bestreuen.

TOMATENSUPPE

250 g Dosentomaten mit etwa 100 ml Gemüsebrühe kurz aufkochen, 3 Minuten köcheln lassen, pürieren und abschmecken. Mit 50 ml saurer Sahne und reichlich geschnittenem Basilikum garnieren. Dazu: einen Protein-Shake. Oder 150 g gebratene Räuchertofu-Würfel.

LUPINEN-FILET-GYROS

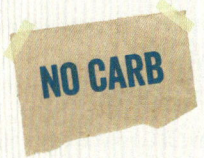

NO CARB

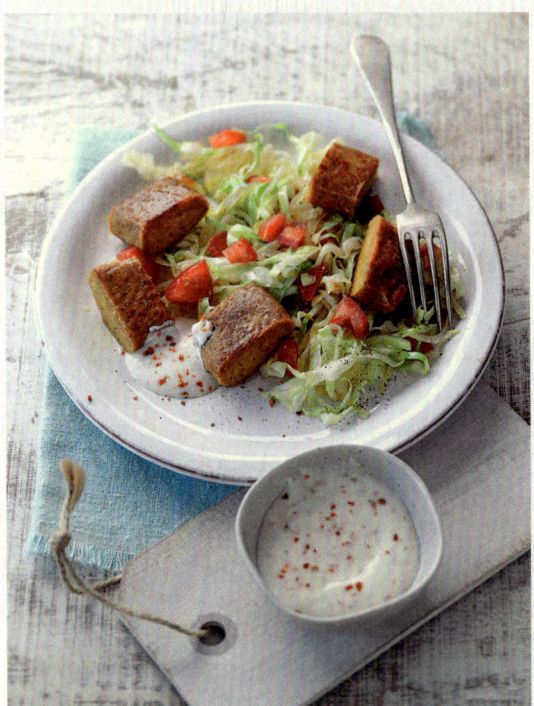

1 Das Lupinen-Filet quer in dünne Scheiben schneiden. In einer Schüssel mit dem Gyros-Gewürz und 2 EL Olivenöl mischen.

2 Den Knoblauch schälen, fein würfeln und mit dem Joghurt und dem Zitronensaft verrühren. Mit Salz, Pfeffer und Chiliflocken würzen. Abgedeckt kalt stellen.

3 Die Zwiebeln schälen, halbieren und in feine Streifen schneiden. Die Tomaten waschen, vierteln, von den Kernen befreien und würfeln. Den Spitzkohl putzen, vom Strunk befreien und in feine Streifen schneiden.

4 Eine große beschichtete Pfanne erhitzen und das Lupinenfilet darin bei starker Hitze in 2 Portionen rundherum 2–3 Minuten anbraten. Herausnehmen, salzen und pfeffern.

5 Zwiebeln und Spitzkohl mit dem übrigen Öl in die Pfanne geben, weitere 2 Minuten unter Rühren braten. Tomaten und Lupinenfilet dazugeben, alles 2 Minuten erhitzen. Mit Salz und Pfeffer abschmecken.

6 Die Gyrospfanne mit dem Joghurt auf Tellern anrichten.

Für 2 Personen:
200 g Lupinen-Filet (Reformhaus) | 1 EL Gyros-Gewürz | 1½ EL Olivenöl | 1 kleine Knoblauchzehe | 150 g Naturjoghurt | 1 TL Zitronensaft | Meer- oder Kristallsalz | Pfeffer | Chiliflocken | 2 Zwiebeln | 2 große Tomaten | 300 g Spitzkohl oder Wirsing

Zubereitung: 30 Minuten
Pro Portion: 33 g E, 24 g F, 12 g KH

1-2-3-Tipp: Die Luxusmenge Kohlenhydrate dazu kann pro Person 1 kleines Roggenvollkornbrötchen (40 g) sein.

Info: Auf Seite 76 lesen Sie mehr über die Lupine. Die Konsistenz von Lupinenschnitzel ist etwas fester als Tofu und meist nur gewürzt zu haben. Probieren Sie es einfach mal aus. Auch reines Lupinenmehl (aus dem Reformhaus) ist vielseitig verwendbar, etwa für vegetarische Frikadellen oder zum Binden von Saucen.

HARZER MIT RETTICH

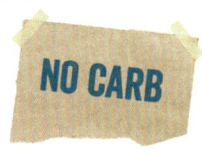

NO CARB

Für 2 Personen:
2 rote Zwiebeln | 2 EL Olivenöl | 2 EL Apfel-essig | Meer- oder Kristallsalz | Pfeffer | 100 ml Gemüsebrühe | 400 g Harzer Käse | 300 g junger Rettich | ½ Bund Schnittlauch

Zubereitung: 20 Minuten
Pro Portion: 63 g E, 12 g F, 6 g KH

1 Die Zwiebeln schälen und in feine Ringe schneiden oder hobeln. Das Olivenöl in einer Pfanne erhitzen, die Zwiebeln darin in 2–3 Minuten glasig dünsten. Mit dem Essig ablöschen, salzen und pfeffern. Die Brühe angießen, einmal kräftig aufkochen und vom Herd nehmen.

2 Den Harzer Käse in Scheiben schneiden. Den Rettich schälen und dünn hobeln. Bei-des schuppenartig überlappend auf zwei Tellern anrichten, die Zwiebelsauce darüber verteilen. Den Schnittlauch abbrausen, tro-ckenschütteln, fein schneiden und oben-drauf streuen.

1-2-3-Tipp: Die Rezepte auf dieser Seite mit 1 kleinen Scheibe Roggensauerteigbrot (40 g) pro Person genießen.

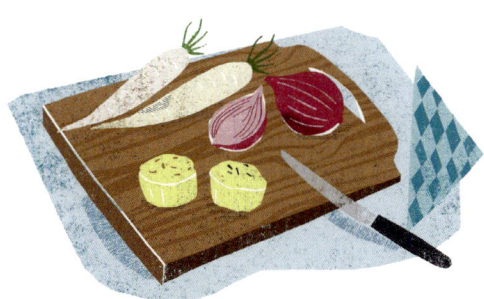

MEDITERRANER GEMÜSEAUFLAUF

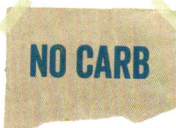

NO CARB

Für 2 Personen:
1 Bund Frühlingszwiebeln | 200 g Zucchini | 200 g kleine Kirschtomaten | 1 Zweig Ros-marin | 3–4 Stiele Thymian | ½ Bund Peter-silie | 2 EL Olivenöl | ½ TL Fenchelsamen | Meer- oder Kristallsalz | Pfeffer | 250 g Mozza-rella | 2 Knoblauchzehen

Zubereitung: 30 Minuten **Backen:** 20 Minuten
Pro Portion: 28 g E, 36 g F, 9 g KH

1 Die Frühlingszwiebeln waschen, putzen, das Weiße und Hellgrüne schräg in 5 cm breite Stücke schneiden. Die Zucchini waschen, putzen und in 1 cm dicke Scheiben schnei-den. Die Tomaten auf einem Sieb kurz ab-brausen. Rosmarin, Thymian und Petersilie waschen, trockenschütteln, die Blätter ab-zupfen und fein hacken.

2 Den Backofen auf 200 °C (Umluft 180 °C) vorheizen. Das Öl in einer Pfanne erhitzen. Die Fenchelsamen im Mörser oder mit einer Gabel zerdrücken und im heißen Öl kurz anbraten. Frühlingszwiebeln und Zucchini dazugeben und 1 Minuten mitbraten.

3 Die Kräuter untermischen, salzen und pfef-fern. Das Gemüse vom Herd nehmen, die Tomaten vorsichtig unterheben.

4 Den Mozzarella abtropfen lassen und in kleine Würfel schneiden. Die Knoblauch-zehen abziehen und in dünne Scheiben schneiden. Beides auf den Auflauf streuen. Im Ofen (unten) 20 Minuten überbacken.

BAUERNSALAT MIT GEGRILLTEM HALLOUMI

NO CARB

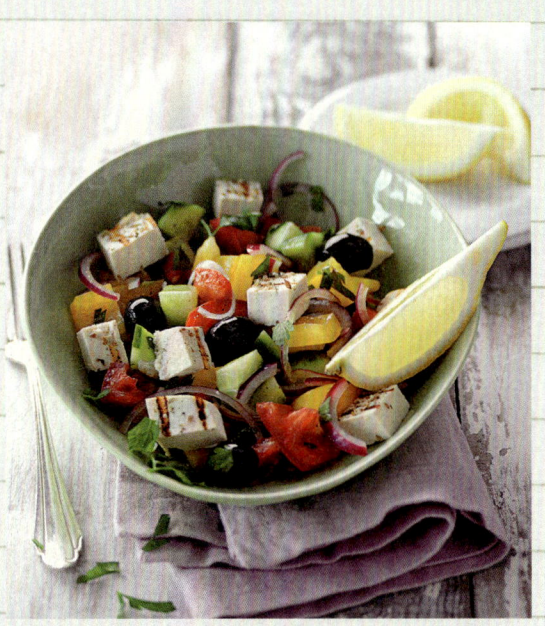

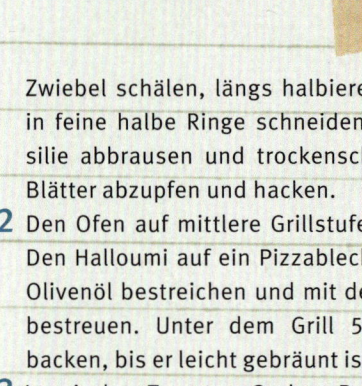

Zwiebel schälen, längs halbieren und quer in feine halbe Ringe schneiden. Die Petersilie abbrausen und trockenschütteln, die Blätter abzupfen und hacken.

2 Den Ofen auf mittlere Grillstufe vorheizen. Den Halloumi auf ein Pizzablech legen, mit Olivenöl bestreichen und mit dem Oregano bestreuen. Unter dem Grill 5–6 Minuten backen, bis er leicht gebräunt ist.

3 Inzwischen Tomaten, Gurken, Paprika, Zwiebeln, Oliven und Petersilie mit dem Zitronensaft, Salz, Pfeffer und dem Olivenöl in einer Schüssel mischen. Den heißen Halloumi in 1,5 cm große Stücke schneiden und unter den Salat mischen. Mit Zitronenspalten servieren.

Für 2 Personen:
2 reife Tomaten | 150 g Bio-Salatgurke | 1 gelbe Paprikaschote | 1 kleine rote Zwiebel | 3 Stiele Petersilie | 300 g Halloumi | 1 TL getrockneter Oregano | 50 g schwarze Oliven | 2 EL Zitronensaft | Meer- oder Kristallsalz | Pfeffer | 1 EL Olivenöl | Olivenöl zum Bestreichen | Zitronenspalten zum Garnieren

Zubereitung: 30 Minuten
Pro Portion: 36 g E, 50 g F, 7 g KH

1 Die Tomaten waschen, längs halbieren und würfeln. Die Gurke waschen, streifig schälen, längs vierteln und in 1 cm dicke Stücke schneiden. Die Paprika waschen, putzen, sechsteln und quer in Stücke schneiden. Die

Einfach mitnehmen: Den Salat können Sie ganz relaxt schon am Vorabend zubereiten und über Nacht in den Kühlschrank stellen. Für den Transport in eine Frischhaltebox füllen.

Feierabend! Der Salat schmeckt als leichtes Abendessen an heißen Sommertagen. Dazu passt hervorragend gegrillter Fisch.

Spezialität:
Halloumi-Käse stammt aus der arabischen Welt und wird seit über 2000 Jahren auf Zypern traditionell hergestellt, ursprünglich aus der Milch von Mufflons, heute aus Schaf-, Ziegen- oder Kuhmilch oder aus einer Mischung. Er behält beim Braten und Grillen seine Form!

GADO GADO – INDONESISCHER GEMÜSESALAT

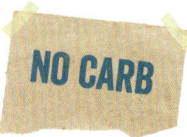

NO CARB

Für 2 Personen:

1 kleine Zwiebel | 1 Knoblauchzehe | 1 kleine rote Chilischote | 1 EL Erdnussöl | 50 g gehackte ungesalzene Erdnüsse | 1–2 TL rote Currypaste (Asienregal) | 160 ml ungesüßte Kokosmilch (Dose) | 2 EL Sojasauce | 1 EL Limettensaft | 2 Eier (Größe M) | 200 g Tofu | 600 g gemischtes Gemüse (z. B. Salatgurke, Tomaten, Frühlingszwiebeln, Mungobohnensprossen, Spitzkohl) | Salz

Zubereitung: 50 Minuten
Pro Portion: 32 g E, 42 g F, 16 g KH

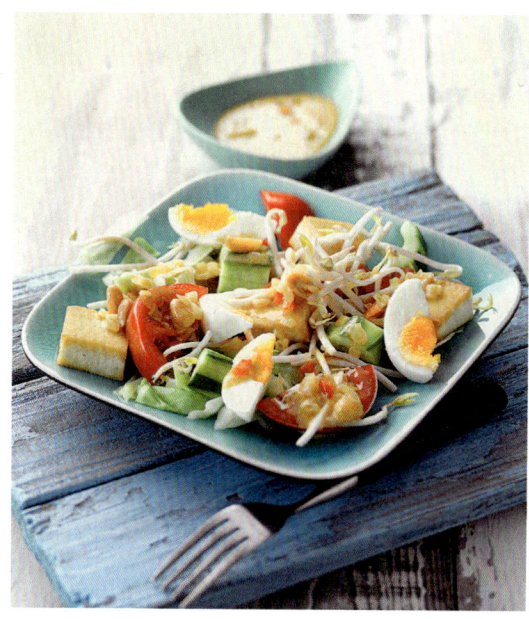

1 Die Zwiebel und den Knoblauch schälen, die Chilischote längs aufschneiden, von den Kernen befreien (falls es nicht so scharf werden soll) und abbrausen. Alles in kleine Würfel schneiden und in ½ EL heißem Öl andünsten. Erdnüsse und Currypaste dazugeben und anrösten. Mit der Kokosmilch aufgießen, aufkochen lassen. Mit Sojasauce und Limettensaft würzen. Die Sauce bei mittlerer Hitze 5 Minuten garen, gelegentlich umrühren, dann abkühlen lassen.

2 Die Eier in 10–12 Minuten hartkochen, abschrecken, pellen und achteln. Inzwischen den Tofu in etwa 2 cm große Würfel schneiden und im übrigen heißen Öl in einer Pfanne unter Wenden bei starker Hitze in 5 Minuten knusprig braten. Auf Küchenpapier abtropfen lassen.

3 Die Gurke schälen, längs halbieren und entkernen, die Tomaten waschen, beides in dicke Scheiben schneiden. Die Sprossen abbrausen und abtropfen lassen. Den Spitzkohl waschen, putzen und in 1 cm breite Streifen schneiden. In kochendem Salzwasser 1 Minute blanchieren, abgießen, abtropfen lassen.

4 Alle Gemüse, die Eier und die Tofuwürfel auf einer Platte oder Tellern anrichten, mit der Erdnusssauce teilweise überziehen.

Pausensalat:

Der Gemüsesalat lässt sich gut vorbereiten und mit ins Büro nehmen. Gemüse, Tofu und Eier in eine Frischhaltedose geben, die Erdnusssauce in einem Twist-Off-Glas extra verpacken.

BROKKOLI-CREMESUPPE

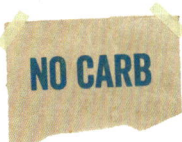

NO CARB

Für 2 Personen:
1 EL gehobelte Mandeln | 400 g Brokkoli | Salz |
1 kleine Zwiebel | 1 ½ EL Olivenöl | 400 ml Ge-
müsefond oder -brühe | 4 EL Sojacreme (Sahne-
ersatz auf Sojabasis) | 200 g Räuchertofu |
1 Knoblauchzehe | Salz | Pfeffer | Zitronensaft

Zubereitung: 45 Minuten
Pro Portion: 24 g E, 26 g F, 10 g KH

1 Die Mandeln ohne Öl goldbraun rösten. Den
Brokkoli waschen, putzen, in Röschen teilen, die Stiele schälen und klein würfeln. In
Salzwasser 3 Minuten blanchieren, abschrecken, gut abtropfen lassen. ¼ beiseitestellen, ¾ fein hacken.

2 Die Zwiebel schälen, fein würfeln. 1 EL Öl
erhitzen, die Zwiebel darin glasig dünsten.
Gehackten Brokkoli dazugeben und 2 Minuten andünsten. Fond oder Brühe und Sojacreme angießen, aufkochen und zugedeckt
bei milder Hitze 15 Minuten garen.

3 Inzwischen den Tofu in 1 cm große Würfel schneiden. Den Knoblauch schälen und
fein würfeln. Im übrigen Öl unter Wenden in
5 Minuten goldbraun und knusprig braten.
Auf Küchenpapier abtropfen lassen.

4 Die Suppe fein pürieren. Mit Salz, Pfeffer
und Zitronensaft abschmecken. Die übrigen
Brokkoliröschen darin erhitzen. Auf Tellern
anrichten, den Knoblauch-Tofu daraufgeben
und mit den Mandelblättchen bestreuen.

Heiße Stärkung: Die heiße Suppe in
den Thermobehälter füllen. Die Tofuwürfel und
Mandelblättchen extra in eine Frischhaltebox
packen. In der Mittagspause genießen.

GRÜNKERN-PFANNKUCHEN

1-2-3 FORMEL

Für 2 Personen:
40 g Grünkernmehl | 40 g gemahlene Hasel-
nüsse | Salz | 2 Eier (Größe M) | 70 ml Milch |
2 Stangen Lauch (ca. 500 g) | 1 Zwiebel |
1 Knoblauchzehe | 150 g Kirschtomaten |
4 TL Olivenöl | 100 ml Gemüsebrühe | Pfeffer |
1 TL frisch gehackter Oregano | 100 g Ricotta

Zubereitung: 40 Minuten **Ruhen:** 30 Minuten
Pro Portion: 24 g E, 34 g F, 33 g KH

1 Grünkernmehl, gemahlene Nüsse und ½ TL
Salz in einer Schüssel mischen. Die Eier und
die Milch dazugeben und alles mit den Quirlen des Handmixers zu einem glatten Teig
verrühren. Zugedeckt 30 Minuten quellen
lassen.

2 Inzwischen den Lauch putzen, längs aufschneiden, gründlich waschen und schräg
in ½ cm breite Scheiben schneiden. Zwiebel und Knoblauch schälen, fein hacken.
Die Tomaten abbrausen und halbieren.

3 In einer Pfanne 2 TL Öl erhitzen. Zwiebel,
Knoblauch und Lauch darin 2–3 Minuten
andünsten. Mit der Brühe aufgießen und
zugedeckt bei mittlerer Hitze 5 Minuten
dünsten. Die Tomaten zum Gemüse geben,
mit Salz, Pfeffer und Oregano würzen. Den
Ricotta locker unterheben.

4 Inzwischen in einer beschichteten Pfanne
(Ø 16 cm) 1 TL Öl erhitzen. Aus der Hälfte
des Teigs in 4–5 Minuten einen goldbraunen
Pfannkuchen backen, dabei 1-mal wenden.
Den zweiten Pfannkuchen mit dem übri-
gen Öl auf die gleiche Art backen. Mit dem
Lauch-Gemüse anrichten. Sofort servieren.

PILZPÄCKCHEN MIT TOFU-DIP

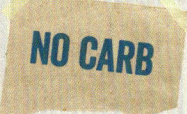

NO CARB

Für 2 Personen:
300 g Kräuterseitlinge | 200 g Kirschtomaten | 4 Schalotten | 1 Knoblauchzehe | 1 kleiner Zweig Rosmarin | je 4 Zweige Thymian und Petersilie | 2 ½ EL Olivenöl | 4 EL Gemüsebrühe | Meer- oder Kristallsalz | Pfeffer | 250 g Seidentofu | 1–2 TL scharfer Senf | 2 EL weißer Aceto balsamico | Olivenöl zum Einfetten

Zubereitung: 30 Minuten **Garen im Ofen:** 20 Minuten
Pro Portion: 15 g E, 18 g F, 16 g KH

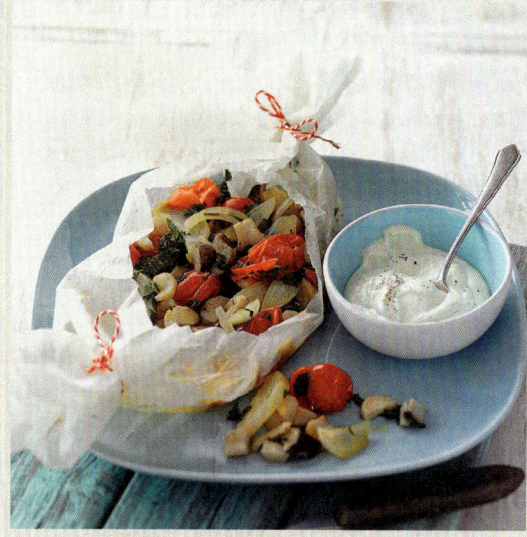

1 Den Backofen auf 200 °C (Umluft 180 °C) vorheizen. Die Kräuterseitlinge putzen, abreiben, längs halbieren und quer in dünne Scheiben schneiden. Die Kirschtomaten abbrausen. Die Schalotten schälen, längs halbieren oder vierteln. Pilze, Tomaten und Schalotten mischen.

2 Die Knoblauchzehe schälen und fein hacken. Die Kräuter abbrausen, trockenschütteln, die Blätter abstreifen und hacken. 1 ½ EL Olivenöl, Brühe, Knoblauch und Kräuter verrühren, salzen und pfeffern.

3 2 Bögen Backpapier (je ca. 38 x 42 cm) mit etwas Olivenöl einstreichen. Jeweils die Hälfte der Pilzmischung darauf verteilen, salzen und pfeffern und mit jeweils der Hälfte vom Kräuteröl beträufeln. Das Papier über dem Gemüse zusammenfalten und gut verschließen, die Enden wie bei einem Bonbon mit Küchengarn zubinden. Die Päckchen nebeneinander auf ein Backblech legen. Im Ofen (unten) 20 Minuten garen.

4 Inzwischen den Seidentofu mit dem Senf, dem Aceto balsamico, Salz, Pfeffer und übrigem Olivenöl in einer hohen Rührschüssel fein pürieren. Die Päckchen erst bei Tisch öffnen. Den Tofu-Dip dazu servieren.

Köstlich kalt: Dank seiner weichen Beschaffenheit eignet sich Seidentofu hervorragend für kalte Saucen. Man bekommt ihn im Reformhaus oder Bioladen.

Überraschung! Das Pilz-Päckchen abkühlen lassen, in eine Frischhaltebox packen und fest verschließen. Am Arbeitsplatz öffnen und mit dem Tofu-Dip genießen.

PIZZA À LA RATATOUILLE

1-2-3 FORMEL

Für 1 großes Backblech oder 2 Pizzableche
Für 8 Personen:

Für den Pizzateig: 200 g feines Dinkelvollkornmehl | 150 g Dinkelmehl Type 630 | 1 TL Meersalz | ½ Würfel frische Hefe (ca. 21 g) | 2 EL Olivenöl | Dinkelvollkornmehl zum Arbeiten

Für den Belag: 1 rote Zwiebel | 2 Knoblauchzehen | 4 EL Olivenöl | 1 EL Tomatenmark | 1 Dose stückige Tomaten (400 g) | 125 ml Gemüsebrühe | je 1 TL getrockneter Oregano, Thymian und Rosmarin | je 1 kleine orange und gelbe Paprikaschote | 2 kleine Zucchini | 1 mittelgroße Aubergine | Meer- oder Kristallsalz | Pfeffer | Cayennepfeffer | 120 g Kirschtomaten | 250 g Tomaten-Tofu (Reformhaus) | 400 g Mozzarella | 3 Stiele Basilikum | Olivenöl für das Blech

Zubereitung: 60 Minuten **Gehen:** 60 Minuten
Backen: 20 Minuten
Pro Portion: 22 g E, 22 g F, 33 g KH

1 Für den Teig beide Mehlsorten in einer Schüssel mit dem Salz vermischen. In die Mitte eine Mulde drücken, die Hefe hineinbröckeln und mit 100 ml lauwarmem Wasser auflösen. Etwas Mehl darüberstreuen, den Vorteig an einem warmen Ort 15 Minuten gehen lassen.

2 Mehl, Vorteig, 80 ml lauwarmes Wasser und Olivenöl verkneten. Auf der bemehlten Arbeitsfläche 10 Minuten kräftig weiterkneten, bis der Teig elastisch ist. Zur Kugel formen, zugedeckt 30–45 Minuten gehen lassen, bis sich das Volumen verdoppelt hat.

3 Inzwischen für die Tomatensauce Zwiebel und Knoblauch abziehen, fein würfeln, in einer Pfanne in 1 EL Olivenöl glasig dünsten. Tomatenmark, gehackte Tomaten,

Brühe und Kräuter dazugeben. Die Sauce bei kleiner Hitze 10–12 Minuten kochen.

4 Die Paprika halbieren, putzen und abbrausen. Zucchini und Aubergine waschen und putzen. Gemüse in Würfel schneiden. 2 EL Öl in einer großen Pfanne erhitzen, das Gemüse darin unter gelegentlichem Rühren 2–3 Minuten braten. Mit Salz, Pfeffer und Cayennepfeffer kräftig würzen. Die Kirschtomaten waschen, halbieren und unter das Gemüse mischen. Vom Herd nehmen. Den Tofu und abgetropften Mozzarella in dünne Scheiben schneiden.

5 Den Backofen auf 220 °C (Umluft 200 °C) vorheizen. Das Backblech leicht einölen. Den Teig darauf ausrollen, die Tomatensauce darauf verstreichen. Die Tofuscheiben, dann die Gemüsemischung, dann den Mozzarella darauf verteilen. Das übrige Öl darüberträufeln. Im Ofen (Mitte) 20–25 Minuten backen. Die Basilikumblättchen vor dem Servieren auf die Pizza streuen.

Pizza-Express:
Ein Pizzastück abkühlen lassen, in Klarsicht- und Alufolie fest verpacken und am Arbeitsplatz im Ofen oder in der Mikrowelle erwärmen. Pizza-Reste können Sie auch einfrieren.

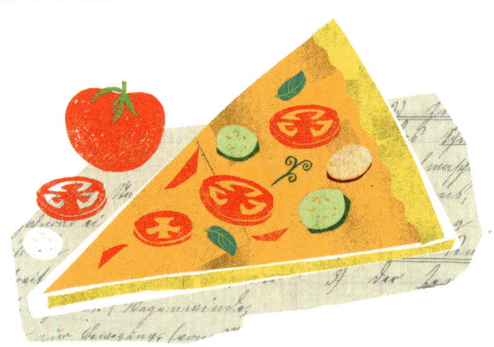

QUINOA-MINESTRONE

1-2-3 FORMEL

Für 2 Personen:

1 Zwiebel | 1 Knoblauchzehe | 250 g Tomaten | 150 g junge Zucchini | 1 kleine Möhre | 100 g Staudensellerie | 2 Stängel Salbei | 2 EL Olivenöl | Meer- oder Kristallsalz | Pfeffer | 600 ml Gemüsebrühe | 60 g Quinoa | ½ Bund Petersilie | abgeriebene Schale von ½ Bio-Zitrone | 50 g frisch geriebener Parmesan

Zubereitung: 45 Minuten
Pro Portion: 17 g E, 19 g F, 28 g KH

1 Die Zwiebel und die Knoblauchzehe schälen und würfeln. Die Tomaten überbrühen, abschrecken, häuten und grob hacken. Die Zucchini waschen, putzen, längs halbieren und in Scheiben schneiden. Möhre schälen, Staudensellerie waschen und putzen, beides in Scheiben schneiden. Die Salbeiblättchen waschen, abzupfen und hacken.

2 Das Öl in einem Topf erhitzen. Zwiebel und Knoblauch darin glasig dünsten. Das Gemüse dazugeben, mit Salbei, Salz und Pfeffer würzen. Mit der Brühe aufgießen, aufkochen und den Quinoa einstreuen. Alles zugedeckt bei milder Hitze 15–20 Minuten kochen lassen.

3 Inzwischen die Petersilie waschen, trockenschütteln, die Blätter abzupfen und hacken. Mit der Zitronenschale mischen. Die Suppe mit Salz und Pfeffer abschmecken, die Petersilien-Mischung und den Parmesan obendrauf streuen.

Büro-Lunch: Die heiße Suppe in einen vorgewärmten Thermobehälter füllen, gut verschließen – und mittags genießen.

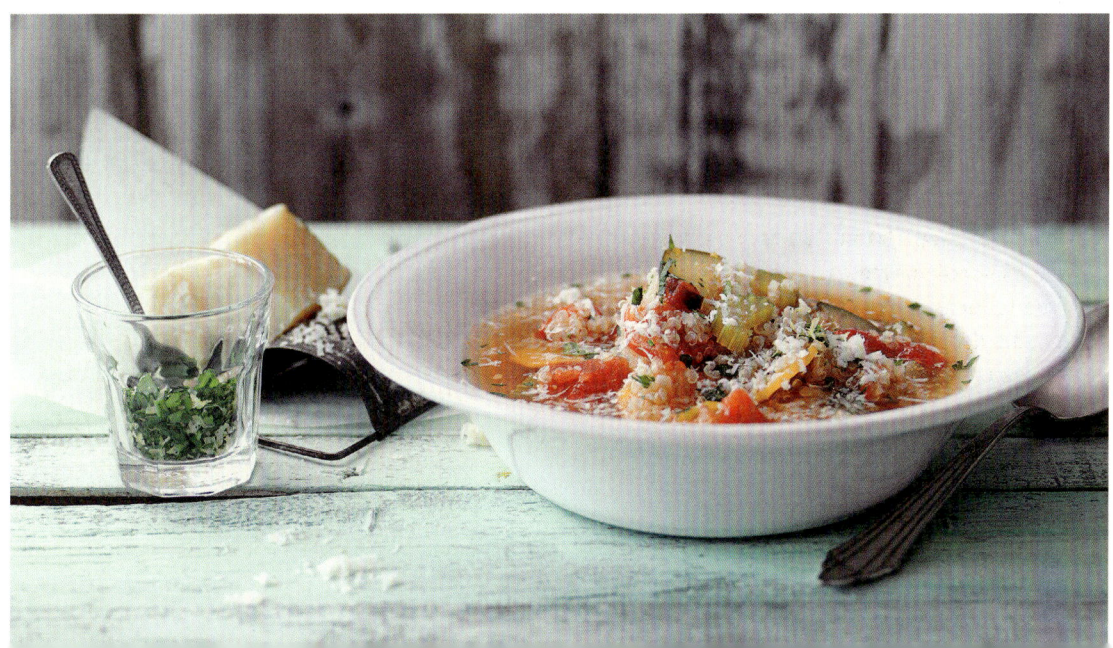

GEFÜLLTE PAPRIKA MIT DINKELREIS

1-2-3 FORMEL

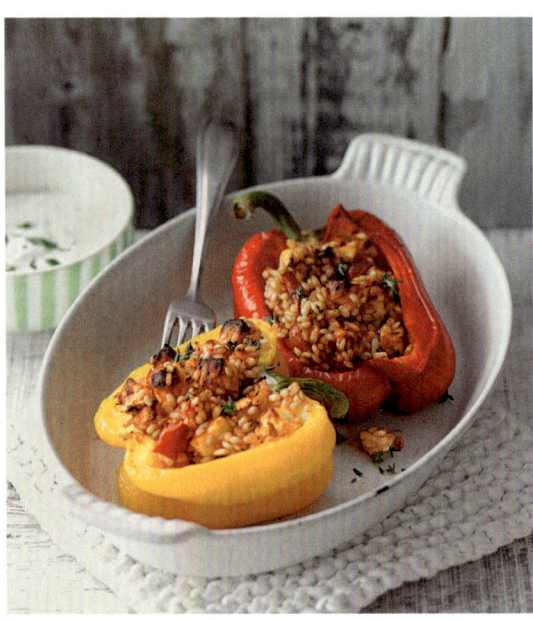

Für 2 Personen:
1 Zwiebel | 1 Knoblauchzehe | 1 EL Olivenöl |
60 g Dinkelreis | 150 ml Gemüsebrühe |
1 rote und 1 gelbe Paprikaschote | 150 g Feta |
2 Tomaten | 1 rote Chilischote | 2 TL frisch
gehackter Thymian (oder 1 TL getrockneter
Thymian) | 1 TL Paprikamark (aus der Tube oder
dem Glas) | Meer- oder Kristallsalz | Pfeffer |
2 EL Zitronensaft | 250 g Magerquark | 1 Bund
Petersilie

Zubereitung: 45 Minuten **Backen:** 30 Minuten
Pro Portion: 37 g E, 31 g F, 35 g KH

1 Die Zwiebel und den Knoblauch schälen
und fein würfeln. Das Öl in einem Topf erhitzen, Zwiebel darin glasig dünsten. Knoblauch kurz mitbraten. Den Dinkelreis unterrühren, mit 75 ml heißer Brühe auffüllen,
aufkochen und zugedeckt bei milder Hitze
15 Minuten kochen, dann noch 5 Minuten
nachquellen lassen.

2 Inzwischen die Paprikaschoten längs halbieren, die Kerne und Samenwände heraus-
lösen, die Paprika auswaschen. Den Feta
in kleine Würfel schneiden. Die Tomaten
waschen, vierteln, entkernen und klein würfeln. Die Chilischote putzen, entkernen und
fein hacken.

3 Den Backofen auf 200 °C (Umluft 180 °C)
vorheizen. Den Dinkelreis mit einer Gabel
auflockern, in eine Schüssel geben und mit
Feta, Tomaten, Chili, Thymian und Paprikamark vermischen. Mit Salz, Pfeffer und
Zitronensaft würzen. Die Mischung in die
Paprikahälften füllen, in eine ofenfeste Form
setzen und die übrige Brühe angießen. Im
Ofen (Mitte) 30 Minuten backen.

4 Inzwischen den Quark mit 2–3 EL Wasser
verrühren, salzen und pfeffern. Die Petersilie abbrausen, trockenschütteln, Blätter
abzupfen und hacken, unter die Quarkcreme
rühren. Zu den gefüllten Paprika servieren.

GLYXliche Gäste:

Für eine größere Runde die Mengen einfach
vervielfachen und die gefüllten Paprika in
einer großen Auflaufform oder in der Fett-
pfanne im Ofen mit der entsprechenden Menge
Brühe garen.

VEGGIE-»STRAMMER MAX«

1-2-3 FORMEL

Für 2 Personen:
1 rote Zwiebel | 1 Knoblauchzehe | 200 g Champignons | 1 EL Zitronensaft | je 1 kleine rote und gelbe Paprikaschote | 2 Frühlingszwiebeln | 1 ½ EL Olivenöl | Meer- oder Kristallsalz | Pfeffer | 1 TL getrockneter Thymian | 4 Eier (Größe M) | 2 Scheiben Roggen-Sauerteigbrot (je etwa 40 g) | 2 EL Schnittlauchröllchen

Zubereitung: 30 Minuten
Pro Portion: 23 g E, 22 g F, 24 g KH

1 Die Zwiebel schälen, halbieren und in feine Halbringe schneiden. Die Knoblauchzehe schälen und fein würfeln. Die Champignons putzen, abreiben und in dünne Scheiben schneiden. Sofort mit dem Zitronensaft beträufeln, damit sie nicht braun werden. Die Paprikaschoten vierteln, putzen, waschen (auch innen) und quer in feine Streifen schneiden. Die Frühlingszwiebeln waschen, putzen, die weißen und hellgrünen Teile in feine Ringe schneiden.

2 In einer großen Pfanne 1 EL Öl erhitzen. Zwiebel, Knoblauch, Pilze, Paprika und Frühlingszwiebeln darin bei mittlerer Hitze 3–4 Minuten unter Wenden andünsten. Mit Salz, Pfeffer und Thymian würzen.

3 Inzwischen das übrige Öl in einer beschichteten Pfanne erhitzen. Die Eier darin als Spiegeleier braten.

4 Die Brote auf Tellern anrichten und das Gemüse darauf verteilen. Zwei Spiegeleier auf jedes Brot geben, salzen und pfeffern und mit dem Schnittlauch bestreuen. Sofort servieren.

NoCarb-Tipp:
Der »Stramme Max« schmeckt auch ohne Brot! Und dabei sparen Sie nebenbei noch Carbs ein.

Gewusst wie:
Wenn Sie Ihre Spiegeleier gut durch mögen, braten Sie sie einfach bei etwas geringerer Hitze und bei geschlossenem Deckel!

Salz mal anders:
Statt Salz zu nehmen, können Sie das Gemüse zum Schluss mit 2 TL Sojasauce abschmecken.

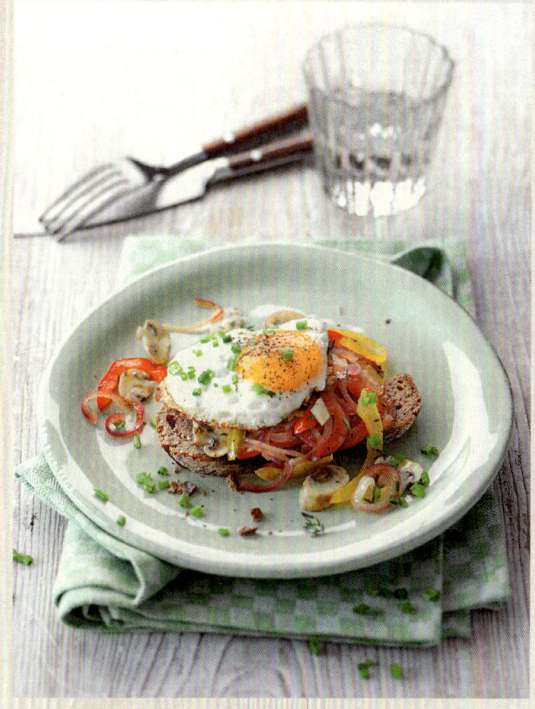

ITALIENISCHER NUDELSALAT

1-2-3 FORMEL

Für 2 Personen:
60 g Dinkel-Penne oder Dinkel-Spirelli | Meer- oder Kristallsalz | 1 EL Pinienkerne | 80 g Rucola | 300 g rote und gelbe Kirschtomaten | 1 rote Zwiebel | 300 g Mini-Mozzarellakugeln | 8 Kapernäpfel (Glas) | 1 EL Aceto balsamico | 1 EL Rotweinessig | Pfeffer | 2 EL Olivenöl | 3 Stängel Basilikum

Zubereitung: 25 Minuten
Pro Portion: 31 g E, 36 g F, 30 g KH

1 Die Nudeln in ½ l kochendem Salzwasser nach Packungsangabe bissfest garen, dann abgießen, abschrecken und gut abtropfen lassen.

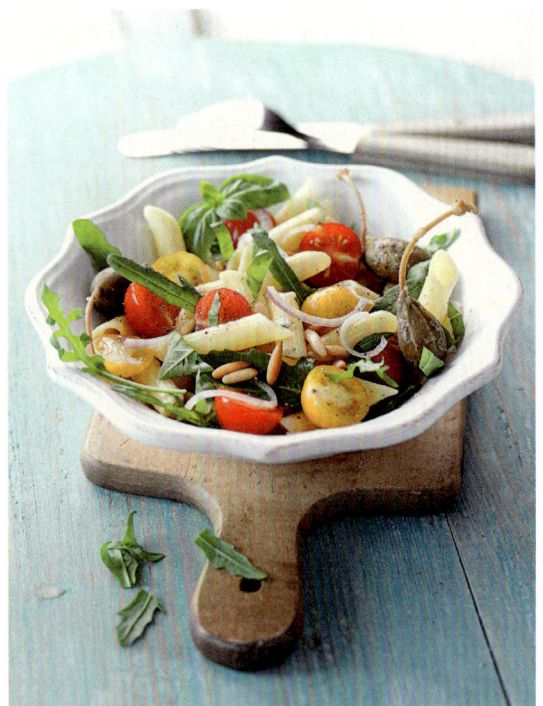

2 Inzwischen die Pinienkerne in einer trockenen Pfanne goldbraun rösten, vom Herd nehmen.

3 Den Rucola waschen und die harten Stängelenden abschneiden, dann trockenschleudern. Die Tomaten waschen und halbieren. Die Zwiebel schälen, längs halbieren und in feine Halbringe schneiden.

4 Den Mozzarella und die Kapernäpfel auf einem Sieb gut abtropfen lassen.

5 In einer Schüssel beide Essigsorten, 2 EL Nudelkochwasser, Salz, Pfeffer und Olivenöl mit einem Schneebesen gründlich verquirlen. Die abgetropften Kapernäpfel, Nudeln, Rucola, Tomaten und Zwiebel untermischen. Die Basilikumblätter abzupfen, grob hacken und untermischen. Die Pinienkerne obendrauf streuen.

Ideal fürs Büro: Der Nudelsalat ist ein prima Mittagspausensnack – er passt in den Maxi-Maxxl (siehe Seite 171) oder eine große Frischhaltebox.

Grüne Abwechslung: Ersetzen Sie den Rucola im Salat durch frischen, zarten Blattspinat (»Babyspinat«).

Info: Kapern sind die geschlossenen Knospen des Kapernstrauches, Kapernäpfel sind die Früchte. Sie haben auch den typischen Kaperngeschmack, sind aber milder. Übrigens schmeckt auch das Kraut der Pflanze köstlich als Salat – bei uns ist es kaum zu bekommen, aber vielleicht im nächsten Griechenland-Urlaub …

TOFU-GULASCHSUPPE

1-2-3 FORMEL

Für 2 Personen:

2 Zwiebeln | 1 Knoblauchzehe | je 1 große rote und gelbe Paprikaschote | 2 EL Öl | 2 TL edelsüßes Paprikapulver | 2 TL rosenscharfes Paprikapulver | 2 EL Paprikamark (Tube oder Glas) | 750 ml Gemüsebrühe | Meer- oder Kristallsalz | Pfeffer | 150 g festkochende Kartoffel | je 150 g Natur- und Räuchertofu | ½ Bund Petersilie | 1 TL abgeriebene Schale von 1 Bio-Zitrone | 1 TL Kümmel

Zubereitung: 30 Minuten
Pro Portion: 25 g E, 23 g F, 24 g KH

1 Die Zwiebeln und die Knoblauchzehe schälen und fein würfeln. Die Paprikaschoten vierteln, entkernen, waschen und in 1 cm große Würfel schneiden.

2 In einem Topf das Öl erhitzen, Zwiebeln und Knoblauch darin glasig dünsten. Die Paprika zugeben und 1–2 Minuten mitbraten. Die Paprikapulver und das Paprikamark dazugeben und kurz anschwitzen. Mit der Brühe auffüllen, salzen und pfeffern. Langsam zum Kochen bringen und zugedeckt 10 Minuten garen.

3 Inzwischen die Kartoffeln waschen, schälen und in 1 cm große Würfel schneiden. Den Tofu 1,5 cm groß würfeln. Beides in die Suppe geben, noch 10 Minuten mitkochen.

4 Die Petersilie waschen, trockenschütteln, abzupfen und fein hacken. Mit der Zitronenschale, Kümmel und Salz mischen, 5 Minuten vor Ende der Garzeit in die Suppe geben.

Lupine: Den Tofu können Sie auch durch Lupinenfilet aus dem Reformhaus, ebenfalls gewürfelt, ersetzen (siehe Seite 76).

ZUCCHINI-SPAGHETTI

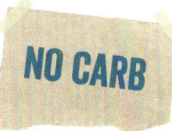

NO CARB

Für 1 Person:

2 kleine Zucchini (ca. 200 g) | 1 Knoblauchzehe | 2 EL Olivenöl | Meer- oder Kristallsalz | Pfeffer | ½ TL abgeriebene Schale von 1 Bio-Zitrone | 150 g gewürzter Tofu (Tofu rosso oder Tofu mediterran) | 1 Zwiebel | 1 Stängel Basilikum | 1 kleine gelbe Paprikaschote (ca. 100 g) | 6 Cocktailtomaten | 150 ml Gemüsebrühe | 1 EL Tomatenmark | 1 TL Paprikamark (Tube) | ½ TL Thymian | 1 TL Agavendicksaft

Zubereitung: 30 Minuten
Pro Portion: 27 g E, 36 g F, 19 g KH

1 Die Zucchini mit dem Spiralschneider in Spaghettiform bringen oder mit dem Gemüseschäler in Streifen hobeln. Den Knoblauch schälen und zerdrücken. Zucchini mit der Hälfte des Knoblauchs, 1 EL Olivenöl, Salz, Pfeffer, Zitronenschale marinieren.

2 Den Tofu mit einer Gabel fein zerbröseln. Zwiebeln schälen und fein würfeln. Basilikumblätter abzupfen und in Streifen schneiden. Paprika putzen, waschen, würfeln. Tomaten waschen und halbieren.

3 In einer großen Pfanne 1 EL Olivenöl erhitzen, Tofu 4 Minuten scharf anbraten. Zwiebeln und Paprika dazugeben, bei mittlerer Hitze dünsten, mit der Brühe ablöschen. Tomaten- und Paprikamark, Thymian, restlichen Knoblauch, Agavendicksaft, Salz und Pfeffer unterrühren.

4 Zucchini und Tomaten gut untermischen. 2–3 Minuten bei schwacher Hitze durchziehen lassen, bei Bedarf etwas Gemüsebrühe zugeben. Das Basilikum unterheben.

ALL-YOU-CAN-EAT-DESSERTS

Seine zwei Portionen Obst am Tag muss man ja nicht unbedingt im Greenie (Seite 107/108) genießen. Manchmal mag man eine ja auch gerne im Dessert. Diese Desserts hier sind einfach eine Sünde wert. Ruhig auch einfach mal so. Denn unser Schoko-Eis schlägt nicht an.

Und wer lieber nicht sündigt: All diese Desserts machen ein NoCarb-Dinner zum 1-2-3-Essen.

Wenn Sie statt der natürlichen Stevia-Blätter (siehe Seite 51) das weiße Industriekonzentrat verwenden wollen, ersetzen Sie in den Rezepten 1 TL fein gemahlene Stevia-Blätter durch 2 Msp. Stevia-Extrakt.

FEIGEN-ERDBEER-CARPACCIO

Für 2 Personen:

6 kleine reife Feigen | 6 große Erdbeeren | 200 g Ricotta | 4 EL Orangensaft | 2 EL Marsala (ersatzweise Orangensaft) | 2 EL fein gehackte Pistazien

Zubereitung: 25 Minuten
Pro Portion: 13 g E, 23 g F, 33 g KH

1 Die Feigen vorsichtig waschen, von den Stängeln befreien und der Länge nach in dünne Scheiben schneiden.

2 Die Erdbeeren abbrausen, die grünen Kelchblätter entfernen, die Beeren längs in dünne Scheiben schneiden.

3 Die Feigen- und Erdbeerscheiben überlappend auf zwei Tellern anrichten. Den Ricotta in Flöckchen darauf verteilen.

4 Den Orangensaft mit dem Marsala verrühren, darüberträufeln. Mit den Pistazien bestreuen und servieren.

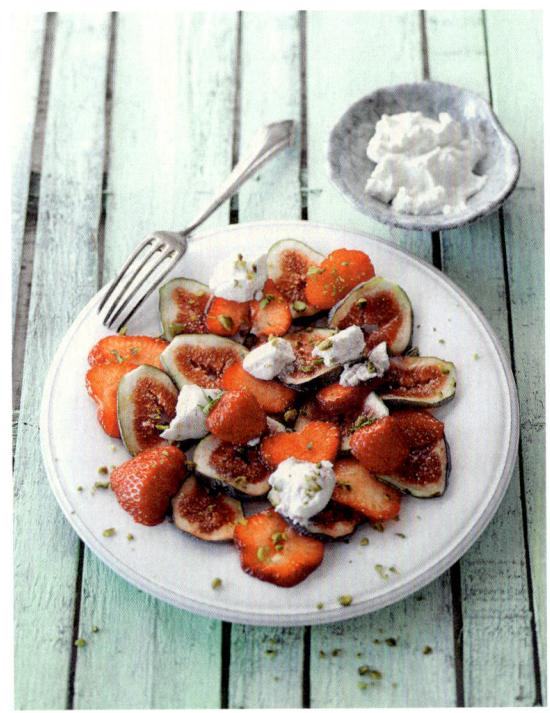

Variante: Statt Ricotta könnenSie auch einfach Frischkäse nehmen.

Knusper-Topping: Wer mag, kann statt der Pistazien 1 EL ohne Fett geröstete Pinienkerne oder Mandelsplitter obenaufstreuen.

BLAUBEER-SMOOTHIE

Für 2 Personen:
200 g TK-Heidelbeeren | 250 g Seidentofu |
4 EL frisch gepresster Orangensaft | 1 TL abgeriebene Schale von 1 Bio-Orange | 2 EL Zitronensaft | 2 TL Agavendicksaft | 1 TL fein gemahlene Stevia-Blätter | 100 g Crushed Ice | 1 Orangenscheibe | 1 Zweig Minze

Zubereitung: 10 Minuten **Auftauen:** 30 Minuten
Pro Portion: 7 g E, 3 g F, 30 g KH

1 Die Beeren in den Behälter des Mixers geben und 30 Minuten antauen lassen.
2 Seidentofu, Orangensaft, Orangenschale und Zitronensaft dazugeben und alles pürieren. Den Agavendicksaft, das Stevia und das Crushed Ice kurz und kräftig untermixen.
3 Den Drink in zwei große Bechergläser füllen. Die Orangenscheibe zur Hälfte einschneiden und an den Glasrand stecken. Mit je einem Minzezweig garnieren. Mit einem dicken Trinkhalm servieren.

Tipp: Den Drink können Sie nach Belieben mit anderen Früchten variieren, etwa Himbeeren, Erdbeeren, Pfirsichen oder Aprikosen.

ERDBEER-MOHN-MANGO

Für 2 Personen:
1 EL gemahlener Mohn | 250 g Magerquark | 150 g Joghurt | 2 TL flüssiger Akazienhonig | 200 g Erdbeeren | 1 Stück reife Mango (ca. 100 g) | etwas Mohn zum Bestreuen

Zubereitung: 20 Minuten **Kühlen:** 30 Minuten
Pro Portion: 21 g E, 6 g F, 25 g KH

1 Den Mohn in einer trockenen, heißen Pfanne kurz anrösten. Vom Herd nehmen und abkühlen lassen.
2 Den Quark und den Joghurt mit dem Honig und dem Mohn verrühren. Den Mohnquark in zwei Gläser füllen.
3 Die Erdbeeren kurz abbrausen, von den grünen Kelchblättern befreien und in Scheiben schneiden. Auf dem Quark verteilen.
4 Die Mango schälen, das Fruchtfleisch klein schneiden und glatt pürieren. Vorsichtig über die Erdbeeren gießen.
5 Das Dessert mit etwas Mohn bestreuen und am besten 30 Minuten kalt stellen.

RHABARBER-SORBET

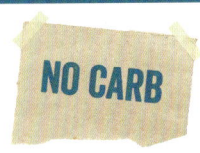

NO CARB

Für 6 Portionen (ergibt etwa 360 ml):
2 EL Rohrohrzucker | 200 g Rhabarber | 50 g getrocknete Soft-Aprikosen | 1 TL fein gemahlene Stevia-Blätter | 2 Eiweiß (von Eiern Größe M) | 1 Prise Salz | etwas Zitronenmelisse

Zubereitung: 25 Minuten **Gefrieren:** 90 Minuten
Pro Portion: 2 g E, 0 g F, 10 g KH

1 Den Zucker mit 2 EL Wasser aufkochen, rühren, bis der Zucker gelöst ist. Vom Herd nehmen, den Sirup abkühlen lassen.

2 Den Rhabarber putzen, waschen und in kleine Stücke schneiden. Die Aprikosen klein würfeln, mit dem Rhabarber und 5 EL Wasser in einen kleinen Topf geben, zugedeckt aufkochen und 5 Minuten bei milder Hitze dünsten, bis der Rhabarber zerfallen ist.

3 Die Rhabarbermischung in eine hohe Rührschüssel füllen und mit dem Schneidstab fein pürieren, dabei den Zuckersirup und Stevia untermischen. Abkühlen lassen.

4 Das Eiweiß mit dem Salz steif schlagen und unterheben. Die Fruchtmischung in der Eismaschine 30 Minuten gefrieren lassen, dann in eine Gefrierbox umfüllen und im Eisfach noch 1 Stunde gefrieren lassen. Alternativ in einer Metallschüssel ins Eisfach stellen, öfter mit dem Schneebesen durchrühren. Vor dem Servieren mit einem Esslöffel oder Eisportionierer Nocken abstechen und in Dessertschalen anrichten. Mit Zitronenmelisseblättern garnieren.

SCHOKOLADEN-EIS

Für 6 Portionen (ergibt etwa 350 ml):
100 g Bitterschokolade (mindestens 70% Kakaoanteil) | 200 ml Sojadrink | 2 TL Rohrohrzucker | 1 TL fein gemahlene Stevia-Blätter | 1 TL Johannisbrotkernmehl (z. B. Biobin, Reformhaus) | 3 Eiweiß (von Eiern Größe M) | 1 Prise Salz

Zubereitung: 25 Minuten **Gefrieren:** 90 Minuten
Pro Portion: 4 g E, 7 g F, 8 g KH

1 Die Schokolade grob hacken und mit dem Sojadrink, dem Rohrzucker und dem Stevia in einen kleinen Topf geben. Bei milder Hitze unter Rühren auflösen. Den Topf vom Herd nehmen und das Bindemittel unterrühren. Die Masse abkühlen lassen.

2 Wenn die Schokomasse fest zu werden beginnt, die Eiweiße mit dem Salz steif schlagen. Die Masse einmal kräftig durchrühren, den Eischnee mit einem Schneebesen gleichmäßig unterrühren. Die Eismasse 30 Minuten in einer Eismaschine gefrieren lassen, bis zum Servieren noch 1 Stunde ins Gefrierfach stellen.

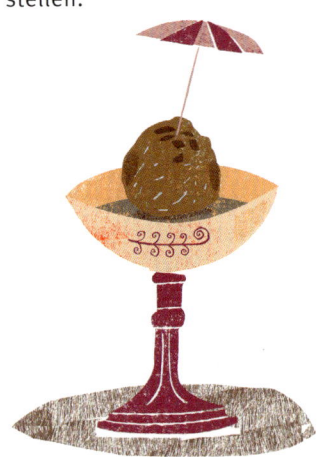

VANILLEQUARK MIT PHYSALIS

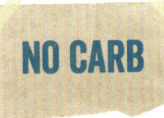

NO CARB

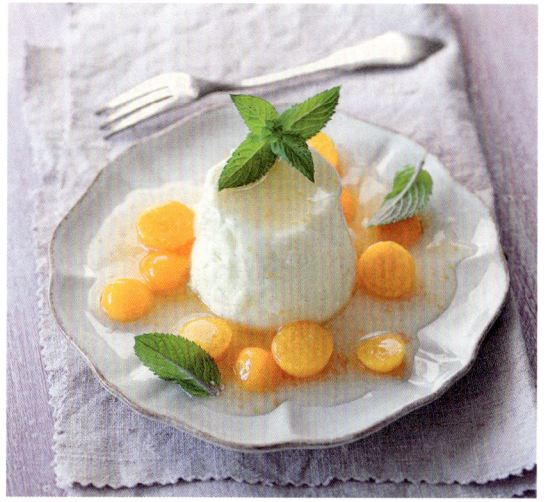

Für 4 Personen:

½ Vanilleschote | 400 ml Milch | 1 EL Agaven-Dicksaft | 1 TL fein gemahlene Stevia-Blätter | 1 gestrichener TL Agar-Agar-Pulver | 250 g Magerquark | 150 g Physalis (Kapstachelbeeren) | ½ rosa Grapefruit | 1 Gewürznelke | ½ TL Johannisbrotkernmehl (z. B. Biobin; Reformhaus)

Zubereitung: 25 Minuten **Kühlen:** 30 Minuten
Pro Portion: 12 g E, 4 g F, 15 g KH

1 Die Vanilleschote aufschlitzen, das Mark herauskratzen. Vanilleschote und -mark, Milch, Agaven-Dicksaft, Stevia und Agar-Agar in einem kleinen Topf verrühren, aufkochen und bei milder Hitze 5 Minuten köcheln. Die Mischung vom Herd nehmen, die Vanilleschote entfernen und den Quark unterrühren. Die Masse in vier mit kaltem Wasser ausgespülte Förmchen füllen und

bis zum Servieren 30 Minuten in den Kühlschrank stellen.

2 Inzwischen für das Kompott die Physalis aus den Blatthüllen lösen und halbieren. Die Grapefruit auspressen. Mit der Gewürznelke und 1 Msp. Stevia in einen kleinen Topf geben, die Physalis zufügen, aufkochen und bei milder Hitze 1–2 Minuten dünsten. Das Kompott mit dem Johannisbrotkernmehl binden und abkühlen lassen.

3 Vor dem Servieren den Pudding auf vier Dessertteller stürzen und mit dem Physaliskompott servieren.

APFEL-SCHICHTSPEISE

Für 2 Personen:

2 säuerliche Äpfel (ca. 300 g) | 2 TL Rohrohrzucker | 2 EL Zitronensaft | ¼ Zimtstange | 2 EL Chufas (Erdmandeln) | 400 g Dickmilch | 1 EL getrocknete Soft-Cranberrys

Zubereitung: 30 Minuten **Kühlen:** 1–2 Std.
Pro Portion: 7 g E, 8 g F, 34 g KH

1 Die Äpfel vierteln, entkernen und schälen, quer in dünne Scheiben schneiden. Mit Zucker, Zitronensaft, Zimt und 8 EL Wasser in einem kleinen Topf aufkochen und zugedeckt bei schwacher Hitze 10 Minuten weich köcheln.

2 Die Zimtstange entfernen. Die Äpfel durch ein Sieb passieren und abkühlen lassen. Inzwischen die Chufas goldbraun rösten.

3 Die Dickmilch cremig rühren, die gehackten Cranberrys unterheben. Abwechselnd mit dem Apfelmus in zwei Gläser schichten. Mit den gerösteten Erdmandelflocken bestreuen.

ZWETSCHGEN MIT SEIDENTOFU

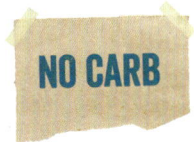

NO CARB

Für 2 Personen:
200 g Zwetschgen | 2 TL Ahornsirup | 1 Msp. Zimt | 200 g Seidentofu | 1 TL fein gemahlene Stevia-Blätter | ¼ TL gemahlene Vanille | abgeriebene Schale von ½ Bio-Zitrone | 1 TL Johannisbrotkernmehl, z. B. Biobin (Reformhaus) | 1 Eiweiß | 1 Prise Salz | Zimt zum Bestäuben

Zubereitung: 25 Minuten **Kühlen:** 1–2 Std.
Pro Portion: 8 g E, 2 g F, 16 g KH

1 Die Zwetschgen waschen, halbieren, entsteinen und in Spalten schneiden. Mit dem Ahornsirup und Zimt in einem Topf mischen. 2 EL Wasser zugeben, aufkochen und bei mittlerer Hitze unter gelegentlichem Rühren offen in 12 Minuten zu einem Kompott sirupartig einkochen lassen. Vom Herd nehmen und abkühlen lassen.

2 Inzwischen den Seidentofu in eine hohe Rührschüssel geben. Das Stevia, die Vanille, die Zitronenschale und das Johannisbrotkernmehl zufügen und mit dem Schneidstab glatt pürieren. Das Eiweiß mit dem Salz steif schlagen, den Eischnee unterheben.

3 Das Zwetschgenkompott auf zwei Dessertschalen verteilen, die Tofucreme obendrauf verteilen. Abgedeckt 1–2 Stunden in den Kühlschrank stellen. Mit etwas Zimt bestäubt servieren.

BIRNEN-FRISCHKÄSE-CREME

Für 2 Personen:
1 große reife Birne (z. B. Williams; etwa 250 g) | 100 ml ungesüßter Birnensaft | ¼ Zimtstange | 1 Sternanis | 1 EL Birnendicksaft | 125 g Frischkäse (Halbfettstufe) | 100 g Magerquark | 1 Msp. Zimt | 10 g Bitterschokolade (mind. 70 % Kakaoanteil)

Zubereitung: 20 Minuten **Kühlen:** 1–2 Std.
Pro Portion: 16 g E, 5 g F, 30 g KH

1 Die Birne schälen, vierteln und entkernen. Den Birnensaft mit Zimtstange, Sternanis und Birnendicksaft in einen Topf geben. Die Birnenstücke dazugeben, einmal aufkochen, vom Herd nehmen und abkühlen lassen.

2 Inzwischen den Frischkäse und den Quark mit 2 EL Birnensud und Zimt cremig rühren. Die Birnen abtropfen lassen, in zwei Dessertschalen verteilen. Die Frischkäsecreme locker obendrauf geben. Die Schokolade auf einer Reibe grob raspeln, über den Frischkäse streuen.

Variante: Eine geschälte Birne klein würfeln, unter die Frischkäse-Quark-Mischung mischen und als Füllung für dünne Vollkorn-Pfannkuchen verwenden.

GEBACKENE PFIRSICHE MIT HIMBEEREN

Für 2 Personen:

2 reife Pfirsiche oder Nektarinen | 2 TL flüssiger Akazienhonig | 100 g Himbeeren | 1 Ei (Größe M) | 125 g Magerquark | 1 TL fein zerriebene Stevia-Blätter | ½ Vanilleschote | etwas abgeriebene Schale von 1 Bio-Zitrone | 1 TL pflanzliches Bindemittel (z. B. Biobin, Reformhaus) | 1 Prise Salz | 2 EL fein geriebene Mandeln

Zubereitung: 20 Minuten **Backen:** 15 Minuten
Pro Portion: 16 g E, 9 g F, 19 g KH

1 Den Backofen auf 200 °C (Umluft 180 °C) vorheizen. Die Pfirsiche oder Nektarinen waschen, quer halbieren und entsteinen. Mit der Schnittfläche nach oben in eine kleine Gratinform setzen, mit dem Honig beträufeln.

2 Die Himbeeren verlesen, eventuell kurz abbrausen und auf die Pfirsiche verteilen.

3 Das Ei trennen. Das Eigelb mit dem Quark, dem Stevia, dem ausgekratzten Mark der Vanilleschote, Zitronenschale und Bindemittel cremig rühren.

4 Das Eiweiß mit dem Salz steif schlagen, mit den Mandeln unter die Quarkmasse heben. Auf die Pfirsiche verteilen. Im Ofen (Mitte) 15 Minuten überbacken. Sofort servieren.

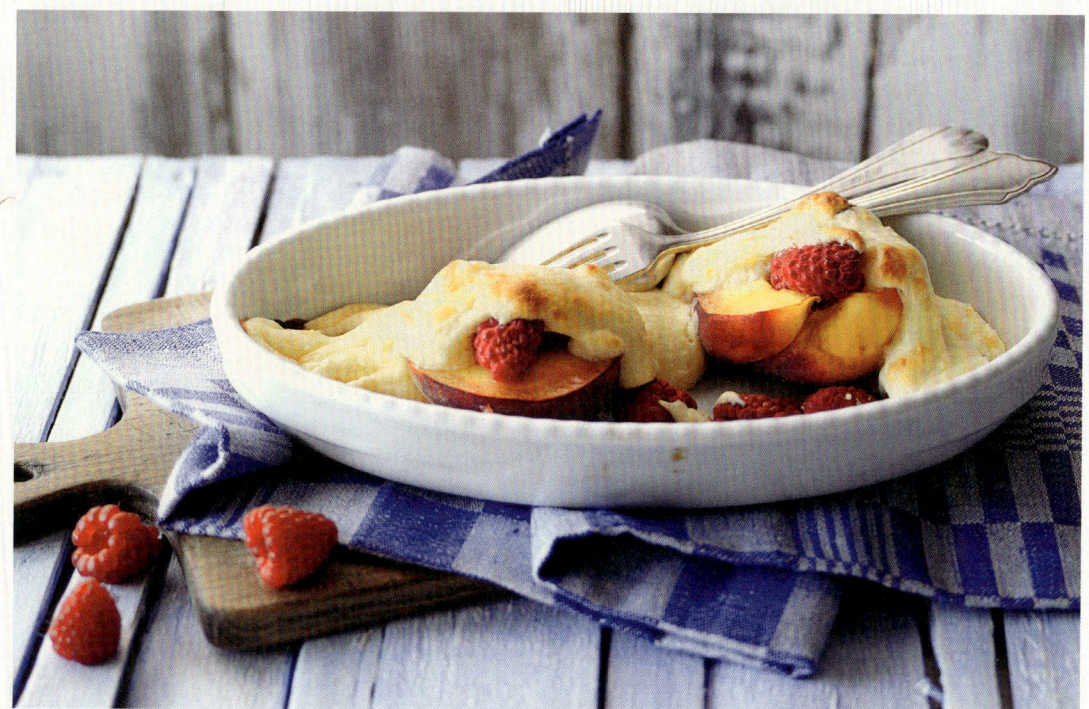

LAUTER SÜSSE QUICKIES

Diese Köstlichkeiten sind jeweils zum Genießen für zwei Personen.

APFELSPALTEN MIT SESAMSCHOKO

2 Äpfel waschen, entkernen, in Spalten schneiden, mit 2 TL Zitronensaft beträufeln. Mit 2 TL Sesam und 2 TL Bitterschokoraspeln bestreuen.

SÜßE GRAPEFRUITS

2 rote Grapefruits filetieren und in eine feuerfeste Form geben. 3 Eiweiß mit 1 Prise Salz und 1 Päckchen Vanille-Rohrzucker steif schlagen und auf den Grapefruits verteilen. Bei 180 °C (Umluft 160 °C) ca. 5 Minuten backen, bis die Baisermasse leicht bräunt. Mit 1 EL gehackten Walnüssen garnieren.

SOJA-SCHOKOPUDDING

250 ml ungesüßten Sojadrink in einen Topf geben, mit 2 TL echtem Kakaopulver und 1 TL Rohrohrzucker verrühren, erwärmen und mit Chili oder Zimt würzen. 1 TL Johannisbrotkernmehl in den warmen Kakao geben. Unter ständigem Rühren aufkochen lassen, bis der Pudding bindet.

KOKOSSCHAUM

⅛ l Milch in einem Aufschäumer fest werden lassen. Dann 2–3 TL Kokosflocken unterheben und genießen.

VANILLEQUARK MIT ERDBEERMUS

150 g TK-Erdbeeren leicht antauen lassen und mit 1 TL Agavendicksaft im Mixer pürieren. 150 g Quark mit 2 TL Agavendicksaft und 1 Msp. Vanille verrühren. Das Erdbeermus darauf verteilen.

BEEREN-SORBET

150 g Beeren (z.B. Erdbeeren, Himbeeren, Brombeeren) mit 1 TL Zitronensaft, 1 TL Akazienhonig und 150 g Joghurt im Mixer pürieren. In einem kleinen Behälter im Gefrierfach gefrieren lassen, zwischendurch umrühren.

WARMER QUARKAUFLAUF

250 g Quark mit 1 Ei, je ½ TL Backpulver, gemahlener Vanille und Zimt und 1 EL Agavendicksaft verrühren. In eine kleine Auflaufform geben. Apfel waschen, halbieren, entkernen und in Spalten schneiden. Den Auflauf damit belegen und bei 180 °C (Umluft 160 °C) 25 Minuten backen.

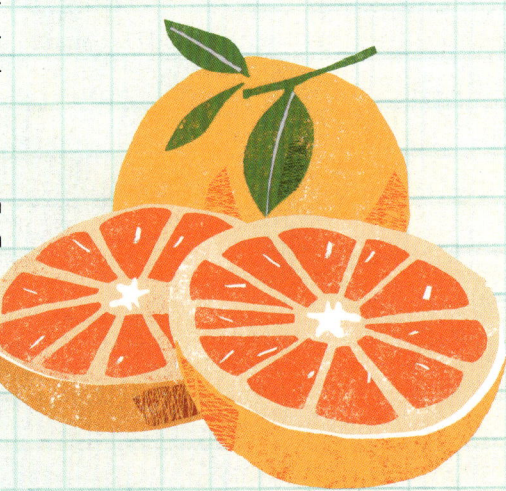

BÜCHER, DIE WEITERHELFEN

Mehr von Marion Grillparzer

aus dem GRÄFE UND UNZER VERLAG

GLYX. So macht Stress nicht länger dick

Die neue GLYX-Diät. Abnehmen mit Glücks-Gefühl

GLYX-Kompass. Mit über 800 Lebensmitteln

GU-Kompass: Meine GLYX-Zahlen. Über 900 Lebensmittel mit Nährwerten

Mit Martina Kittler: **GLYX-Diät. Das Kochbuch**

Mit Martina Kittler: **GLYX, schnelle Rezepte**

...und Christa Schmedes: **Das große GLYX-Kochbuch Fatburner. So einfach schmilzt das Fett weg**

Hey Heißhunger, ab jetzt bin ich der Boss!

Simple Detox: Das 7-Tage-Entgiftungsprogramm

Aus anderen Verlagen

myBook – 3 echte Kilo weg. Südwest Verlag

myBook – I feel good. Südwest Verlag

Fit und schlank mit dem Minitrampolin. Südwest Verlag

Mehr über Ernährung

Bartosch, H.: **myBook – Was mich bewegt.** Südwest Verlag

Bode, T.: **Die Essensfälscher.** Fischer Taschenbuch Verlag

Courtenay, E.: **Kräuterwanderungen im Oberbayerischen Alpenvorland.** Bucher

Davis, Dr. med. W: **Weizenwampe:** Warum Weizen dick und krank macht. Goldmann Verlag

Flemmer, A./Kamp, A.: **Stevia:** Die gesunde & kalorienfreie Zuckeralternative. GRÄFE UND UNZER VERLAG

Grimm, H.-U.: **Die Ernährungsfalle:** Wie die Lebensmittelindustrie unser Essen manipuliert. Heyne Verlag

Grimm, H.-U.: **Garantiert gesundheitsgefährdend.** Wie uns die Zucker-Mafia krank macht. Droemer

Guth, C./Hickisch, B.: **Grüne Smoothies.** Die supergesunde Mini-Mahlzeit aus dem Mixer. GRÄFE UND UNZER VERLAG

Guth, C./Hickisch, B./Dobrovičovà M.: **Grüne Smoothies.** GRÄFE UND UNZER VERLAG

Hüther, G.: **Was wir sind und was wir sein könnten.** Fischer Verlag

Kasper, H.: **Ernährungsmedizin und Diätetik.** Urban & Fischer Verlag

Kraske, E.-M.: **Säure-Basen-Balance.** GRÄFE UND UNZER VERLAG

Peters, A.: **Das egoistische Gehirn.** Ullstein Verlag

Peters, A.: **Mythos Übergewicht.** Warum dicke Menschen länger leben. C. Bertelsmann Verlag

Schäfer, C./Ubrich, F.: **Rezepte für einen gesunden Darm.** GRÄFE UND UNZER VERLAG

Spork, P.: **Der zweite Code.** Epigenetik oder: Wie wir unser Erbgut steuern können. rororo

Storch, M./Cantieni, B./Hüther, G./Tschacher, W.: **Embodiment.** Die Wechselwirkung von Körper und Psyche verstehen und nutzen. Huber Verlag

INFOS ONLINE

GLYX-Tipps

Kostenloser GLYX-Letter:
www.mariongrillparzer.de

Blog der Autorin, in dem sie
schreibt, was ihr zum Thema
Gesundheit durch den Kopf geht.
Hier finden Sie auch einen Link
zu ihren GU-Apps. www.xunt.de

News, aktuelle GLYX-Termine
(Seminare, Ausbildung)
und das Forum für Fragen
und Erfahrungsaustausch:
www.die-glyx-diaet.de

Info & Hilfe

Infos für Verbraucher
www.lebensmittelklarheit.de
www.foodwatch.de

GLYX-Datenbank auf Englisch
www.glycemicindex.com

*Slow Food, Vereinigung
für Genießer*
www.slowfood.de

Hilfe bei Essstörungen
www.bzga-essstoerungen.de
www.cinderella-rat-bei-
essstoerungen.de
www.hungrig-online.de

Wissensportale
www.wissenschaft.de
www.eatsmarter.de
www.aerztezeitung.de
www.diogenes-eu.org/
WeightLossStudy/

Einkaufsratgeber Fisch
www.greenpeace.de (unter
Meere/Fischerei)

www.wwf.de (unter Aktiv werden/
Tipps für den Alltag/Vernünftig
einkaufen)

Unsere Experten

**Simone Weider, Praxis
für Komplementärmedizin,**
www.weider.ch

Burkhard Hickisch,
www.Burkhard-Hickisch.de
www.gruenesmoothies.de

Elfie Courtenay,
www.courtenay.de

Wolfgang Mock,
www.getreidemuehlen.de

Reinhold Rath,
www.rath-chocolate.com

Ess-Service

Erbsen-Eiweiß-Pulver
www.fidolino.com

**Verband bäuerlicher Liefer-
betriebe** www.oekokiste.de

ZU BESTELLEN

NACH HAUSE GELIEFERT

Fatburner-Trampolin: Der fröhlichste Hometrainer der Welt wurde extra für Marion Grillparzer von einer renommierten deutschen Firma entwickelt, natürlich TÜV- und GS-geprüft. Das langlebige Fatburner-Trampolin gibt es in 4 Gewichtsklassen von 20 bis 180 Kilogramm Körpergewicht (ab 189 Euro) Passt zum Training: **Flexaband** in zwei Stärken. Ideal für Büro und Reisen: Der kleine Bruder namens **Mini-Jumper** (103,50 Euro).

XCO-Trainer: Hanteln mit Schwungmasse erhöhen den Trainingseffekt um 33 Prozent.

Cargo-Cruiser Boda Boda: Das superbequeme und robuste Stadtfahrrad mit 8-Gang-Schaltung kann satte 100 Kilo transportieren, plus Fahrer, versteht sich. In seiner Heimat Kenia wird der stabile Drahtesel auch gerne als Fahrradtaxi benutzt – mit Fußrasten für Passagiere. Damit möchte man die Welt umradeln … In zwei Größen (1099 Euro).

Galileo: Vibrationstraining für Zeitlose: Mit seitenalternierender Muskelstimulation trainiert man in wenigen Minuten Beine, Bauch und Rücken, stärkt die Knochen, baut Muskeln auf und Fett ab, entspannt den gesamten Körper. In 4 Ausführungen (ab 3599 Euro).

Eiweißformel 7 plus: Für die Autorin entwickeltes Eiweißpulver (fast) ohne Kohlenhydrate mit hoher biologischer Wertigkeit und niedrigem GLYX, dem Fatburner L-Carnitin und Magnesiumcitrat für den Säure-Basen-Haushalt. Hilft, den täglichen Eiweißbedarf zu decken: 10 g Pulver liefern 8 g Eiweiß. Ohne Farb-, Süß- und synthetische Aromastoffe (560 Gramm, 39 Euro).

GLYXamine: Gegen den Stress. Mehr Energie – weniger Heißhunger. Einzigartiges Granulat mit den Aminosäuren Tryptophan und Glutamin, B-Vitaminen, Biotin, Vitamin D_3, Chrom, Carnitin, Grünteeextrakt, Hydroxicitrat, OPC und Ballaststoffen (für 30 Tage 49 Euro).

Kristall-Base Bittertrunk Uralte kaukasische Kräuterrezeptur und neueste Erkenntnisse fließen zusammen zu einem einzigartigen Blüten- und Bitterkräutertrunk, einer Basenmineralmischung, die auch entsäuert (19 Euro).

Vitamix: Der Alleskönner ist in der GLYX-Küche unverzichtbar! Er zaubert im Nu Nussmus, Pesto, cremige Smoothies, leckere Säfte, Eis, kalte Suppen und gefrorene Drinks. Die Geschwindigkeit der Messer lässt sich stufenlos von 18 km/h bis 398 km/h einstellen. So werden die Zellwände von Obst und Gemüse aufgespaltet und viele Nährstoffe so erst für den Körper verfügbar (ab 595 Euro).

Maxxl: Der Design-Vakuum-Isolierbehälter mit drei Abteilungen – zum Mitnehmen der GLYX-Gerichte auf die Reise, ins Büro (19,90 Euro).

Auch im Sortiment: Analysewaage, GLYX-Schokolade, Spirali, Basenbad, Bergkräutertee, Basenkosmetik, GLYX-Mühle, Getreide-Flocker, Dörrapparat, Schrittzähler, Naturkosmetik, Pulsuhr, Flexi-Bar, Bücher, E-Books …

Bestellen und/oder informieren unter
www.fidolino.com

Telefon: (0049)/(0)89/40268135

Fax: (0049)/(0)89/40268134

E-Mail: info@fidolino.com

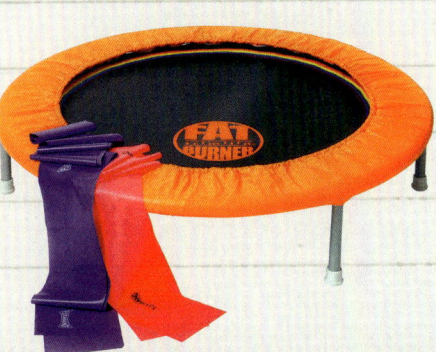

REGISTER

REZEPTREGISTER

IMPRESSUM

© 2013 GRÄFE UND UNZER
VERLAG GmbH, München

Projektleitung: Reinhard Brendli
Lektorat: Barbara Kohl
Bildredaktion: Julia Fell

Umschlaggestaltung und Layout:
independent Medien-Design,
Horst Moser, München
Herstellung: Markus Plötz
Satz: Nadine Thiel, Baldham
Lithos: Repro Ludwig, Zell am See
Druck und Bindung: aprinta,
Firmengruppe Appl, Wemding

ISBN 978-3-8338-2911-6
1. Auflage 2013

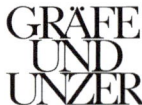 www.facebook.com/gu.verlag

Dank
Für die liebevolle Hilfe danke ich
Martina Kittler, Gitta Pabst, Jutta
Christoph, Carola Engler – und
all den lieben Experten, die mich
unterstützt haben. Und natürlich
meinem mich stets mit GLYX und
Glück versorgenden Mann Wolf.

Bildnachweis
Colourbox: S. 79; Corbis: S. 55,
57, 106; ddp images: S. 88;
Hans Döring: S. 9, 42; Eisbach
Foto: hintere Innenklappe (li. und
re. u.); Eising Foodphotografie:
Cover, S. 61, 100; F1 Online:
hintere Innenklappe (re. o.); Foto-
lia: S. 19; Getty Images: S. 49;
Glow Images: vordere Innenklap-
pe (li. u.); iStockphoto: S. 77;
Jahreszeiten Verlag Syndication:
S. 84; Look photo: S. 51, hintere
Umschlagseite (li.); Mauritius
Images: S. 29, 59, 64; Plainpic-
ture: S. 6, 17, 34, 66, 86; Privat:
S. 20, 27; 32, 40, 53, 56, 81;
Shutterstock: S. 4, 39; Marcel
Weber: hintere Außenklappe

Fotoproduktion: Kramp & Gölling

Illustrationen: Martin Haake

Syndication:
www.jalag-syndication.de

Wichtiger Hinweis
Alle Ratschläge, Anwendungen
und Übungen in diesem Buch
wurden von der Autorin sorgfältig recherchiert und in der
Praxis erprobt. Dennoch können
nur Sie selbst entscheiden, ob
und inwieweit Sie diese Vor-
schläge umsetzen können und
möchten. Lassen Sie sich in allen
Zweifelsfällen zuvor durch einen
Arzt oder Therapeuten beraten.
Weder Autorin noch Verlag können für eventuelle Nachteile oder
Schäden, die aus den im Buch
gegebenen praktischen Hinweisen resultieren, eine Haftung
übernehmen.

Umwelthinweis
Dieses Buch ist auf PEFC-zerti-
fiziertem Papier aus nachhaltiger
Waldwirtschaft gedruckt.

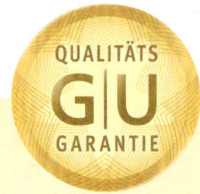

Liebe Leserin, lieber Leser,
haben wir Ihre Erwartungen erfüllt?
Sind Sie mit diesem Buch zufrieden? Haben Sie weitere Fragen zu
diesem Thema? Wir freuen uns auf
Ihre Rückmeldung, auf Lob, Kritik
und Anregungen, damit wir für Sie
immer besser werden können.

GRÄFE UND UNZER Verlag
Leserservice
Postfach 86 03 13
81630 München
E-Mail:
leserservice@graefe-und-unzer.de

Telefon: 00800 / 72 37 33 33*
Telefax: 00800 / 50 12 05 44*
Mo–Do: 8.00–18.00 Uhr
Fr: 8.00–16.00 Uhr
(* gebührenfrei in D, A, CH)

Ihr GRÄFE UND UNZER Verlag
Der erste Ratgeberverlag – seit 1722.

GRÄFE UND UNZER

Ein Unternehmen der
GANSKE VERLAGSGRUPPE